国試出題基準　領域別ファイリングノート2

疾病の成り立ちと回復の促進のノート

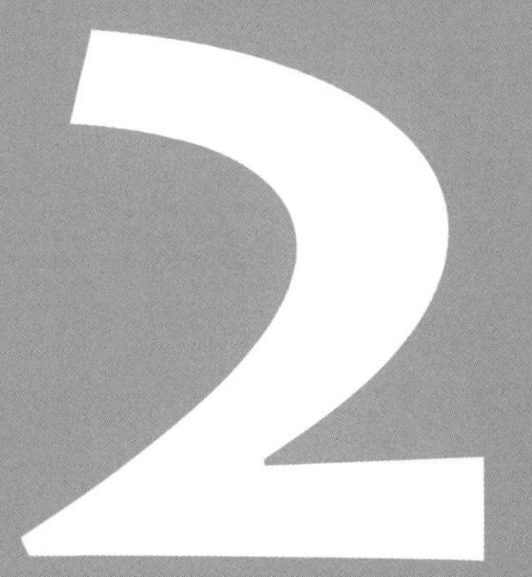

はじめに
～ノートをファイリングすることの重要性～

みなさんのノートは授業中の板書や先生の説明を書き留めるだけのものになってはいませんか？　ちゃんと活用できるノートを作れているでしょうか？

看護の勉強では非常に多くの専門知識を学びます．さらに，それらは個別の知識ではなく，きちんとむすびつけていかなければなりません．

そのためには，学んだことを必要なときに効率よく見返せるよう整理された「まとめノート」が効果的です．

そこでおすすめするのは，講義・実習での学び・国試対策すべてがつまった“まとめノート”です．みなさん自身にとっての【最強の資料】となる“まとめノート”を作っていきましょう．

このノートは，単に講義で板書されたことを清書したものや配布資料を書き写しただけのものではいけません．予習をして，授業を受けて，復習して，自分が学んで理解したことを，どんどん足していき，すべてひとまとめにしたノートなのです．

最上級生から始めても大丈夫！　「まとめノート」の仕組みはカンタンです．

看護師国家試験出題基準に示されている出題項目あるいは教科書に出てくるキーワードごとにまとめてノートを作っていけばよいのです．

あとから学習して知ったことも次々書き足していけますので，1回作って終わりではなく，どんどん充実していくノートになります．

ノートには自分が学んだことがすべて書かれているわけですから，何度でも見直して確認することができる【最強の資料】となります．さらに自分が学習した量も目で見ることができます．

看護師国家試験出題基準に示されている出題項目ごとにノートにまとめるため，ルーズリーフで作成することで，実習の事前学習として必要なところを取り出してファイリングしたり，実習に携帯して学んだことをすぐに書き足したりできるため，効率的です．

また，看護師国家試験に向けて，新たにあわててノートまとめをしなくても過去問題や予想問題，模擬試験などで学習する場合に，わからなかったところなどを確認する資料として使えます．さらにそこでも追加の知識をまとめていけば，これまた国試対策の最強の味方になりますね！

本ファイリングノートシリーズは，看護師国家試験出題基準の領域別に順次発売となりますので，ぜひそろえてお役立てください．

杉本由香

本書の使い方

ルーズリーフで書き込んで・わかりやすく・カンペキに整理！

3つのステップで簡単にまとめる！

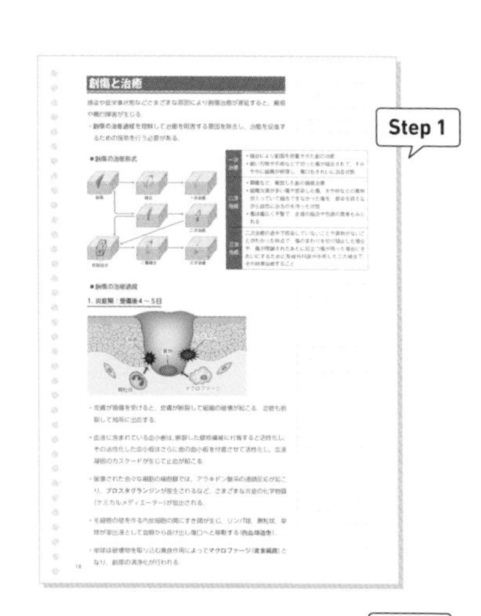

Step 1 本ノートの仕組みを理解しましょう

① 本ノートは，「看護師国家試験出題基準」の項目に沿ってそれぞれの見出しを立てています．

② 項目ごとで必ず学んでおく知識について，あらかじめイラスト・図・表および正文での解説を入れて、自分で作りこむ前の「ベースとなるノート」となっています．

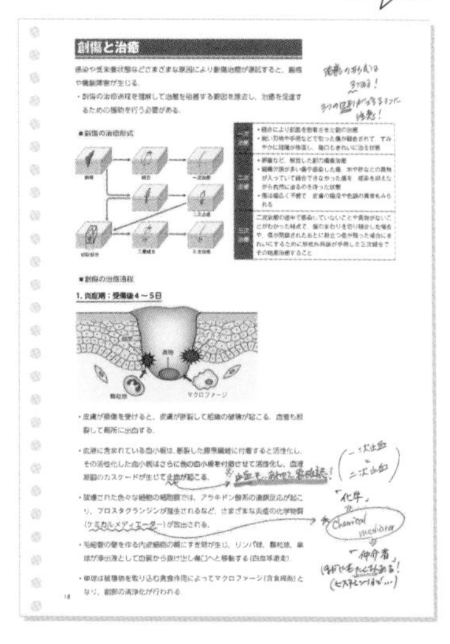

Step 2 予習・復習したことなど，講義や実習で学んだことをノートにどんどん書き込んでいきましょう

① できる限り講義や実習を受けたその日のうちにまとめましょう！

② イラスト・図表には関連の強い内容をどんどん追加！

③ ノート左側の余白に，関連する重要事項等を書き足して充実させていきましょう！

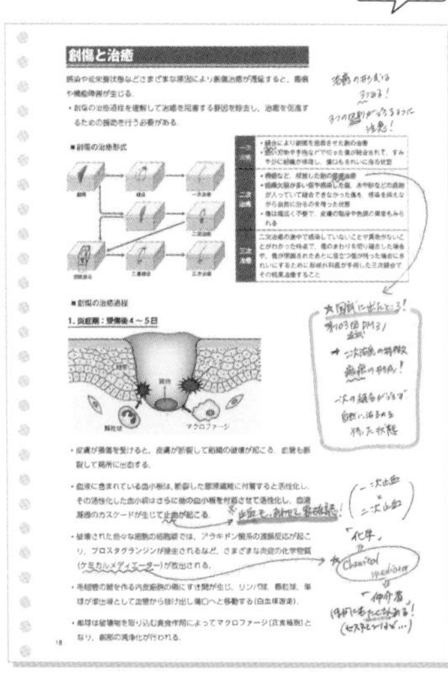

Step 3 看護師国家試験の過去問題などを関連させてまとめましょう

① 本ノートは看護師国家試験出題基準の項目ごとに見出しを立てているので，その内容に関連する過去問題をノート下のスペースにまとめていきます．

② どこに何が書いてあるのかを探しやすくするために，インデックスシールを活用すると検索が容易になります！　関連領域ごとにまとめていきましょう！

■引用・参考文献

1）竹田津文俊編著：説明できる病態生理―解剖・疾患・アセスメントにつながる！．学研メディカル秀潤社，2019.
2）竹田津文俊編著：説明できる解剖生理―病態・疾患・アセスメントにつながる！．学研メディカル秀潤社，2021.
3）窪田誠・安部正敏監：骨・筋肉・皮膚イラストレイテッド．学研メディカル秀潤社，2011.
4）藤野智子監，三浦英恵・村田洋章編：Nursing Canvas Book1 基礎と臨床がつながるバイタルサイン．学研メディカル秀潤社，2015.
5）金子仁久編著：透かしてみるとミルミルわかる！　解剖学．学研メディカル秀潤社，2021.
6）高木永子監：看護過程に沿った対症看護 病態生理と看護のポイント 第5版．学研メディカル秀潤社，2018.
7）若林侑起：ニガテ克服！こんなにわかりやすい「水・電解質」のキホン．Nursing Canvas，9（9）：29-74，2021.
8）尾崎比呂美ほか：国試・臨床で必ず役立つ！　よくわかる輸血．Nursing Canvas，7（12）：50-59，2019.
9）解剖生理をひとつひとつわかりやすく．学研メディカル秀潤社，2020.
10）安部正敏編著：イチから学ぶ！ ナースのための皮膚科看護学入門．学研メディカル秀潤社，2021.
11）渕本雅昭監：ケースから学ぶ！　画像の見方・読み方．月刊ナーシング2021年4月増刊号，41（5），2021.
12）近藤泰児監，畑田みゆき編：見てできる臨床ケア図鑑　呼吸器ビジュアルナーシング．学研メディカル秀潤社，2018.
13）久具宏司監，畑田みゆき編：見てできる臨床ケア図鑑　周産期ビジュアルナーシング．学研メディカル秀潤社，2017.
14）真船健一編：見てできる臨床ケア図鑑　消化器ビジュアルナーシング 改訂第2版．学研メディカル秀潤社，2020.
15）大塚香，半田浩美編：見てできる臨床ケア図鑑　小児看護ビジュアルナーシング．学研メディカル秀潤社，2020.
16）竹尾惠子監：看護技術プラクティス 改訂第4版．学研メディカル秀潤社，2019.
17）稲川利光編：整形外科ビジュアルリハビリテーション．学研メディカル秀潤社，2021.
18）落合慈之監，石原照夫編：呼吸器疾患ビジュアルブック．学研メディカル秀潤社，2012.
19）落合慈之監，下出真法編：整形外科疾患ビジュアルブック 第2版．学研メディカル秀潤社，2018.
20）落合慈之監，山﨑正雄・柴田講編：循環器疾患ビジュアルブック 第2版．学研メディカル秀潤社，2017.
21）落合慈之監，針原康・松橋信行・小西敏郎編：消化器疾患ビジュアルブック 第2版．学研メディカル秀潤社，2014.
22）落合慈之監，稲川利光編：リハビリテーションビジュアルブック 第2版．学研メディカル秀潤社，2020.
23）落合慈之監，森田明夫・吉澤利弘編：脳神経疾患ビジュアルブック．学研メディカル秀潤社，2016.
24）落合慈之・平形明人監，永本敏之ほか編：眼科疾患ビジュアルブック．学研メディカル秀潤社，2014.
25）落合慈之監，渋谷祐子・志賀淑之編：腎・泌尿器疾患ビジュアルブック 第2版．学研メディカル秀潤社，2020.
26）落合慈之監，林道夫・渋谷祐子編：糖尿病・内分泌疾患ビジュアルブック 第2版．学研メディカル秀潤社，2018.
27）落合慈之監，角田肇・針原康編：婦人科・乳腺外科疾患ビジュアルブック 第2版．学研メディカル秀潤社，2020.
28）落合慈之監，中尾一成編：耳鼻咽喉科疾患ビジュアルブック 第2版．学研メディカル秀潤社，2020.
29）杉本由香編著：2022年版 看護師国家試験　予想問題720．学研メディカル秀潤社，2021.
31）大橋優美子ほか監：看護学学習辞典 第3版．学研メディカル秀潤社，2008.
32）杉本由香編著：Nursing Canvas Book8　生体検査・検体検査・看護技術．学研メディカル秀潤社，2016.

目次

本書は看護師国家試験出題基準に基づいて構成しています．ただし，学習の流れで，まとめて学ぶべきと考えられる箇所は出題基準の流れとは異なるまとめ方で掲載しています．

5．呼吸機能

6．循環機能

7．栄養の摂取・消化・吸収・代謝機能

12. 運動機能

● A. 骨・関節の疾患の病態と診断・治療（p.313）

骨折，脱臼，捻挫（p.313）／骨粗鬆症（p.315）／
腰痛症（椎間板ヘルニア，腰部脊柱管狭窄症）（p.317）

● B. 筋肉・神経筋接合部の疾患の病態と診断・治療（p.321）

筋ジストロフィー（p.321）／重症筋無力症（p.257）

13. 排泄機能

● A. 泌尿器系の疾患の病態と診断・治療（p.323）

腎炎，慢性腎臓病（p.323）／炎症性疾患（腎盂腎炎，膀胱炎）（p.327）／腫瘍（腎癌，尿管癌，膀胱癌（p.328）／腎・尿路結石（p.328）／排尿障害（過活動膀胱，腹圧性尿失禁，夜尿症）（p.329）／腎不全（p.325）

14. 生殖機能

● A. 生殖器系の疾患の病態と診断・治療（p.343）

女性生殖器の疾患（子宮筋腫，子宮内膜症，卵巣腫）（p.343）／乳腺の疾患（乳腺炎，乳腺症）（p.336）／男性生殖器の疾患（前立腺炎，前立腺肥大）（p.337）／腫瘍（乳癌，子宮体癌，子宮頸癌，卵巣癌，前立腺癌）（p.338）／生殖機能障害（月経異常，更年期障害）（p.345）

15. 精神機能

● A. 精神・心身の疾患の病態と診断・治療（p.347）

症状性を含む器質性精神障害（Alzheimer＜アルツハイマー＞病，血管性認知症，Lewy＜レビー＞小体型認知症），せん妄（p.347）／精神作用物質使用による精神・行動の異常（アルコール依存症，覚醒剤・大麻精神病）（p.348）／統合失調症（p.351）／気分＜感情＞障害（うつ病，双極性障害）（p.353）／神経症性障害，ストレス関連障害（パニック障害，心的外傷後ストレス障害＜PTSD＞，適応障害）（p.355）／生理的障害，身体的要因に関連した精神障害または行動症候群（摂食障害，不眠症，ナルコレプシー，睡眠時無呼吸症候群）（p.359）／小児・青年期の精神・心身医学的疾患，成人の人格・行動障害（p.362）

1. 健康の維持増進／A. 疾病の予防・早期発見

健康診断，健康診査

- 体の健康状態をある尺度で総合的に確認するプログラムのことを**健康診断**あるいは**健康診査**といい，略して**健診**とよぶ.
- 労働安全衛生法などの法律によって実施が義務付けられた「法定健診」(定期検診ともいう)と個人が任意判断で受ける「任意健診」に分けられる.
- 「法定健診」は乳児・妊婦・市民・従業員などにより内容が定められている.
- 検査項目は問診(既往歴および業務歴の調査や自・他覚症状の有無の確認)，身体測定，視力・聴力検査，血圧測定，便及び尿検査，胸部X線検査など10数項目からなる.
- 生活習慣病の予防のために40歳以上には「特定健康診査」(メタボ健診)として，血液検査，肝機能検査，血中脂質検査，空腹時血糖，心電図検査などが加わる.
- 「任意健診」には，人間ドックなどがあるが，法定健診よりも多い40～100項目程度のより高度な検査を行うことが多い.

予防接種

- **予防接種**とは，疾病に対して免疫の効果を得させるため，疾病の予防に有効であることが確認されているワクチンを，人体に注射または接種することをいう.
- 予防接種には，予防接種法に基づいて市区町村が主体となって実施する**定期予防接種**と，希望者が各自で受ける**任意接種**がある.
- 定期予防接種には，おもに集団予防，重篤な疾患の予防に重点がおかれ，本人に努力義務が課せられた接種勧奨がある**A類疾病**と，おもに個人予防に重点がおかれ，努力義務や接種勧奨がない**B類疾病**がある.

	種類	対象者	対象疾患
定期予防接種	A類疾病	すべての国民が対象 乳幼児期～小児期	ジフテリア，百日咳，急性灰白髄炎(ポリオ)，麻疹，風疹，日本脳炎，破傷風，結核，Hib感染症，小児の肺炎球菌感染症，水痘，B型肝炎，ヒトパピローマウイルス感染症(子宮頸がん予防)，痘瘡(天然痘) ※現在，痘瘡の定期接種は実施していない
	B類疾病	主に65歳以上*	インフルエンザ，高齢者の肺炎球菌感染症

*60～64歳で心臓や腎臓，呼吸器の機能に障害がある者や，ヒト免疫不全ウイルスによる免疫の機能に障害がある者も対象になる.

- **臨時予防接種**は，まん延予防上緊急の必要があるときに実施されるもので，実施主体は都道府県または市町村である．

臨時予防接種の適応：**新型インフルエンザ**や**新型コロナウイルス感染症**の発生時など

健康教育

- WHO専門委員会によると，健康教育とは「健康に関する知識，態度，行動などについての個人や集団，地域社会などの持つすべての経験を活用することによって，それを受けた人々の知識，態度行動などを変容させる努力や過程である．また，その過程で専門家によってなされる教育的，支援的な活動も含まれる」とされている．
- 健康教育は，健康の保持・増進を目的とする働きかけとして行われるもので，地域保健や産業保健における健康教育などの実践活動がある．
- 健康の保持・増進は，健康問題が起こらないようにする（**予防**），起こってもすぐ対処できるようにする（**早期発見・早期治療**），健康問題を解決する（**治療**），完全に解決して社会復帰する（**リハビリテーション**）の各段階がある．
- 個人が健康的な生活習慣を確立できるよう，社会環境の整備とともに，教育面から支援を行い，行動変容への動機付けや，行動変容に必要な知識・技術の習得を促すことが必要となる．
- 健康教育の目的は，以下の3つに大きく分けられる．
  ①対象者が正しい知識や理解をもつこと（**知識の習得，理解**）
  ②健康行動を起こそうという気になること，起こすこと（**態度の変容**）
  ③日常生活での健康生活の実践と習慣化（**行動変容とその維持**）
- 最終的な目標は，自分の体の状態がわかり，健康の保持・増進のためにどんなことをすればよいかがわかるセルフケア，セルフコントロールできる状態を目指す．
- 健康教育には，市町村などが開催する健康教室，講演会やマスコミ教育活動，個別的な保健指導，家庭訪問，特定の小グループでの健康教育などがある．
- 健康問題をもつ当事者を対象とした健康教育のみでなく，当事者の行動変容に影響する（環境要因となる）職場の管理者や，教育プログラム従事者等を対象とした研修会も健康教育の一環として位置づけることができる．

2. 疾病の成立と疾病からの回復／A. 疾病の要因

内因，外因

疾病発生の**外的要因**には，物理的要因，生物学的要因，化学的要因がある．

- 物理的要因には，紫外線など光線，温度，音，圧力，重力，磁力，放射線などがある．
- 生物学的要因は細菌やウイルス，寄生虫などである．
- 化学的要因は一酸化炭素やメチルアルコール，農薬や添加物などとなる．

疾病発生の**内的要因**とは，先天的または後天的にからだのなかにある，疾患へのかかりやすさ，あるいはかかりにくさのことをいう．

- 内的要因には素因，遺伝・染色体異常，内分泌障害，免疫・アレルギーの４つがある．

生活習慣

食事や運動，休養，喫煙，飲酒などの生活習慣が深くかかわり，それらが発症の要因となる疾患を総称して**生活習慣病**という．

- 日本での死因の上位を占める癌や虚血性心疾患，脳血管疾患などが生活習慣病に含まれる．

●生活習慣と関連する疾患例

生活習慣	疾患
食習慣と関連	肥満，２型糖尿病，脂質異常症，大腸癌，歯周病　など
運動習慣と関連	肥満，２型糖尿病，脂質異常症，高血圧症　など
飲酒と関連	アルコール性肝疾患（脂肪肝➡肝炎➡肝硬変），糖尿病　など
喫煙と関連	肺扁平上皮癌，虚血性心疾患，脳血管疾患，慢性気管支炎，肺気腫，歯周病，低出生体重児　など

飲酒

- 飲酒は口腔・咽頭・喉頭・食道・肝臓・大腸と女性の乳房の癌の原因となるとされている(WHO, 2007).
- 男性に発生した癌全体の13%が週300g以上の純アルコール摂取量に起因すると概算されている(厚生労働省多目的コホート研究, 2005).
- 1日当たりの純アルコール摂取量が男性40g以上，女性20g以上は，生活習慣病のリスクを高める.

喫煙

- 喫煙が人体に与える影響は，吸い込んだタバコの煙の総量が関係すると考えられている.
- 吸入量の目安として喫煙指数(**ブリンクマン指数**)が用いられ，1日の喫煙本数に喫煙年数を乗じて計算する．1日1箱(20本)を20年吸い続けた場合の喫煙指数は，20(本)×20(年)＝400となる.
- **ブリンクマン指数**400以上で肺癌が発生しやすい状況になり，600以上の人は肺癌の高度危険群，1,200以上は喉頭癌にかかる危険性がきわめて高くなる.
- 喫煙によって一酸化ヘモグロビンが増えると同時に，ニコチンの作用で交感神経が興奮し，発癌物質ベンツピレンなど(ダイオキシン類)が体内に入る.

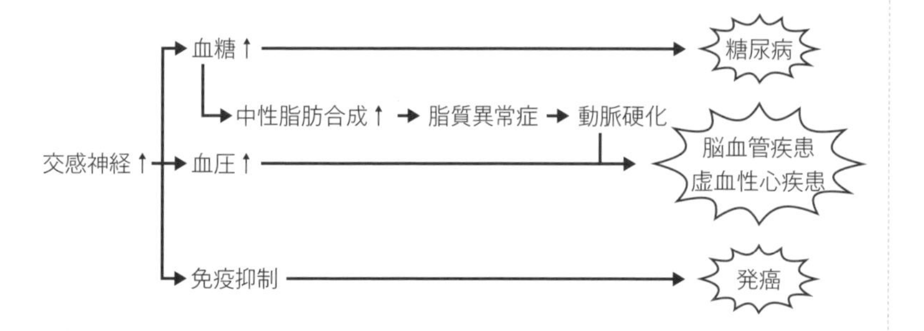

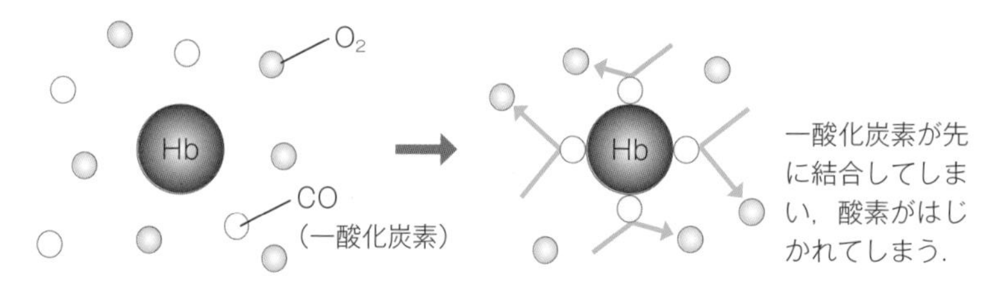

- 一酸化炭素が先にHbと結合してしまい，酸素が弾かれてしまうため，酸素の運搬量が少なくなり，体を正常に機能させることができなくなる.

ストレス

■ホメオスタシスとストレス

身体は，体内環境(体温，体液中の水や無機塩類，酸素濃度，血糖，pHなど)を一定の状態に保とうとする性質をもっている．この性質を**恒常性**(**ホメオスタシス**)という．

- ホメオスタシスが**ストレス**(体外から加えられた要求に対する体の非特異的な反応)により障害されると，病気になる．

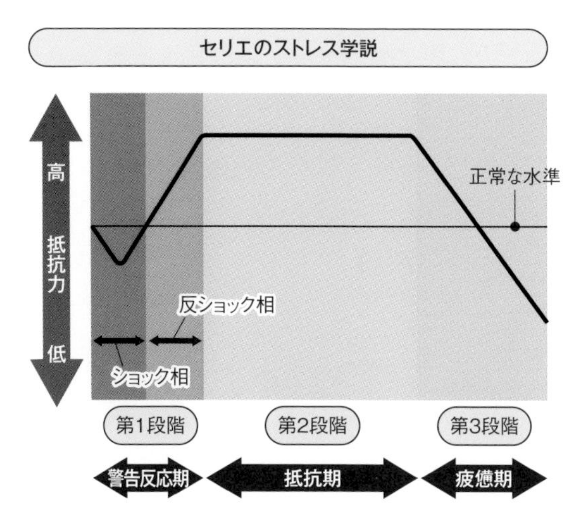

ストレスが続くと交感神経が興奮する．からだはホメオスタシスをなんとか維持しようとするものの，ホメオスタシスが破綻して疾病の発症を起こすことがある．

- 生物にストレスを与える要因となるものは**ストレッサー**とよばれる．

●ストレッサーの例

物理的要因	低温，高温，労働環境，作業内容(負荷のかかりすぎる作業など)，過労
化学的要因	毒物との接触，薬物作用，アルコール，喫煙，強すぎる塩味・酸味・辛味
外的生物要因	微生物による感染，ペットロス
社会的要因	退職，転職，失業，解雇，昇進，降格，恋愛，結婚，離婚，死別，対人関係トラブル
身体的要因	疾病の罹患，栄養不足，酸素不足，睡眠不足，体温の急激な変化，同一姿勢の保持，疲労
心理的要因	不安，恐怖，怒り，悲しみ，焦り，喜び

MEMO

2. 疾病の成立と疾病からの回復／B. 生体の回復

回復過程

- ナイチンゲールは『看護覚え書き』の序章において「すべての病気は，その経過のどの時期をとっても，程度の差こそあれ，その性質は**回復過程**(reparative process)であって，必ずしも苦痛を伴うものではない．つまり病気とは，毒されたり(poisoning)衰えたり(decay)する過程を癒そうとする自然の努力(**自然治癒力**)の現れであり，それは何週間も何ヵ月も，時には何年も前から気づかれずに始まっていて，このように進んできた以前からの過程の，そのときどきの結果として現れたのが病気という現象なのである」と述べている．

- 回復とは，悪い状態が元の通りによくなることであり，病気が治る過程においても使用されるが，病気以外の状態からよくなる過程にも使用される．

- 一方，病気が完治することを快復といい，病気が全快した時に使用され，病気以外の事柄を表現する際には使用しない．

- 侵襲に対する生体反応については，ムーアによる学説(ムーアの分類)を理解しておく必要がある．

- ムーアは，患者の術後経過を病像の移り変わりによって４つの相(病期)に分け，それぞれの相における臨床像，創傷治癒，内分泌，代謝と生化学などに関する特徴を理論的に解明し，これに基づいた適正な治療法についても言及した．

- 侵襲とは，身体を傷つける行為すべてであり，侵襲による生体反応として交感神経興奮が起こり，頻脈・血圧の上昇，尿量の減少，血糖の上昇などがみられる．

●ムーアの分類

第Ⅰ相 (異化期・ 急性傷害相)	術後2～4日間	ACTH，コルチゾル，カテコールアミン，成長ホルモンの分泌促進 糖新生亢進，筋タンパクの分解，脂肪の分解促進 } 高血糖 尿細管での水分再吸収促進，尿量減少，サードスペースの水分貯留
第Ⅱ相 (異化～同化期・ 転換相)	術後3～5日目に始まり， 1～3日間持続	• 神経内分泌反応は鎮静化に向かい，水・電解質平衡が正常化していく時期．手術侵襲が過大であれば，転換期の発来は遅延し，異化期（第Ⅰ相）は遷延することとなる • ADHやアルドステロンによって体内のサードスペースに貯留していた水分が体循環系へ戻り，ナトリウム（Na）と過剰な水分は尿となって排出
第Ⅲ相 (同化期・ 回復相)	術後6日～数週間	• タンパク質代謝が同化傾向となり，筋タンパク質が回復する時期 • 一般的には手術後1週間前後から始まり，手術侵襲の程度にもよるが2～5週間持続． • 創傷治癒機構が促進
第Ⅳ相 (脂肪蓄積期・ 脂肪増加相)	第Ⅲ相から数か月	筋タンパク質の合成（筋肉の再生）が進むとともに，脂肪が蓄積される

回復に影響する身体的／心理・社会的要因

• ナイチンゲールは『看護覚え書』の中で「看護とは，自然（自然治癒力）が患者に働きかけるために最も良い状態に患者を置くことである」とし，それは「新鮮な空気，陽光，暖かさ，清潔さ，静かさを適切に保ち，食事を適切に選択し管理すること．こういったことのすべてを，患者の生命力の消耗を最小にするように整えることを意味すべきである」と述べている．

• 身体的な回復を促進するためには，身体成分の合成行う**同化反応**が促進されるべきであり，**副交感神経**が優位になるように，心身の**安静**と安楽のための**環境調整**，必要十分な**栄養の提供**がなされるべきである．

• 不安，緊張，興奮は，**交感神経**の興奮を促し，異化反応を促進して回復過程を妨げるため，看護師は患者と信頼関係を構築し，**ストレス**となる心理的・社会的な要因を排除または軽減し，患者の不安を軽減して**安心感**を与えるように関わる必要がある．

3. 基本的な病因とその成り立ち／A. 細胞の障害

萎縮，変性，肥大

- **萎縮**とは，いったん正常の大きさに達したものが容積を減少することをいう．はじめから十分に形成されていないものは低形成という．

廃用性萎縮	• 器官や組織の機能を十分に果たせない機関が続くときにその器官や組織の機能化低下したり，容積が減少したりすることをいう • たとえば，宇宙飛行士が地球上に帰還したときに，無重力空間で筋力を必要としていなかったために，筋肉量が減少し，筋力が低下しているというようなものである • 長期臥床でも同様に筋肉を使用しないため筋力低下と筋肉の痩せが生じる
骨萎縮	• 骨の硬さを保っている骨中のリン酸化カルシウムは，破骨細胞によって分解され血中に放出されるが，それが骨芽細胞によるリン酸カルシウムの合成を上回っていて，骨密度が低下することをいう • 無重力空間での生活や長期臥床など重力付加がかからない場合に見られ，廃用性萎縮の一つである

変性とは，組織や細胞に異常な物質が出現したり，生理的に存在する物質が異常，または多量に沈着したりすることをいう．

- 原因を除去することで経過とともに回復する．
- 脂肪変性，タンパク質変性，糖質変性，色素沈着などがある．

肥大とは，臓器や組織が正常な構造を維持しつつも全体として大きくなることをいう．

- 細胞数は変化せず，臓器や組織の容積が増加した状態である．

壊死（ネクローシス）とアポトーシス

細胞の死は3種類に分けられる．**壊死（ネクローシス）**，**アポトーシス**と寿死（アポビオーシス）である．

- **壊死（ネクローシス）**は，虚血などの病理的な要因による細胞の非生理的な死であり，群発的に生じる．壊死が起こるときに細胞から炎症のケミカルメディエーターが放出され，周囲で炎症反応が生じる．
- **アポトーシス**は「プログラムされた細胞死」ともよばれ，生理的に不要となった細胞が取り除かれる過程で起こる．アポトーシスは散発的に生じ，炎症反応を伴わない．
- 寿死（アポビオーシス）は，細胞の生理的な寿命による死である．

創傷と治癒

感染や低栄養状態などさまざまな原因により創傷治癒が遅延すると，瘢痕や機能障害が生じる.

- **創傷の治癒過程**を理解して治癒を阻害する要因を除去し，治癒を促進するための援助を行う必要がある.

■創傷の治癒形式

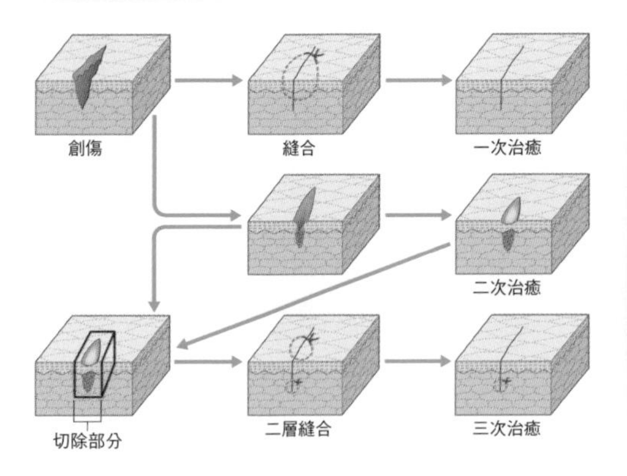

一次治癒	•縫合により創面を密着させた創の治癒 •鋭い刃物や手術などで切った傷が縫合されて，すみやかに組織が修復し，傷口もきれいに治る状態
二次治癒	•褥瘡など，解放した創の瘢痕治癒 •組織欠損が多い傷や感染した傷，木や砂などの異物が入っていて縫合できなかった傷を，感染を抑えながら自然に治るのを待った状態 •傷は幅広く不整で，皮膚の陥没や色調の異常もみられる
三次治癒	二次治癒の途中で感染していないことや異物がないことがわかった時点で，傷のまわりを切り縫合した場合や，傷が閉鎖されたあとに目立つ傷が残った場合にきれいにするために形成外科医が手術した三次縫合で，その結果治癒すること

■創傷の治癒過程

1. 炎症期：受傷後4～5日

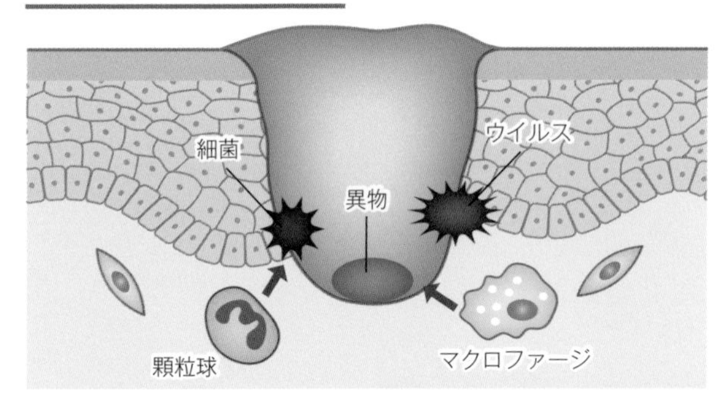

- 皮膚が損傷を受けると，皮膚が断裂して組織の破壊が起こる．血管も断裂して局所に出血する.

- 血液に含まれている血小板は，断裂した膠原繊維に付着すると活性化し，その活性化した血小板はさらに他の血小板を付着させて活性化し，血液凝固のカスケードが生じて止血が起こる.

- 破壊された色々な細胞の細胞膜では，アラキドン酸系の連鎖反応が起こり，**プロスタグランジン**が産生されるなど，さまざまな炎症の化学物質(ケミカルメディエーター)が放出される.

- 毛細管の壁を作る内皮細胞の間にすき間が生じ，リンパ球，顆粒球，単球が滲出液として血管から抜け出し傷口へと移動する(**白血球遊走**).

- 単球は破壊物を取り込む貪食作用によって**マクロファージ**(**貪食細胞**)となり，創部の清浄化が行われる.

2. 増殖期(肉芽形成期)：受傷後１～２週間

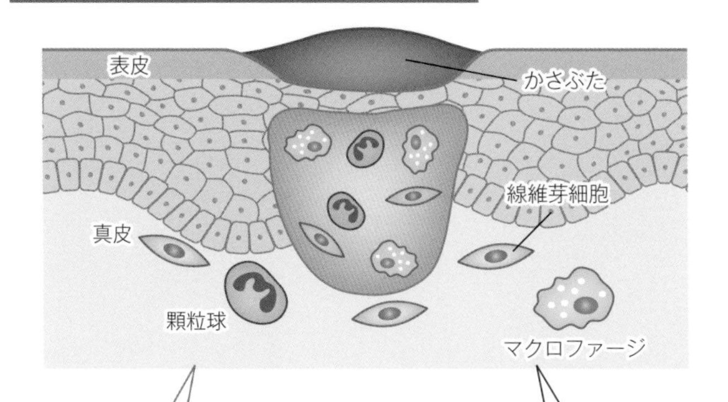

・消毒薬の使用は不可である．
➡消毒薬を用いると，新生細胞が障害されて肉芽形成が妨げられる．

・清潔な湿潤環境が必要である
➡清潔な湿潤環境は創傷治癒を促進させる．乾燥は創傷治癒を遅延させる．

- 破壊された細胞から放出されたさまざまな化学物質の刺激によって，線維芽細胞が膠原繊維(コラーゲン)を生成するが，この時期のコラーゲンはまだ細く危うい．
- 血管内皮細胞が分裂を開始し，血管を新生する．
- 線維芽細胞の産生したコラーゲンに支えられて毛細血管が発達し，そこへ流れ込む新鮮な血液が線維芽細胞に栄養や酸素を供給し，コラーゲンの産生を促すという自己増殖のサイクルが構成され，肉芽組織となる．

肉芽
創傷の治癒過程で，創面に顆粒状の鮮紅色の肉が盛り上がってくる状態のこと．

- 良好な肉芽組織で覆われた創において，ケラチノサイト(ケラチン産生細胞＝表皮細胞)が遊走・増殖した再生上皮が形成され(**上皮化**)，筋線維芽細胞による創収縮が生じるという２つの機序で創面積が縮小する．
- 上皮化は，基底層以外の非増殖細胞が移動して１層の上皮細胞層を形成した後に基底細胞が移動・増殖し，完了する．

3. 成熟期

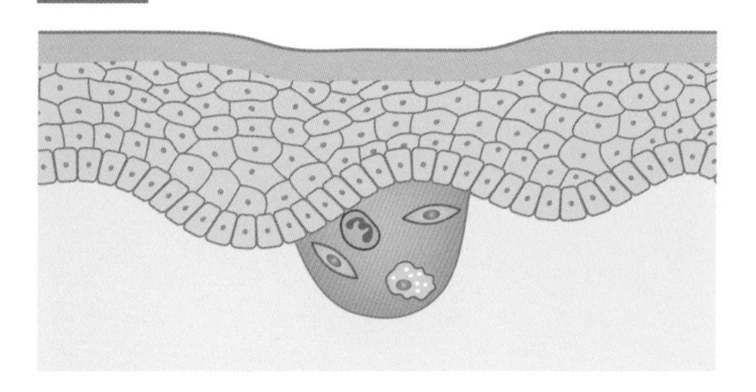

- 線維芽細胞の活性が落ちてコラーゲンの生成が少なくなり，コラーゲンの生成量と分解吸収量が同じになって，見た目には安定して変化がない状態になる．
- 肉芽組織が真皮に近い丈夫な組織になり，瘢痕（はんこん）が形成される（**瘢痕化**）．

> **瘢痕化**
> 創傷の欠損部分が清浄化され，肉芽組織が欠損部を埋めていき，だんだんと真皮に近い丈夫な瘢痕組織に変わっていく状態のこと．

- 当初赤みを帯びていた瘢痕は，数か月かけて白く軟らかく成熟化する．

■ **創治癒促進因子**

- **創治癒促進因子**とは，安静，清潔な湿潤環境，保温，高タンパク・高ビタミン食，鎮痛などをいう．
- 疾病や受傷の急性期は，ストレス状態にあり，交感神経が興奮して異化反応が促進されている．治癒を促進するためには，交感神経の興奮を抑え，副交感神経を優位にし，同化反応を促進させる必要がある．
- 交感神経の興奮を抑え，副交感神経を優位にするためには，筋肉の運動を押さえて酸素消費量を少なくするために安静臥床とし，不安・緊張を軽減することが効果的である．
- 清潔な湿潤環境は，肉芽の形成を促す．感染は創治癒を遅延させる．
- 保温は副交感神経を優位にし，末梢血管への血液循環を促す．
- 高タンパク・高ビタミン食により同化反応を促進する．
- 鎮痛は痛み刺激というストレスを軽減し，交感神経の興奮を抑える．

3. 基本的な病因とその成り立ち／B. 生体の障害

循環障害，臓器不全

■ 循環障害

- 生体が正常な機能を維持するためには，血液やリンパの循環が正常に保たれている必要がある．
- **循環障害**によって生じる病態には，充血，うっ血，出血，虚血，梗塞，浮腫，ショック，高血圧，起立性低血圧などがある．

充血	臓器や組織に動脈血が充満した状態
うっ血	臓器や組織に静脈血がうっ滞した状態
出血	赤血球を含む血液成分が血管外へ漏出した状態 破綻性出血：血管の破綻による出血 漏出性出血：炎症やうっ血によって毛細血管壁から赤血球が漏れ出す
虚血	局所の動脈血の減少が生じた状態．乏血
梗塞	血管内腔が塞栓によって閉塞した状態
浮腫	血管外組織に過剰な液体成分が増加した状態 ①静水圧上昇による浮腫 右心不全：うっ血による毛細血管静水圧上昇による浮腫が生じる ②炎症性浮腫 熱傷：熱傷で壊死した組織の炎症によって血管の透過性亢進が生じることによる炎症性浮腫が生じる ③血漿膠質浸透圧の低下による浮腫 ネフローゼ症候群：高タンパク尿の結果生じる血漿膠質浸透圧の低下により，浮腫が生じる ④リンパ性浮腫 乳がん定型乳房切除術後：腋窩リンパ節郭清によりリンパの流れが分断されるため生じる
ショック	全身を循環する血液量が急激に減少して生命維持に必要な血液供給ができなくなった重篤な状態 ①敗血症性ショック ・末梢血管は拡張するために末梢血管抵抗が減少し血圧が低下する ②アナフィラキシーショック ・末梢血管が拡張するために末梢血管抵抗が減少し血圧が低下する ③循環血液量減少性ショック ・大出血や広範な熱傷，激しい嘔吐や下痢などで体液が減少し循環血液総量が減っている状態である ・心拍出量が減少し血圧が低下すると交感神経の興奮により末梢血管は収縮する ④心原性ショック ・心臓のポンプ機能が急激に障害されて心拍出量が低下した状態をいう
高血圧	・収縮期血圧が140㎜Hg以上，あるいは拡張期血圧が90㎜Hgの場合をいう ・原因が不明の本態性高血圧症と基礎疾患を有する二次高血圧症（（内分泌器官や腎臓の病気などによって起きる高血圧症）に分けられる
低血圧	・WHOの世界共通基準では，収縮期血圧100(mmHg)以下，拡張期血圧60(mmHg)以下が低血圧とされる ・特別な原因疾患を伴わずに血圧が慢性的に低い本態性（一次性）低血圧症と，原因が明らかな症候性（二次性）低血圧症（心臓疾患やホルモン異常などによって起きる低血圧症）がある

■ **臓器不全**

- 生命維持に必須な，腎臓，肝臓，血液系，呼吸器，消化器，心血管系，神経系の臓器・システムが機能を果たさなくなった状態を**臓器不全**という．
- 腎臓が機能を果たさなくなれば**腎不全**，肝臓が機能を果たさなくなれば**肝不全**，呼吸器が機能を果たさなくなれば**呼吸不全**，心臓が機能を果たさなくなれば**心不全**という．
- 重度の外傷，感染症，熱病，ショックなどで起こる，生命の維持に必須の複数の臓器の機能が連鎖的に低下した状態を，**多臓器不全（MOF）**という．

MOF: Multiple Organ Failure（多臓器不全）

多臓器不全（MOF）

- 肝・腎・心・肺・脳などの生命維持に欠かすことのできない重要臓器が次々に傷害されて重篤な不全状態に陥ること．
- ショック，肺血症，重症外傷などに続発し，肝不全，腎不全，急性肺水腫による呼吸不全などに陥る．
- 発生機序としては，組織の低酸素状態によるミトコンドリアのエネルギー代謝障害とそれにより引き起こされる細胞障害と免疫機能低下などが関与しているといわれている．

炎症，損傷

■ 炎症

炎症は生体が傷害を受けた際に起こす反応である.

- 細胞や組織が傷害された際にこれを取り除いて再生するための反応で，生体にとっては防御的なものである.
- 傷害から治癒までの過程における反応のひとつである.

● 治癒過程における炎症の位置付け

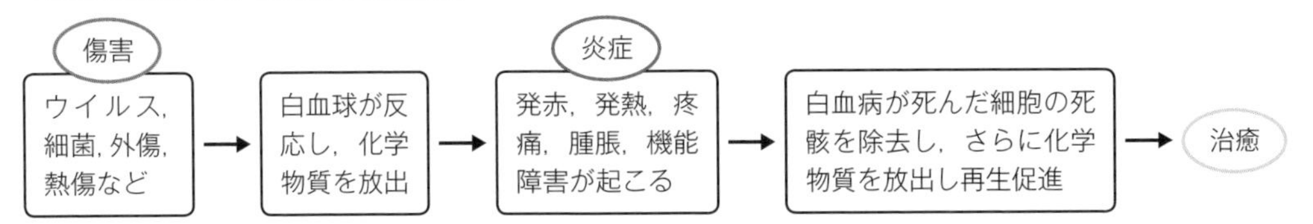

- 炎症は，**急性炎症**と**慢性炎症**に分けられる.

● 急性炎症と慢性炎症

	特徴	白血球
急性炎症	• すぐに治癒することが多い • 血管透過性を亢進する	好中球
慢性炎症	• 治癒に時間がかかる • 肉芽保組織を形成する	リンパ球 マクロファージ

- 急性炎症における循環障害は，微小循環系といわれる小血管あるいは毛細血管などの細かい血管が，組織障害で放出されたケミカルメディエーターに反応することによって生じている.
- はじめに，組織障害によって生じたセロトニンなどにより一過性の細動脈の収縮が起こり，組織は虚血状態に陥る．ついでヒスタミンにより細動脈や毛細血管で血管拡張，そして血流の増加による充血が生じる.
- 拡張した血管では，血管内皮細胞間のつなぎ目が開いて血管透過性が亢進するために，血液成分が血管外に漏出する.
- 血液成分漏出により局所性浮腫が生じたり，血液血漿水分やタンパク質などが漏れ出て滲出液が生じたり，白血球の遊走が起こったりする.

■ 炎症に関連する必要知識

1. 炎症の四徴

	徴候
発赤	血管が拡張し，血液が大量に入り込む赤く見える
腫脹	血管内に大量に血液が入り込み，静水圧が上昇し血漿成分が漏出して生じる
発熱	プロスタグランジンにより体温調節中枢の設定温度の上昇が生じる
疼痛	ブラジキニン，プロスタグランジンが自由神経終末に作用する

2. 炎症細胞

白血球（好中球，好酸球，好塩基球，単球，リンパ球），マクロファージ，肥満細胞　など

3. 白血球遊走

- 白血球が血管外に出て（遊出して）炎症の「現場」である傷害された組織に向かって集まること.
- 炎症の場に白血球が遊走することによって，炎症物質を産生するとともに，貪食作用により病原性微生物や傷害された組織処理が行われ，組織の修復が促される.

4. 特殊性炎症（＝肉芽腫性炎症）

- 結核やハンセン病, 梅毒など特殊名病原体による慢性増殖性炎症である.
- 病原体に反応したTリンパ球から産生されるサイトカインによってマクロファージが集まり増殖した類上皮細胞や，多数のマクロファージが融合してできた多核巨細胞（ラングハンス巨細胞など）がみられる.
- 代表的なものに結核結節，サルコイドーシスなどがある（サルコイドーシスは原因不明）.

5．炎症関連物質

セロトニン	血管収縮
ヒスタミン	血管拡張，血管透過性亢進，気管支収縮
プロスタグランジン類	血管の拡張・収縮，白血球の遊走促進，子宮筋収縮，血小板凝集惹起・抑制，発熱など
サイトカイン	白血球の遊走促進，血液凝固活性亢進，発熱
一酸化窒素（NO）	血管拡張，殺菌，白血球遊走
成長因子（PDGF，FGF，VEGFなど）	線維芽細胞増殖，膠原線維産生促進，血管新生
活性酸素（ROS）	病原体・傷害組織の除去，ケモカイン・サイトカインの誘導など

■損傷

- **損傷**とは，身体表面，粘膜面，臓器表面が外的刺激によって断裂し，欠損が生じることをいう．
- 外力（機械的，物理的，化学的）による組織・臓器の損傷を外傷という．
- 開放部をもつものは，創傷といい，体の内外部を問わず，消化管や尿道などの内腔にもあり，成因や形状によって，切創，刺創，割創，挫創，裂創，擦創，銃創，爆創，咬創などに分けられる．
- 損傷部分は感染しやすく，疼痛，出血，腫脹などの症状が生じることがある．

MEMO

免疫異常・アレルギー

- 生体では，体内に侵入してきた細菌やウイルスなどの病原菌や，癌細胞などの異物に免疫細胞が反応し，攻撃または排除を行うことで，感染症や癌の発生を防いでいる．

- 免疫異常には，免疫が正常に機能しない**免疫不全**と，生体に無害なものに対して過剰に反応する**アレルギー**などがある．

1. 免疫不全

- 免疫がうまくはたらかない免疫不全には，先天性(原発性)免疫不全と後天性免疫不全，慢性疾患や薬物療法に伴う免疫不全がある．

- 免疫不全では，一般にはほとんど病原性を示さないような弱毒微生物によって容易に感染症を起こす**日和見感染**がみられやすくなる．

①先天性(原発性)免疫不全

- 先天的に免疫系のいずれかの部分に欠陥がある疾患の総称．

- 大きく分類すると，①補体欠損，②食細胞の異物処理能力の欠損，③B細胞の欠損と機能異常，④T細胞およびB細胞の欠損による複合免疫不全症に分けられる．

- 原発性免疫不全症候群で問は，感染に対する抵抗力の低下によって重症感染を生じやすくなり，重篤な肺炎，中耳炎，膿瘍，髄膜炎などを繰り返す．

- 敗血症などによって，生命の危険を生じることもあり，中耳炎の反復による難聴，肺感染の反復により気管支拡張症などの後遺症を残すこともある．

②後天性免疫不全症候群(AIDS)

- ヒト免疫不全ウイルス(HIV)の感染によって起こる．

- HIVがCD 4陽性細胞であるヘルパーT細胞に感染して傷害することで免疫不全が起こる．

- 感染してから発症までは数年～10年かかり，この間はHIVキャリアとよばれ，免疫不全による日和見感染症などを発症するとAIDS患者とよばれる．

AIDS: Acquired Immunodeficiency Syndrome（後天性免疫不全症候群，エイズ）

AIDSの合併症

ニューモシスチス肺炎，サイトメガロウイスス感染症，
カポジ肉腫や悪性リンパ腫などの癌

③慢性疾患や薬物療法に伴う免疫不全

- 糖尿病や腎不全，膠原病などの慢性疾患では，リンパ球や食細胞の機能低下がみられ，免疫不全が生じるため，感染症を起こしやすくなる．
- 膠原病などの自己免疫疾患や悪性腫瘍の治療に用いられる副腎皮質ステロイド薬や免疫抑制薬にリンパ球や食細胞の機能低下がみられるために免疫不全を起こすことがある．
- 抗癌薬では骨髄抑制が生じ，白血球系が減少するため感染を起こしやすくなる．
- 非定型抗精神病薬や抗甲状腺薬などの副作用で顆粒球減少が生じて免疫不全になる場合もある．

■アレルギー

- 免疫は生体にとって異質なものを排除しようとする防御反応であるが，本来は生体に無害なものに対して過剰に免疫応答が生じ，そのために生体の組織を障害してしまうものを**アレルギー**とよぶ．
- 生体がある抗原に前もってさらされた事があると，その抗原に対して免疫ができている(これを**感作**されているという)．感作は，再度抗原が進入した時にアレルギー反応が起きるための必要条件である．

■アレルギーの４つの分類

アレルギーは機序の違いにより４つに分類される．

反応の型	名称	おもな疾患・症状	反応の起こり方
Ⅰ型	即時型，アナフィラキシー型，IgE依存型	アトピー性皮膚炎，気管支喘息，じんましん，血管浮腫，アレルギー性鼻炎，アナフィラキシー，食物アレルギー，花粉症，アスペルギルス症	アレルゲンの侵入によって多量に作り出されたIgE抗体が，再びアレルゲンが侵入することで反応を起こす．その結果，マスト細胞から化学伝達物質が放出されて起こる
Ⅱ型	細胞傷害型，細胞融解型	自己免疫性溶血性貧血，血小板減少症，不適合輸血，重症筋無力症，薬剤アレルギー	抗原に対して作られた抗体が赤血球，白血球，血小板などを破壊する．IgE，IgM，補体を活性化する
Ⅲ型	免疫複合体型，アルサス型	糸球体腎炎，血管炎の一部，血清病，慢性関節リウマチ，全身性エリテマトーデス，過敏性肺炎，薬剤アレルギー，アレルギー性気管支炎	抗原と抗体による免疫複合体が血中を循環し，腎臓・肺など特定の場所の小血管に付着して炎症を起こす
Ⅳ型	遅延型，細胞免疫型，ツベルクリン型	アトピー性皮膚炎，感染性アレルギー，臓器移植の拒否反応，アレルギー性接触性皮膚炎，薬剤アレルギー，ウイルス免疫	抗原がTリンパ球に作用し，リンホカインが放出されて炎症が起こる

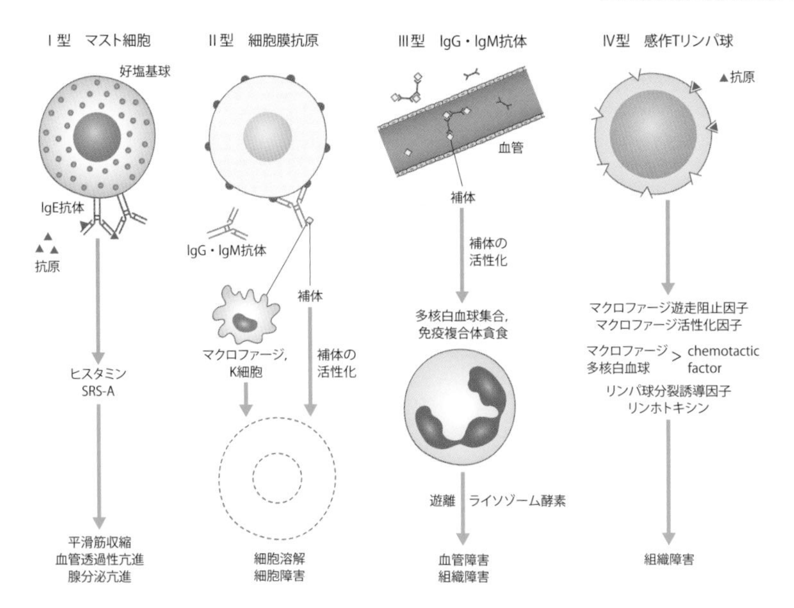

■ **その他：Ⅴ型アレルギー**

細胞表面上のホルモンなどに対するレセプターに，抗レセプター抗体が結合することにより，引き起こされる反応である．

- 抗原抗体反応の面からは，Ⅴ型とⅡ型とは基本的には同じような反応であり，Ⅱ型に含める場合が多い．

- 抗レセプター抗体が関与する疾患としては，抗インスリンレセプター抗体による高血糖あるいは低血糖，抗アセチルコリンレセプター抗体による**重症筋無力症**，抗TSH抗体による**Graves＜グレーヴス＞病（バセドウ病）**あるいは甲状腺機能低下症などが知られている．

■ **Ⅰ型アレルギーの例**

1. 食物アレルギー

●食物アレルギーの症状

部位・器官	症状
全身	発熱，ショックなど
皮膚	じんましん，かゆみや湿疹などのアトピー性皮膚炎
神経系	頭痛，めまいなど
呼吸器	咳や呼吸困難などの気管支喘息，鼻水やくしゃみなどのアレルギー性鼻炎
消化器	唇や舌，口腔内が腫れる，腹痛，嘔吐，下痢，下血など
泌尿器	血尿，タンパク質など

2. アナフィラキシー

アレルゲンなどが体に侵入して，全身の複数の臓器にアレルギー症状が起こり，生命に危機を与える可能性のある過敏反応のことをいう．

- アナフィラキシーに血圧低下や意識障害，粘膜浮腫や気管支攣縮などを伴うものを**アナフィラキシーショック**という．

●**アナフィラキシーショックのおもな原因物質**

薬剤	抗菌薬(ペニシリン系, セフェム系, アミノグリコシド系) 血液製剤, ワクチン, 局所麻酔, 酵素製剤, 造影剤 NSAIDs(アスピリン, 非ステロイド抗炎症薬)
食物	ナッツ類(ピーナッツ), 穀類(小麦粉), 卵, 牛乳, 魚介類(エビ, カニ)
毒	ハチ, アリ
環境因子	ハウスダスト, 花粉
ラテックス	ゴム製品

NSAIDs: Non-Steroidal Anti-inflammatory Drugs (非ステロイド性抗炎症薬)

症状

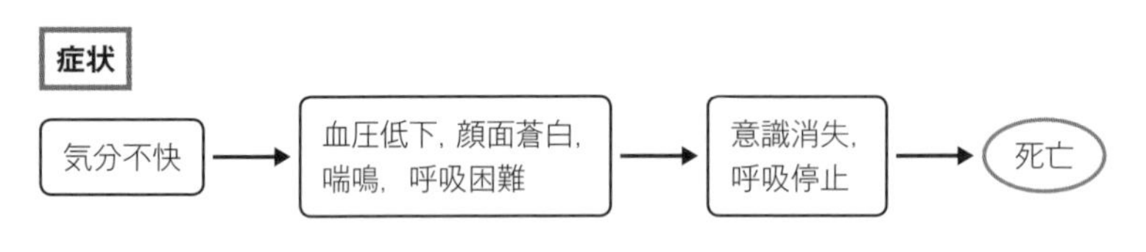

治療

- **エピネフリン**0.3mg～0.5mgを皮下注射または静脈内注射する(第一選択).
- その他：大量輸液, 気管支拡張薬, ステロイド, 抗ヒスタミン薬の投与など

内分泌・代謝異常

■**内分泌異常**

- 内分泌異常には, ホルモンが過剰に作られる機能亢進症と, ホルモンの不足による機能低下症がある.
- 機能亢進症の原因には, ホルモン産生細胞が何らかの原因で増えてしまう過形成や, 生物活性のあるホルモン産生能を有する機能性腫瘍, ホルモン不活性機能障害などがある.
- 機能性腫瘍は, もともとホルモンを産生する内分泌器官に発生する正所性ホルモン産生腫瘍(下垂体腫瘍による下垂体性巨人症など)と, 本来はそのホルモンを産生しない場所に発生する異所性ホルモン産生腫瘍(肺の小細胞癌によるACTHの産生など)があり, 自律性にホルモンを産生する.
- 機能低下症の原因には, 炎症や腫瘍によって内分泌組織が破壊されることやレセプター異常, 原因不明の機能障害などがある.

■ 代謝異常

- 生体内では，常に様々な代謝が行われ，ホメオスタシスの働きによって一定の物質が保たれているが，何らかの原因で代謝がうまく働かず，生体に必要な物質の不足や過剰が起こると，からだに障害をもたらすようになる.

- 先天性代謝異常症は，特定の酵素や輸送タンパク質の働きが生まれつき低下あるいは欠損しているため，代謝の不具合が起きて生ずるもので，先天性マススクリーニングの対象疾患である，フェニルケトン尿症に加え，ホモシスチン尿症，メープルシロップ尿症，ヒスチジン血症，ガラクトース血症などがある.

- 後天性代謝異常症には，不適切な生活習慣が原因で生じる脂質異常症や脂肪肝，2型糖尿病のほかにも，栄養不良，ビタミン欠乏，補因子(モリブデンなどのコファクター)欠乏，特殊(人工)栄養，極端な菜食主義により，あるいは薬により起こるものがある.

■ 代謝異常症の例

1. 糖代謝異常：糖尿病，糖原病

- 糖尿病(高血糖のため，尿中への糖の漏出が生じることから診断された)

- インスリンの相対的，絶対的欠乏によって，高血糖，糖尿を呈する疾患.

● 糖尿病の病因

原発性	インスリン依存性 (Ⅰ型，IDDM)	• 遺伝要因がおもな因子である(ただし遺伝のみで決まる訳ではなく，発症には自己免疫が関与する) • 若年発症型糖尿病は通常20歳以前に発症 • 日本人には発症頻度が低く，欧米より圧倒的に少ない
	インスリン非依存 (Ⅱ型，NIDDM)	• 成人してから発症する糖尿病のほとんどが，インスリン非依存性である • インスリン反応性の低下や抗インスリン抗体の産生などが原因となる • インスリンの分泌の低下が原因となることもある
続発性	慢性膵炎：膵臓にインスリン分泌細胞がある ヘモクロマトーシスなど	

■糖尿病の合併症

- 高血糖の状態下では，その程度に応じてグルコースが種々のタンパクと結合する.
- 糖が付加されるタンパクには，以下のものなどがある.

• ヘモグロビン	• フィブリン
• コラーゲン	• カテプシン
• ミエリン	• アンチトロンビンⅢ
• フィブリノーゲン	

- 上記のタンパクは機能を失うばかりか，架橋(かきょう)（高分子同士が化学結合で結ばれる化学反応のこと）が起こる．その結果，血管基底膜の肥厚や血管内皮細胞障害がもたらされる.

- 動脈壁でのアテローム（脂肪性物質のまだらな沈着物）形成の促進
- ネフローゼ症候群や腎不全を呈する糸球体障害
- 白内障
- ニューロパチー（末梢神経障害）
- 糖尿病性ケトアシドーシス
- 微小血管障害

2.脂質異常症

- 血液中に含まれる脂質が過剰または不足している状態である.
- とくに高LDL血症，低HDL血症，高トリグリセリド血症のいずれかの状態である.
- 脂質異常症は，動脈硬化や高血圧を引き起こし，心筋梗塞や脳梗塞，解離性大動脈瘤などの重篤な病変につながりやすい.

3. アミロイドーシス

- アミロイドとよばれる繊維状の異常タンパク質が組織に沈着して臓器の機能障害を引き起こす.
- アミロイドにはAL型アミロイドやAA型アミロイドなど，さまざまな型がある.
- 組織にアミロイドが沈着すると，その部位は硝子化し無構造となる.
- 腎臓にアミロイド沈着すると，腎は萎縮して機能が障害され，腎不全となる場合がある.
- 結核症，ハンセン病，関節リウマチなどの炎症疾患や，多発性骨髄腫，長期透析患者にみられる透析アミロイドーシスなどがある.
- アルツハイマー病でもアミロイドーシスがみられる(βアミロイドタンパクの蓄積).

治療

血糖値の異常に関する症状に注意して，患者への投薬管理をする.

廃用症候群

廃用症候群とは，過度の安静や日常生活の不活発に伴って生じる身体的・精神的諸症状の総称である.

- 体を過度に動かさないこと(不動，低運動，臥床など)により生じる二次的障害である.
- 長期安静による筋肉の廃用性萎縮による筋力低下に伴い，関節の拘縮，心肺機能低下，褥瘡，静脈血栓，精神活動の低下などが多重にあらわれる.
- 廃用症候群によってさらに活動性が低下し，寝たきりになる可能性が高くなることで，廃用症候群が増悪するという悪循環になる.
- 寝たきりでいることにより，筋力低下，エネルギー消費の低下，呼吸・循環機能の低下，骨粗鬆症の進行，下肢静脈血栓の形成，精神活動の低下など，さまざまな廃用性障害が引き起こされる.

●**廃用症候群の種類と概要**

種類	概要
廃用性筋萎縮	長期的な肺の不使用による萎縮と筋力低下
関節拘縮	長期的な関節の不動状態による関節可動域制限
廃用性骨委縮	体重負荷などの減少による骨量の減少
心機能および呼吸機能の低下	安静臥床による心拍出量低下，換気量の低下による体力低下（運動耐用能低下）
循環障害	血流障害による起立性低血圧や深部静脈血栓症，褥瘡など
精神・認知機能の低下	低活動により知能や情緒面での荒廃をきたし，抑うつ症状，認知症，注意障害など
褥瘡	骨突出部に持続的な外力が加わることにより，皮膚や皮下組織に阻血状態が起き，虚血性壊死

老年症候群

老年症候群とは，加齢に伴い高齢者に多くみられる，医師の診察や介護・看護を必要とする症状・徴候の総称である．

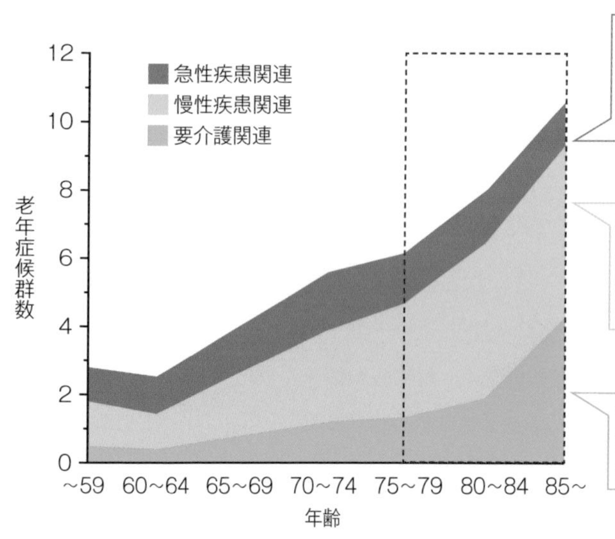

急性疾患症状

めまい，息切れ，腹部腫瘤，胸水・腹水，頭痛，意識障害，不眠，転倒，骨折，腹痛，黄疸，リンパ節腫脹，下痢，低体温，肥満，睡眠時無呼吸障害，喀血，吐血・下血

慢性疾患症状

認知症，脱水，麻痺，骨関節変形，視力低下，発熱，関節，腰痛，喀痰･咳嗽，喘鳴，食欲不振，浮腫，やせ，しびれ，言語障害，悪心・嘔吐，便秘，呼吸困難，体重減少

廃用症候群

ADL低下，骨粗鬆症，椎体骨折，嚥下困難，尿失禁，頻尿，せん妄，抑うつ，褥瘡，難聴，貧血，低栄養，出血傾向，胸痛，不整脈

鳥羽研二：介護施設の問題点．日本老年医学会雑誌34（12）：981-986，1997．より引用

遺伝子異常，先天異常

紫外線，有害物質，放射線などの外的要因のほか，細胞分裂でDNAが複製される際のエラーにより，DNAのもつ遺伝情報に生じる変化を**突然変異**という．

●突然変異の種類

<table>
<tr><td rowspan="7">染色体突然変異</td><td rowspan="2">数量的変化</td><td>倍数性</td><td>コルヒチン，高低温</td></tr>
<tr><td>異数性（不分離）</td><td>加齢，有機水銀</td></tr>
<tr><td rowspan="5">形態的変化</td><td>切断</td><td>X線，ナイトロジェンマスタード</td></tr>
<tr><td>欠失</td><td>X線，ナイトロジェンマスタード</td></tr>
<tr><td>逆位</td><td>X線，ナイトロジェンマスタード</td></tr>
<tr><td>転座</td><td>X線，ナイトロジェンマスタード</td></tr>
<tr><td>重複</td><td>X線，ナイトロジェンマスタード</td></tr>
<tr><td rowspan="4">遺伝子突然変異
（遺伝病）</td><td>塩基の置換</td><td colspan="2">5-ブロモウラシル，2-アミノプリン，エチルメタンスルホン酸</td></tr>
<tr><td>削除</td><td colspan="2" rowspan="2">プロフラビン，アクリジンオレンジ，ICR-170</td></tr>
<tr><td>挿入</td></tr>
<tr><td>主鎖切断</td><td colspan="2">エチルメタンスルホン酸，X線</td></tr>
</table>

先天異常は，原因の違いによって，**単一遺伝子病（メンデル遺伝病）**，**多因子遺伝病**，**染色体異常**，**胎芽病**，**胎児病**に分類される．

- ある1つの特定の遺伝子に，欠損や置換などの原因で異常が起きた場合に生じる疾患のことを**単一遺伝子病（メンデル遺伝病）**とよぶ．
- おもな単一遺伝子病には，**家族性大腸ポリポーシス**（常染色体優性遺伝），**フェニルケトン尿症**（常染色体劣性遺伝），**血友病**（X染色体劣性遺伝）などがある．
- 単一ではなく複数の遺伝子に異常が起こり，さらに生活習慣などの環境的要因も重なることで引き起こされるものを**多因子遺伝病**とよぶ．
- おもな他因子遺伝病には，**口唇裂**，**口蓋裂**，**無肢症**，**先天性股関節脱臼**，**2型糖尿病**，**本態性高血圧**などがある．
- 妊娠時の遺伝子異常には，**胎芽病**（妊娠3～8週の器官形成期に生じた異常に由来）や，**胎児病**（妊娠9週以降に生じた異常に由来）などがある．

●おもな遺伝子異常・先天異常

単一遺伝子病（メンデル遺伝病）	常染色体優性遺伝	ハンチントン舞踏病，家族性大腸ポリポーシス，家族性乳癌，マルファン症候群
	常染色体劣性遺伝	フェニルケトン尿症，糖原病，全身性白皮症，ウィルソン病
	X染色体劣性遺伝（伴性劣性遺伝）	血友病，デュシェンヌ型筋ジストロフィー，色覚異常（赤緑色盲）
多因子遺伝病	口唇裂，口蓋裂，無肢症，先天性股関節脱臼，2型糖尿病，本態性高血圧，先天心疾患，腎尿路奇形	
染色体異常	常染色体異常	21トリソミー（ダウン症候群），18トリソミー，5_p欠失症候群（猫鳴き症候群）
	性染色体異常	クラインフェルター症候群（XXY，XXXY），ターナー症候群
胎芽病	サリドマイド症（アザラシ肢症），風疹症候群，胎児性アルコール症候群，放射線被曝による奇形	
胎児病	先天梅毒，胎児性水俣病，トキソプラズマ感染症（水頭症），妊婦の喫煙による低出生体重児	

胎芽病：妊娠3～8週の器官形成期の異常
胎児病：妊娠9週以降の異常

●おもな染色体異常の症状

ダウン症候群（21トリソミー）	精神遅滞，低身長，大きい舌，外上がりの眼，低い鼻根，心疾患，手掌猿線，早期老化
エドワーズ症候群（18トリソミー）	短命，精神遅滞．小さな口と顎，後頭部突出，心奇形
5_p欠失症候群（猫鳴き症候群）	精神遅滞，低身長，離れた眼，円形顔，子猫のような鳴き声

●常染色体劣性遺伝による先天性代謝異常の例

疾患名	遺伝形式	病態	治療
フェニルケトン尿症	常染色体劣性遺伝	アミノ酸代謝異常．フェニルアラニンがうまく代謝されず，フェニルケトンなどが蓄積し，知的障害をきたす	生後2～3か月までにフェニルアラニンの制限を開始する
メープルシロップ尿症		アミノ酸代謝異常．ロイシン，イソロイシン，バリンの代謝酵素が欠損．無治療では生後1～3か月で死亡する	ロイシン，イソロイシン，バリンの制限
ホモシスチン尿症		含硫性アミノ酸代謝異常．シスタチオニンβ合成酵素が欠損．知的障害などをきたし，予後不良	ビタミンB6の大量投与，シスチン添加，低メチオニン食

腫瘍

腫瘍とは，細胞が自律的に過剰に増殖してできた組織の塊である．原則として，単一の細胞に由来する（単クローン性という）．

■ 良性腫瘍と悪性腫瘍

良性腫瘍

- 細胞の分化度が高く，細胞異型性が低く，膨張性に発育するために周囲を圧排する．
- 一般に宿主への影響は弱く，浸潤・転移もなく，切除した後に再発もまれである．

悪性腫瘍

- 細胞の分化度が低く，細胞異型性が高い．
- 自らテロメアーゼを産生して無限に細胞分裂を繰り返すことができるため，発育が速い．
- 宿主から栄養を奪い，悪液質などの全身衰弱状態を引き起こす．
- 細胞粘着性が低く，自走性もあるため，周囲の組織に浸潤性に増殖し，体腔内では播種性に（種をばら播くように広く）転移する．血管やリンパ管にも侵入して，血行性・リンパ行性に転移する．

●癌の種類と発生する部位

	分類	対応する細胞	癌の発生する部位
癌種（上皮性悪性腫瘍）	扁平上皮癌	扁平上皮細胞	皮膚，食道，咽頭，口腔，膣，陰茎，陰嚢，外陰，上顎，子宮，肺
	腺癌	腺上皮細胞	胃，腸，乳房，肝臓，腎臓，前立腺
	未分化癌	（不明）	甲状腺，肺を主とする全身
肉腫（非上皮性悪性腫瘍）	肉腫	筋細胞 線維細胞	骨，筋肉，軟部組織
	悪性リンパ腫	リンパ球	リンパ節，脾臓，扁桃
	白血病	骨髄細胞 リンパ球	骨髄
	多発性骨髄腫	形質細胞	骨髄

※悪性リンパ腫と白血病は「血液の癌（悪性腫瘍）」とよばれる．

● 上皮組織

組織	臓器
扁平上皮組織	表皮，口腔，食道，膣
腺上皮組織	唾液腺，胃，十二指腸，小腸，大腸

● 非上皮組織

組織	組織を構成する細胞
結合組織	線維芽細胞
骨組織	骨細胞
軟骨組織	軟骨細胞
脂肪組織	脂肪細胞
筋肉細胞	平滑筋細胞，横紋筋細胞
造血組織	白血球，赤血球，リンパ球，血小板
神経組織	神経細胞，神経膠細胞

■ 癌の浸潤と転移

浸潤

- 癌組織の周辺部の癌細胞が組織塊から離れ，接した組織内に入り込んで底で増殖すること．

転移

- 癌細胞が原発巣を離れて他の部分に定着し，そこで独立して増殖すること．

血行性転移	原発巣にいた癌細胞が，血液の流れの中に入って全身の他の部分に移ることによって起こる 消化管癌の肝転移，肝癌の肺転移，肺癌の脳転移・副腎転移，乳癌・前立腺癌の骨転移など
リンパ行性転移	原発巣にいた癌細胞が，周囲のリンパ管に入り込み，リンパの流れに乗って移動し，近くのリンパ節から遠くのリンパ節まで広がることによって起こる • 乳癌の腋窩リンパ節転移，肺癌の肺門リンパ節転移，消化器癌が左鎖骨上窩リンパ節に転移するウィルヒョウの転移など
播種性転移	内臓と腹膜，胸膜の間に腹腔や胸膜という隙間に，近くにできた臓器にある癌が増殖して，その内面に種を蒔くように広がっていく • 上部消化器癌がダグラス窩・膀胱直腸窩に転移するシュニッツラー転移，胃癌が卵巣に転移したクルッケンベルク腫瘍などがある • クルッケンベルク腫瘍はリンパ行性に転移するとも言われている．

● 細胞診においておさえておくべき用語

化生

- ある方向に分化・成熟した組織が他の性状をもつ全く異なる組織に変わること．

例：気管支粘膜の円柱上皮がタバコなどの刺激により扁平上皮になる扁平上皮化生や，胃の粘膜上皮が慢性胃炎により腸の粘膜上皮に変わるもの．

異形成

- 癌細胞ほどではないが，細胞質や大小不同などの異型を示す細胞の異常増殖のこと．
- 前癌病変としてみられることがある．

● 癌の転移の例

1. 胃癌

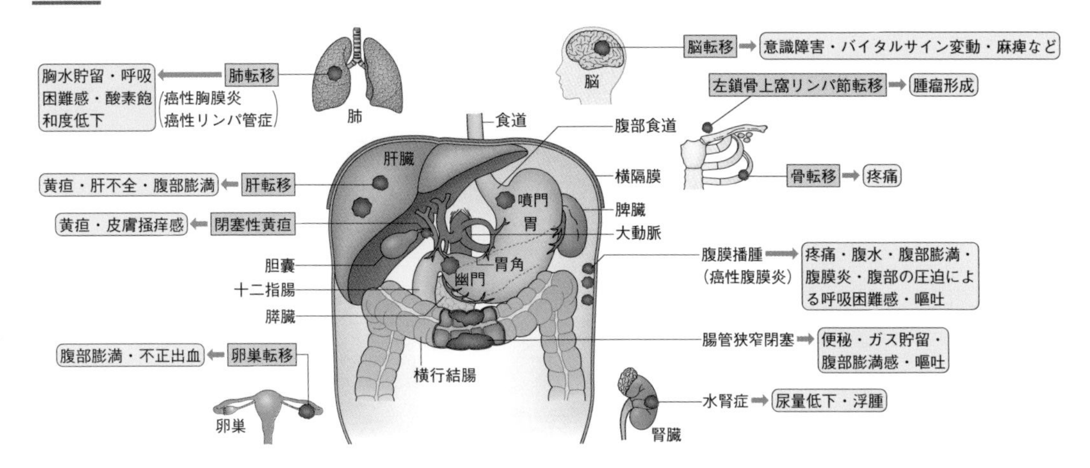

2. 乳癌

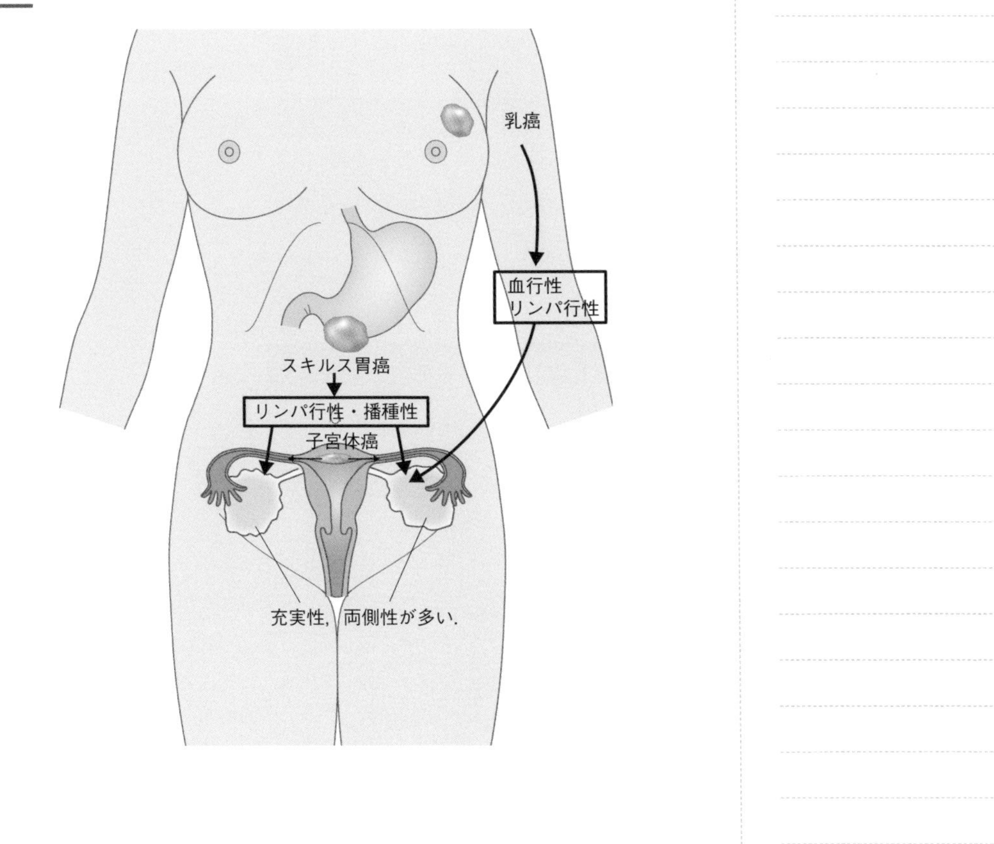

中毒，放射線障害

■ 中毒

- **中毒**とは，毒性を示す物質と接触することで生じる有害作用のことである.
- 大半の中毒は用量に依存するが，いかなる用量でも毒性を示す物質に曝露することで引き起こされる中毒や，本来は無毒の物質であっても，過剰に曝露した結果，毒性が生じることもある
- 中毒の原因は一般に経口摂取であるが，注射，吸入，または体表面の曝露（皮膚，眼，粘膜など）によって生じることがある.
- 中毒には，**急性中毒**と**慢性中毒**がある.
- 原因不明の意識障害や腹部症状がある場合に，急性中毒の可能性も想起することが大切である.
- 医療の現場で出会う中毒には，急性アルコール中毒，カフェイン中毒，麻薬中毒，薬物中毒，一酸化炭素中毒，急性ヒ素中毒，メタノール中毒，有機リン酸中毒がある.
- 全ての有毒物質に解毒剤があるわけではないが，代表的なものは理解しておく必要がある.

●毒性物質と解毒剤の例

毒性物質	解毒剤
アセトアミノフェン	N-アセチルシステイン
不凍液 （エチレングリコールのタイプ）	ホメピゾール エタノール
ベンゾジアゼピン系薬剤 （ジアゼパム，ロラゼパムなど）	フルマゼニル
シアン化物	ヒドロキソコバラミン シアン化物解毒剤キット（硝酸アミル，亜硝酸ナトリウム，チオ硫酸ナトリウムなど）
重金属 （ヒ素，カドミウム，鉛，水銀，亜鉛など）	体内から重金属を除去する薬（キレート剤） 例：ジメルカプロール，エデト酸カルシウムナトリウム，ペニシラミン，サクシマー（succimer）
鉄	デフェロキサミン
メタノール（木精）	ホメピゾール
オピオイド（モルヒネ）	エタノール
有機リン系殺虫剤	ナロキソン
ヘパリン	アトロピン
ワルファリン	ビタミンK 新鮮凍結血漿（FFP） プロトロンビン複合体製剤（PCC）

■ 放射線障害

- 全身に 1 Gy(1,000mGy) 以上の放射線一度に受けた場合, 様々な臓器・組織に障害が生じ, 複雑な臨床経過をたどる.
- 放射線に暴露されることで生じる臓器障害を, 急性放射線症候群とよぶ.
- 急性放射線障害の時間経過をみると, 典型的には, 前駆期, 潜伏期, 発症期の経過をたどり, その後, 回復するか死亡となる.

● 急性放射線症候群

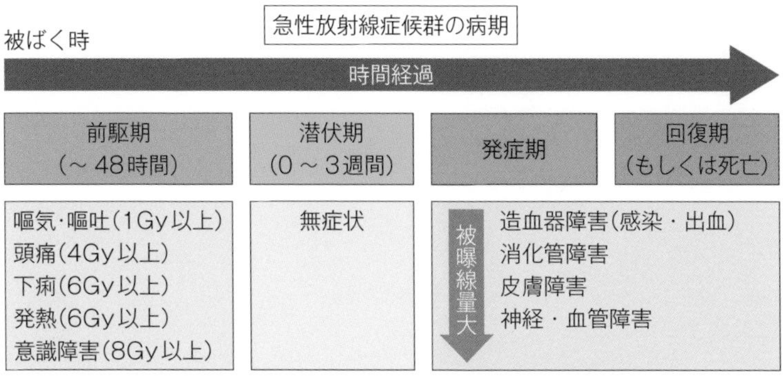

急性放射線症候群の病期

被ばく時 → 時間経過

前駆期(～48時間)	潜伏期(0～3週間)	発症期	回復期(もしくは死亡)
嘔気・嘔吐(1Gy以上) 頭痛(4Gy以上) 下痢(6Gy以上) 発熱(6Gy以上) 意識障害(8Gy以上)	無症状	被曝線量大↓ 造血器障害(感染・出血) 消化管障害 皮膚障害 神経・血管障害	

		潜伏期間	例	放射線影響の機序
影響の出現	身体的影響	数週間以内 ＝急性影響(早期影響)	急性放射線症候群 急性皮膚障害	一定以上の被曝による細胞死／細胞変性で起こる ＝確定的影響
		数か月以降 ＝晩発影響	胎児の発生・発達異常(奇形)	
			水晶体の混濁	
			癌・白血病	突然変異で起こる ＝確率的影響
	遺伝性影響		遺伝性疾患	

●放射性物質による身体への影響の出現

	潜伏期間	例	放射線影響の機序
身体的影響	数週間以内 ➡急性影響（早期影響）	急性放射線症候群 急性皮膚障害	細胞死・細胞変性で起こる ➡確定的影響
遺伝性影響	数か月以降 ➡晩発影響	胎児の発生・発達異常（奇形）	
		水晶体の混濁	
		癌・白血病	突然変異で起こる ➡確率的影響
		遺伝性疾患	

●臓器・組織の放射線感受性

感受性の大きさ	臓器・組織
高	造血系： 骨髄，リンパ組織（脾臓，胸腺，リンパ節）
↑	生殖器系：精巣，卵巣
	消化器系：粘膜，小腸絨毛
	表皮，眼：毛嚢，汗腺，皮膚，水晶体
	その他： 肺，腎臓，肝臓，甲状腺
↓	支持系： 血管，筋肉，骨
低	伝達系： 神経

3. 基本的な病因とその成り立ち／C. 感染

人と病原体のかかわり

- ヒトの周りには，肉眼では見えない微小な微生物が無数に存在しているが，ヒトに有害に作用して病気を起こすものを**病原微生物**といい，ヒトの感染症の原因となるものを**病原体**とよぶ.
- 通常，胎児は無菌状態であるが，出生直後から各種の微生物に汚染され始め，一定の微生物群が定着するようになる.
- 人体に定着し，ヒトと共存している微生物群を**常在微生物叢**という.
- 常在微生物は，ヒトに有益なものあるが，有害なものあり，内因感染や，老化，癌の発生に影響を与えていると考えられている.

●病原体の種類

<table>
<tr><th>分類</th><th colspan="4">種類・性質</th><th colspan="2">大きさ</th></tr>
<tr><td rowspan="5">寄生虫</td><td>外部寄生虫</td><td colspan="2">ダニ，ノミ</td><td rowspan="6">真核生物</td><td>1～10mm</td><td>肉眼～拡大鏡で観察可</td></tr>
<tr><td rowspan="4">内部寄生虫</td><td rowspan="3">蠕虫
（多細胞生物）</td><td>条虫</td><td>2～6m</td><td rowspan="2">肉眼で観察可能</td></tr>
<tr><td>線虫</td><td>1m</td></tr>
<tr><td>吸虫類</td><td>1mm</td><td>肉眼～拡大鏡で観察可</td></tr>
<tr><td colspan="2">原虫（単細胞生物）</td><td>1～20μm</td><td rowspan="5">光学顕微鏡で観察可能
（肉眼では見えない）</td></tr>
<tr><td>真菌</td><td colspan="3">病原真菌（単細胞生物）</td><td>2～10μm</td></tr>
<tr><td rowspan="3">細菌</td><td colspan="3">病原一般細菌（単細胞生物）</td><td rowspan="3">原核生物</td><td>1μm</td></tr>
<tr><td>リケッチア</td><td colspan="2" rowspan="2">生存に生きた細胞が必要
（偏性細胞内寄生）</td><td rowspan="2">0.3～2μm</td></tr>
<tr><td>クラミジア</td></tr>
<tr><td>ウイルス</td><td colspan="3">DNAかRNAのどちらか一方を含む粒子</td><td rowspan="2">細胞構造をもたない</td><td>20～30nm</td><td rowspan="2">電子顕微鏡でのみ観察可能</td></tr>
<tr><td>プリオン</td><td colspan="3">タンパク質（異常プリオン）</td><td>10nm</td></tr>
</table>

■感染

感染とは病原微生物が宿主の組織に侵入し，増殖し始めることである.

- 感染があっても必ずしも病気が発症するとは限らない.
- 発病した場合を顕性感染とよび，発病しない場合を不顕性感染とよぶ.

■感染症

感染症とは，微生物が宿主の組織に侵入し増殖し始めた結果，宿主に異常が生じて発病することである．

●感染症の成立に必要な要素

- 病原体
- 病原性
- 摂取菌量
- 感染経路
- 感染部位・侵入門戸
- 宿主の感受性・抵抗力

■感染経路

感染経路を考えるためには，とくに**飛沫感染**と**空気感染**の違いをよく理解することが必要である．

●感染経路

接触感染	疥癬　MRSA 緑膿菌　など	•病原体との直接接触により生じる　•施設内で最も重要 •頻度の高い感染様式で，手洗いや手袋の着用と交換により予防する
飛沫感染	インフルエンザ 普通感冒 マイコプラズマ肺炎 など	•感染源である人が，せきやくしゃみ，会話などをすることで生じる飛沫が，相手の呼吸器に直接入ることによる •サージカルマスクにより予防する（飛沫は空気中に浮遊し続けることはない）
空気感染	結核・麻疹・水痘 など	•微生物を含む飛沫の水分が蒸発して5μm以下の小粒子として長時間空気中に浮遊する場合に起こる •N95マスクによる予防が必要 •結核・麻疹・水疱は飛沫感染も生じる
物質媒介型感染	B型・C型肝炎（血液） 食中毒（食物）など	•汚染された食物，水，血液，装置，器具などで伝播される
昆虫媒介感染	マラリア リケッチア症 など	•蚊・ハエなどの害虫が伝播することにより生じる

●飛沫感染と空気感染の違い

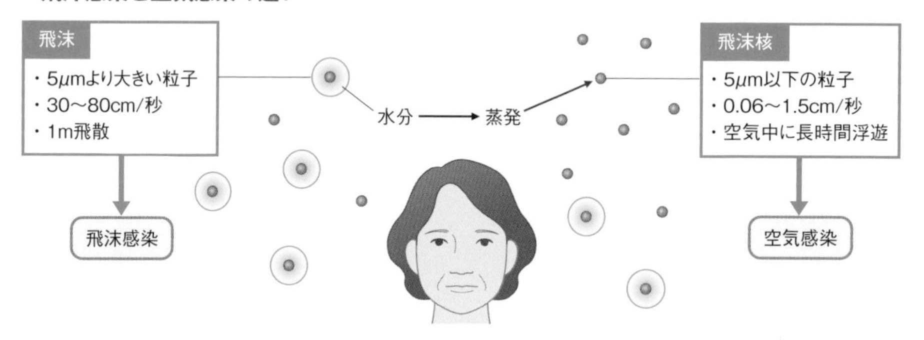

■日和見感染

抗癌薬治療，免疫抑制薬療法，放射線療法などによって免疫応答が低下した状態やAIDSなどで免疫能が低下した状態で，弱毒性病原体であっても感染症を引き起こすことを**日和見感染**という．

- 抗癌薬や放射線治療後は，骨髄抑制のために好中球が減少するので，好中球が防御反応の主体を演じる病原体（化膿菌，腸内細菌，カンジダ，アスペルギルス）の感染が生じる．
- 免疫抑制薬投与後やAIDSなどでは細胞性免疫が防御の主体を演じる病原体（ウイルス，結核菌，クリプトコッカス，原虫など）の感染が生じる．

■菌交代現象

- 1人の患者に長期間抗菌薬を投与したことにより，投与された抗菌薬の効かない菌のみが残存して感染症をもたらしたもの.
- 抗菌薬に抵抗性を持つ耐性菌による感染症が発症しやすい.

■敗血症

- 感染症の存在が明確であり，かつ全身に炎症の波及した状態をいう.
- 全身で増殖した細菌からのエンドトキシンなどの有害物質によって血管の透過性亢進や血管拡張が起こり，肺血症性ショックや播種性血管内凝固症候群(DIC)，肺水腫など重篤な状態をまねきやすい.

■母子感染

妊娠中に母親から胎児へと微生物が移行するなどの理由で，胎児の感染を引き起こすことを**垂直感染**とよぶ.

●母子感染の種類

感染経路		感染機序	おもな病原性微生物
胎内感染	経胎盤感染	母体中の微生物が胎盤を介して胎児血液に移行	HBV，HCV，HIV，HTLV-1，パルボウイルスB19
		母体血流の微生物が胎盤で増殖して胎児血液中に移行	トキソプラズマ，梅毒，サイトメガロウイルス，単純ヘルペスウイルス，風疹ウイルス，リステリア，インフルエンザウイルス，ムンプスウイルス，結核菌
	上行感染	子宮頸部や膣に感染する微生物が羊膜や羊水などを介して児に移行	B群溶血性連鎖球菌，リステリア
分娩時感染	経産道感染	産道内に感染する微生物が児に移行	B群溶血性連鎖球菌，淋菌，クラミジア，サイトメガロウイルス，単純ヘルペスウイルス，ヒトパピローマウイルス，リステリア
		産道内の母体血中の微生物が児に移行	HIV，HBV，HCV
	分娩時経胎盤感染	子宮収縮により母体血液が胎盤を介して児に移行	HIV，HBV，HCV
母乳感染		母乳中から傾向的に移行	HTLV-1，HIV，サイトメガロウイルス

※単純ヘルペスウイルス，風疹ウイルス，HBVは母乳による一過性感染がある.
HTLV-1: Human T-lymphotropic Virus Type 1(ヒトT細胞白血病ウイルス1型)

■ **妊娠風疹症候群（CRS）**

免疫のない女性が妊娠初期に風疹に罹患すると，胎児も風疹ウイルスに感染して，出生児に**先天性風疹症候群（CRS）**と総称される障害を引き起こすことがある

CRS：Congenital Rubella Syndrome（先天性風疹症候群）

- CRSの三大症状は**先天性心疾患**，**難聴**，**白内障**である．
- 三大症状以外には，網膜症，肝脾腫，血小板減少，糖尿病，発育遅滞，精神発達遅滞，小眼球など．
- 妊娠１か月での感染では，胎児の90％に先天奇形が発生する．

ウイルスによる感染症

■ **クループ性疾患**

クループ症候群（急性喉頭炎）はウイルス感染によるいわゆる風邪症候群の症状の一種で，喉頭及びその周囲が腫れることで気道が狭くなる．

- 原因としては，パラインフルエンザウイルス，インフルエンザウイルス，RSウイルスなどがある．
- 免疫力の低い０歳くらいから６歳までの子どもが非常にかかりやすい．
- 風邪を引いたあとにかかることもあり，免疫力が低下する６～９か月にはとくに注意が必要．
- 呼吸困難を起こして，最悪の場合，死に至ることもある．

症状

- 鼻の違和感や鼻汁，鼻閉で始まる．
- 典型例：24～48時間以内に38～40℃の発熱，犬吠様咳嗽（けんばいようがいそう），喘鳴（ぜんめい），吸気性呼吸困難

細菌による感染症

■破傷風

破傷風とは，**破傷風菌**(Clostridium tetani)が産生する毒素である神経毒素(破傷風毒素)により強直性痙攣を引き起こす，急性の感染症である．

- 破傷風菌は芽胞の形で土壌中に広く常在し，創傷部位から体内に入る．
- 侵入した芽胞は感染部位で発芽・増殖して破傷風毒素を産生する．
- 最近では年間に約100名の患者が報告されている．

症状

- 破傷風の特徴的な症状である強直性痙攣は破傷風毒素がおもな原因であり，潜伏期間(3～21日)ののち，局所(痙笑，開口障害，嚥下困難など)から始まる．
- 全身(呼吸困難や後弓反張など)に移行し，重篤な場合は呼吸筋の麻痺により窒息死することがある．

■結核

結核とは，**結核菌**による感染症である．

- 結核を発病し，排菌している人の咳嗽時などに，結核菌を含んだ飛沫が周囲に飛散する．飛沫は結核菌の周りの水分が蒸発した状態(飛沫核)で空気中を漂い，それを吸い込むことで感染する(飛沫感染，空気感染)．
- 日本における結核は，1955年以降順調に罹患率が低下していたが，1997年に増加がみられ，その後も患者は新たに発症し続けている．
- 2019年に新たに届出された結核患者数は14,460人で，前年15,590人から1,130人減少(年間減少率7.2％)している．
- 感染者全員が発病するわけではなく，発病率は10～20％程度である．
- 肺結核は，感染後6か月ぐらいから発病するようになる．発病者のうち半数は感染後2～3年以内に発病する．結核性髄膜炎は感染後約2か月，結核性胸膜炎は感染後約3～12か月で発症することが多い．
- 結核菌は身体に入ってマクロファージに貪食されても一部がマクロファージの中で生き続け(冬眠状態)，高齢になって免疫力が低下してから発病することがある．
  ※高齢での結核の発病は，若い頃に感染してできた病巣からの内因性再燃であることが多い．

検査・診断

結核の検査診断には，理学的所見，喀痰結核菌培養検査，胸部X線撮影，QFT検査などが行われるが，確定診断には喀痰培養検査が必要である．

●結核の診断のために行われる検査

検査	目的	特徴など
胸部X線検査	病変の程度を知るため	• 結核に特徴的な陰影や空洞などの病変を認めることもある • ほかの呼吸器疾患との鑑別診断は難しい場合もあり，確定診断とはならない
ツベルクリン反応	結核感染の判定のため	•「ツベルクリン」と名づけられた結核菌の培養濾液を皮膚に注射すると結核に対するアレルギー反応を起こす • ツベルクリン反応が陽性であれば，過去に結核菌に感染していることになるが，必ずしも結核感染を意味しない • 乳幼児やBCG接種歴のない者に優先されることもあるが，日本人は生後まもなくBCG接種を受けているため感染の指標とならないことが多い
QFT検査（クオンティフェロン検査）	結核感染の判定のため	• BCG接種歴の影響を受けず，感染の有無がわかる • 過去に結核既往歴がある場合にも陽性となることが多く，確定診断とはならない
喀痰培養検査	結核の確定診断のため	• 結核菌が証明されると，結核の確定診断となる • 喀痰が取れない場合は胃液検査も試みる

予防

結核は飛沫感染と空気感染をするため，N95マスクを着用して予防する．

DOTS

DOTS (Directly Observed Therapy Short-couse：対面服薬治療) は，WHOが提唱する5つの要素からなる結核対策の戦略である．

①政府はDOTS戦略を指示し，実施に責任を持つ．

②感染源として重要である喀痰塗沫陽性患者の治療を優先する．

③患者が薬を飲み込むのを医療従事者が毎回確認する．

④患者の治療成績を確認し，報告する．

⑤患者に適正な抗結核薬を必要期間投与する (標準化された短期化学療法)．

ウイルス・細菌のどちらもが原因になるもの

■ **食中毒**

食中毒は**感染型**と**毒素型**に分類される.

感染型	飲食物とともに体内に入った病原性細菌が体内で増殖して発症する.	サルモネラ 腸炎ビブリオ 病原性大腸菌 カンピロバクター
毒素型	病原性細菌の増殖時に作られた毒素により発症する. 加熱殺菌しても毒素は壊れない.	ボツリヌス菌 セレウス菌 黄色ブドウ球菌

上記の他にも，食中毒を引き起こすウイルス・細菌が存在する.

1. ノロウイルス

ノロウイルスは，冬期に多くみられる食中毒の原因ウイルスであり，食中毒患者において最大の割合を占める.

- 二枚貝（とくに生牡蠣）が感染源となることが多い.
- 潜伏期間は24～48時間で，症状は下痢，嘔吐である.
- 排泄された糞便中のウイルスが，飲み水や食物などにより経口的に感染する経口感染（便口感染）のほか，嘔吐物の乾燥したものが空中に舞い上がって経口感染する可能性から，嘔吐物の処理は素早く行う.

2. 腸管出血性大腸菌群

O-157をはじめとする腸管出血性大腸菌感染症は，飲食物とともに口から病原菌が体内に入って感染する感染型食中毒である.

- 腸管出血性大腸菌は健康な家畜の腸管内に存在するため，生肉などを食べると感染する危険性が高い.
- 高齢者や乳幼児など抵抗力の弱いものではHUS（溶血性尿毒症症候群）を発症して急性腎不全となり，生命の危険を伴うことがある.
- 食品の中心部を75℃以上で1分間以上加熱すると死滅するため，十分に加熱調理したものを食べることが予防となる.

HUS: Hemolytic Uremic Syndrome（溶血性尿毒症症候群）

● **食中毒予防の原則**

1. 冷蔵庫は10℃以下，冷凍庫は，－15℃以下に維持する．細菌の多くは，10℃では増殖がゆっくりとなり，－15℃では増殖が停止しているが，細菌が死ぬわけではない.
2. 室温で放置しない．室温では急激に病原菌が増殖する.
3. 生の肉，魚，卵を取り扱った後には手を洗う.
4. 加熱を十分に行なう．中心部の温度75℃で1分間以上加熱すると病原菌は死滅する.

■ 性感染症

おもな**性感染症**は以下のように分類される．症状は性別によって異なる．

●おもな性感染症の比較

病名	病原体	感染経路 特徴	症状	
			男性	女性
性器クラミジア感染症	クラジミアトラコマティス	• 性的接触による粘膜との病変との直接接触で感染する • 男女とも最も感染者が多い • 不妊，流産，死産の原因となる	排尿時痛と尿道掻痒感があり，尿道から薄い分泌物が少量みられる	不正性器出血や軽い下腹部痛，性交痛がみられるが，無症状のことも多い
性器ヘルペス	ヘルペスウイルス	• 性的接触による皮膚や粘膜の病変との直接接触で感染する • 女性に多く，皮疹の再発を繰り返す	• 陰茎包皮や亀頭に複数の小さな水泡が出現する • 数日後に破れ，痛みを伴う浅い潰瘍を形成する	• 外陰部に複数の水泡が出現し，破れて潰瘍を形成する． • 強い痛みによる排尿困難や発熱を伴う
尖圭コンジローマ	ヒトパピローマウイルス	• 性的接触による皮膚や粘膜の病変との直接接触で感染する • 子宮頸癌や外陰癌へ悪性転化する場合がある	性器・肛門周囲に淡紅色や薄い茶色の鶏冠様(カリフラワー様)の腫瘤が生じる	
梅毒	梅毒トレポネーマ	• 性的接触による皮膚や粘膜の病変との直接接触で感染する • 10～30年で脳が冒され，HIV(ヒト免疫不全ウイルス)感染との重複が最も多い • 母児感染で先天梅毒児が生まれることがある	• 感染後約3週間で感染部位に赤色の硬いしこりやただれが生じ，近くのリンパ節が腫れる(第1期) • その後，3～12週間で発熱や全身倦怠感とともに発疹(薔薇疹)がみられる(第2期) • さらに10～30年の間に心臓，血管，脳が冒され，精神神経異常や死に至ることもある	
淋菌感染症	淋菌	• 性的接触による粘膜との病変との直接接触で感染する • 近年，男女ともに感染が拡大している • 不妊の原因となる • 母児感染で新生児が淋菌性結膜炎になることがある	尿道炎になり，強い排尿時痛，尿道口の発赤，尿道口から多量の濃い黄白色の分泌物などがみられる 咽頭や直腸の感染では自覚症状がなく気づきにくい	排尿時痛，頻尿，帯下の増加などがみられる
B型肝炎	HBV	• 血液や体液との直接接触で感染 • HIV感染との重複が多い	発熱や全身倦怠感ののち，黄疸が発症し，1～2%で劇症肝炎となるが，無症候の場合もある	

HIV: Human Immunodeficiency Virus(ヒト免疫不全ウイルス)

真菌・原虫による感染症

■真菌

真菌とは単細胞生物であり，酵母やカビ，キノコなど身近な場所に存在しているが，死に至る感染症をもたらすものもいる.

- 胞子を撒くことで繁殖するが，土壌や空気中に存在する胞子がヒトの体内に取り込まれたとき，重大な疾患を招く場合がある.
- 真菌が体内に入り，異常を引き起こすことを真菌感染症という.

症状

日和見感染によって，免疫系の機能低下を引き起こすことが主である.

- 代表的なものに，水虫，アスペルギルス症，カンジダ症，ムコール症，クリプトコッカス症などがある.

検査・診断

- 血液，痰などの検査を行う.
- 海外渡航歴など，問診も合わせて行う.

治療

抗真菌薬による治療が主となる.

■原虫

真菌と同様に，真核細胞・単細胞生物である**原虫**も，深刻な感染症を引き起こす場合がある.

- 代表的なものに，マラリア原虫(マラリア血症)，アメーバ原虫(赤痢)，トリコモナス原虫(膣炎)，トキソプラズマ原虫(免疫不全)などがある.

抗感染症薬

感染症に対する化学療法には，以下の４種類がある．

1. 細菌：**抗菌薬**（抗生物質）…ペニシリン，バンコマイシンなど
2. ウイルス：**抗ウイルス薬**
3. 真菌：抗真菌薬
4. 寄生虫・原虫：寄生虫・原虫治療薬

■抗生物質と抗菌薬の違い

抗生物質と抗菌薬の違いを理解し，その関係を把握することが必要である．

1. 抗生物質

- 病原微生物を殺す作用をもつ薬の中でも「微生物が作った化学物質」を指す．
- 世界初の抗生物質であるペニシリンは微生物の一つである，青カビ（真菌の一種）から発見された．

2. 抗菌薬

細菌に作用する抗生物質や人工合成された化学物質の総称である．

●抗菌薬の種類と分類

抗菌薬の種類		おもな薬剤名	おもな副作用
βラクタム系抗菌薬	ペニシリン系	ペニシリン メチシリン アモキシシリン	アナフィラキシー（ペニシリンショック） 下痢，カンジダ膣炎
	セフェム系	セフォタキシム	アナフィラキシー，下痢，カンジダ膣炎
	カルバペネム系	メロペネム	アナフィラキシー，下痢，カンジダ膣炎
その他	マクロライド系	エリスロマイシン クラリスロマイシン	肝機能障害，大腸炎，皮膚障害
	アミノグリコシド系	ストレプトマイシン カナマイシン ゲンタマイシン	第８脳神経障害（難聴など），腎機能障害
	グリコペプチド系	バンコマイシン テイコプラニン	紅疹・掻痒感，腎障害
	ニューキノロン系	レボフロキサシン	吐気，頭痛，光線過敏症 軟骨形成障害の可能性 ➡妊婦・授乳婦や18歳以下の小児には原則使用しない
	テトラサイクリン系	ミノサイクリン	歯牙着色（黄色），肝機能障害，光線過敏症
	クロラムフェニコール系	クロロマイセチン	再生不良性貧血，下痢，カンジダ膣炎

●抗結核薬の種類と副作用

薬名	おもな副作用
INF：イソニコチン酸ヒドラジド	手足のしびれ，肝機能障害
RFP：リファンピシン	肝機能障害，胃腸障害，アレルギー反応，食欲低下
PZA：ピラジナミド	関節痛，肝機能障害，胃障害
SM：硫酸ストレプトマイシン	**第8脳神経障害：耳鳴り，平衡感覚（めまい），ふらつき，聴力障害**
EB：エタンブトール塩酸塩	視力障害，目のかすみ

抗ウイルス薬

■インターフェロン

インターフェロンは，生体内で産生されるサイトカインで，免疫系に働き，**抗ウイルス作用** と**抗腫瘍作用**を併せもつ．

抗ウイルス蛋白質の誘導	ウイルス増殖抑制	抗ウイルス作用
免疫調節作用 （T細胞，NK細胞，マクロファージを活性化）	HBV・HCV感染細胞の破壊	
	癌細胞の破壊	抗腫瘍作用
細胞増殖抑制作用 （腫瘍細胞DNAの合成・複製やmRNAの合成抑制）	癌細胞の増殖抑制	

HBV: Hepatitis B Virus
（B型肝炎ウイルス）
HCV: Hepatitis C Virus
（C型肝炎ウイルス）

副作用：インフルエンザ用症状，白血球減少，血小板減少，脱毛，
精神神経症状（うつ・自殺企図）

■抗ヘルペス薬

抗ヘルペス薬は細胞内でのヘルペスウイルスのDNA合成を阻害する．

- アシクロビルは，ヘルペスウイルスに用いられる抗ヘルペスウイルス薬である．

■抗インフルエンザ薬

おもな薬剤名	効果・服用における注意点
オセルタミビルリン酸塩 （タミフル）	• A型・B型両方のインフルエンザウイルスの増殖を防ぐ効果がある • カプセル剤（小児では散剤）による経口投与が一般的で，症状が出始めたら48時間以内に服用する
ザナミビル水和物（リレンザ）	• 吸入薬であり，A型・B型に効果をもつ • 専用の吸入器を使って1日2回・5日間にわたって吸入する
ラニナミビルオクタン酸エステル水和物（イナビル）	A型・B型の治療に効果があり，リレンザと同じ吸入薬で，1回吸入するだけで治療を完結させる
アマンタジン塩酸塩（抗パーキンソン薬）	インフルエンザウイルスの細胞への吸着を阻害する
ノイラミダーゼ阻害薬	ウイルス・ノイラミニダーゼを抑制してウイルスが増殖しないようにする
RNAポリメラーゼ阻害剤	ウイルスの遺伝子複製時に作用を示し，増殖を防ぐ

■抗HIV薬

抗HIV薬は，HIVを死滅させるのではなく，増殖を抑制するものであり，症状が軽快しても継続して使用される．

- 抗HIV策は，核酸系と非核酸系の逆転写酵素阻害薬（抗レトロウイルス薬），プロテアーゼ阻害薬，インテグラーゼ阻害薬，CCR5阻害薬に分けられる．

抗HIV薬の分類	おもな薬剤名	おもな副作用
NRTI：核酸系逆転写酵素阻害薬	ジドブジン，ジダノシン，ラミブジン	乳酸アシドーシス，脂肪肝，肝腫大
NNRTI：非核酸系逆転写酵素阻害薬	エファビレンツ，ネビラピン，エトラビリン	高脂血症，うつ，睡眠障害，希死念慮
PI：プロテアーゼ阻害薬	インジナビル，サキナビル，リトナビル，ダルナビル	下痢，糖尿病，高脂血症，骨粗鬆症
INSTI：インテグラーゼ阻害薬	ドルテグラビルナトリウム，ラルテグラビル	重篤な副作用は報告されていない
CCR5阻害薬：侵入阻害薬	マラビロク	皮膚症状，貧血，便秘

逆転写酵素阻害薬＝抗レトロウイルス薬

薬剤耐性＜AMR＞（多剤耐性菌）

抗菌薬（抗生物質）を使用し続けると細菌の薬への抵抗力が高くなり，薬が効かなくなる場合がある．薬への耐性をもった細菌を**薬剤耐性菌**という．

- 多くの抗菌薬に耐性を獲得した菌を多剤耐性菌といい，使用できる抗菌薬が少なく，治療が困難となっている．

- **メチシリン耐性黄色ブドウ球菌（MRSA）**は，**院内感染**の起炎菌としてとらえられている

- ウイルスに対しては，抗ウイルス薬が開発されてきているものの，抗ウイルス薬が効かない薬剤耐性ウイルスも出現している．

●多剤耐性菌の例

- メチシリン耐性黄色ブドウ球菌（MRSA）
- 多剤耐性緑膿菌（MDRP）
- ESBL産生菌
- AmpC酸性菌
- メタロβ-ラクタマーゼ産生菌
- カルバペネム耐性腸内細菌科細菌（CRE）
- 多剤耐性アシネトバクター（MDRA）
- バンコマイシン耐性腸球菌（VRE）
- ペニシリン耐性肺炎球菌（PRSP）
- アンピシリン耐性インフルエンザ菌（BLNARA）

など

*表中の略語の正式名称はそれぞれ以下のようになる．
- MRSA: Methicillin-resistant *Staphylococcus Aureus*
- MDRP: Multidrug-resistant *Pseudomonas Aeruginosa*
- ESBL: Extended Spectrum β-lactamases
- CRE: Carbapenem-resistant *Enterobacteriaceae*
- MDRA: Multidrug-resistant *Acinetobacter*
- VRE: Vancomycin-resistant *Enterococci*
- PRSP: Penicillin-resistant *Streptococcus Pneumoniae*
- BLNARA: β-lactamase Negative Ampicillin Resistant

4. 疾病に対する医療／A. 疾病の診断の基本と方法

医療面接（問診），身体診察（視診・触診・聴診・打診）

■ 医療面接（問診）

- **医療面接**（メディカル・インタビュー）は，従来問診と言われていたもので，医師や診療看護師（ナースプラクティショナー；NP）が患者に主訴，現病歴，既往歴，家族歴などを尋ねて医療情報を得る医療行為である．

- 医療面接を通じて患者から正確な情報を入手し，適切な診断・治療につなげるなめには，良質なコミュニケーションをとることが重要である．その基本は，**受容・傾聴・共感・非審判的態度**である．

- 患者の健康問題を正確に理解するためには，開かれた質問（open-ended question）を用いることが有効である．

- 患者の**不安**は，ほとんどあらゆる病気において起こり得る反応の一つである．感情面と同様に身体症状としてもあらわれ，基礎疾患自体の経過にも影響を及すため，医療面接においても十分に把握される必要がある．

● 医療面接のもつ役割

- 患者を理解するための情報収集
- 良好な医師－患者関係（ラポール）の構築と患者の感情面への対応
- 患者教育と治療への動機づけ

● クラインマンによる質問メニュー 8項目

①患者にとっての問題点
②問題の原因
③問題となる理由
④問題による患者への影響
⑤患者が考えている治療
⑥問題による生活，人間関係の変化
⑦問題解明についての患者の希望
⑧心配

■ 身体診察

- **身体診察**(フィジカルアセスメント)は，視診，聴診，触診，打診等によって患者の身体を診察することであり，医療面接によって情報から疑われた疾患を鑑別するために用いられる.

- 身体診察では，侵襲性の高い医療器具類は用いられず，医療者と患者が向き合い，触れあう機会にもなり，医療者-患者間のコミュニケーションを促進して，患者の不安を緩和し，癒しを生むことがあるとされる.

1.フィジカルアセスメントの手順

- 身体所見の観察の順序は，以下の順で行われる.

1. 全身の状態の観察
2. バイタルサイン
3. 両手の診察
4. 皮膚の観察
5. 局所所見の系統的観察

- 診察は，視診から始め，そのあとは触診，打診，聴診の順に進める.

- 疼痛がある場合は，疼痛部位から遠いところから触診を行う.

2.腹部のアセスメント

- 腹部のアセスメント順序は，問診→視診→聴診→打診→触診とする.
  (打診や触診により腸の動きや腸音が影響されるため).

- 患者が腹部膨満感を訴える場合,「6つのF」をもとに, 消去法で判断する.

● 6つのF

①ガス(腸ガス):flatus
②便:feces
③脂肪:fat
④腹水:fluid
⑤腫瘍:fibroma
⑥妊娠(胎児):fetus

3.聴診のポイント(例:呼吸音)

聴取部と呼吸音との関係	末梢肺野で気管支音が聴取される場合は，肺組織の浸潤や圧迫時で，胸膜炎や肺炎，胸水貯留などが考えられる
呼吸音の減弱	左右差，減弱・消失部位がある場合は，無気肺や胸水の貯留，気胸が考えられる
呼吸音の増強	左右差，増強部位がある場合は，肺炎，肺線維症，腫瘍が考えられる
呼気の延長	吸気より呼気が延長している場合は，気管支喘息が考えられる

②副雑音の有無（正常では副雑音は聴取されない）

低調性連続性副雑音（いびき音）	比較的太い気管支に，痰などの分泌物の貯留や腫瘍などによる狭窄がある場合
高調性連続性副雑音（笛声音）	気管支喘息や肺気腫，腫瘍などで細い気管支の狭窄がある場合
細かい断続性副雑音（捻髪音）	うっ血性心不全初期，肺炎初期，肺水腫初期
粗い断続性副雑音（水泡音）	うっ血性心不全，肺炎，肺水腫

- 気管支肺胞呼吸音は，気管支音と肺胞音の中間の音質で，第4胸椎付近の肩甲骨間にある気管分岐部付近で聴取できる．
- 末梢肺野で聴取されるのは，柔らかく低調な肺胞音である．明らかに吸気が長いのが特徴である．
- 音声伝導は，患者に声を出してもらいながら触診して音声が胸壁を伝わって振動するのを触知する．その振動の強弱によって胸壁内部の異常を知る．正常では上部で強く，減弱し，横隔膜下で消失する．肺炎や胸膜炎などの炎症時には増強し，胸水貯留や肺気腫，気胸では減弱する．
- 胸郭の前後径と横径の比は，正常では1：2である．1：1の場合は，慢性肺気腫などにみられる，前後径が厚くなるビヤ樽状胸郭が考えられる．

検体検査

検体検査は，生体から採取された血液，体液，組織などを用いて行う検査である．

- 検体を正しく取り扱わないと正確な結果が得られないため，それぞれの検体の取り扱いに注意が必要である．

●検体検査における注意点

- 正しい種類の検体容器を準備する．
- 正しい方法や手技で採取する（採取時間帯，採取量，採取時の患者条件［空腹時，安静時］など）．
- 尿の検体など患者自身が採取する場合は，検体の取り扱いや注意点をわかりやすく説明する．
- 採取された検体を，正しい方法（例：常温，氷冷など）で保管して，検査室へ搬送する．

■尿検査

尿の成分は，血液成分をある程度反映するため，腎疾患以外の疾患のスクリーニング（選別）検査として応用できる．

●尿検査の種類と特徴

尿検査の種類	特徴
定性検査	•異常な成分の存在を調べる（陰性，陽性） •随時尿．ただし早朝尿（起床後最初の尿）が望ましい
定量検査	•量，数を調べる •原則的に24時間蓄尿が望ましい
細菌検査	•本来は無菌である尿中の細菌数を算定し，細菌性尿路感染症の有無を判定する •中間尿．排尿時の最初と最後の尿は採取しない •細菌を染色して観察する塗抹検査と，細菌を増殖させて観察する培養検査がある
細胞診検査	•尿中の細胞を顕微鏡で検査し，悪性細胞の有無を調べる •随時尿．早朝尿（起床後最初の尿）は採取しない

●採尿の種類とその方法

採尿方法の種類		採尿の方法
自然尿	全尿（全部尿）	蓄尿法により排泄されたすべての尿を用いる
	初尿	•排泄された最初の尿を用いる •淋菌やクラミジアなどの検出に有効
	中間尿	•排泄され始めや最後の尿を用いず，排泄途中の尿を用いる •外尿道や膣由来の成分の混入を防ぐために用いられる •尿の細菌検査を行う場合には，局所の清拭を行った後に中間尿の採取を行うと汚染による影響を防ぐことができる
	分杯尿	•排尿時に，前半と後半で2つのコップに分けて尿を採取する •尿路内における出血や炎症部位の推定に有効
カテーテル尿		•尿道から膀胱あるいは尿管にカテーテルを挿入して採取する •自然な排尿が困難な場合や，微生物学的検査を目的としている場合に用いられる
膀胱穿刺尿		•膀胱穿刺により採取する •自然な排尿が困難な場合や，微生物学的検査を目的としている場合に用いられる

■便検査

便の性状の観察は，消化管疾患の発見に重要である．

- 疾患によっては特徴的な色や形状を示すため，注意深く観察する．
- 成人の正常な便は有形軟便で，色は胆汁に含まれるビリルビンが腸内で変化したウロビリノーゲンなどにより黄褐色である．
- 糞便は排泄されてから時間が経過すると色調や反応などが変化し，腐敗しやすいことに注意する．

●便の性状から考えられる疾患とその原因

性状	考えられる病態・疾患（例）	原因
灰白便	閉塞性黄疸	• 閉塞性黄疸では胆汁が腸内に流れないため，便に色がつかず白い便となる
タール便（黒色便）	上部消化管出血	• 胃や十二指腸から大量に出血しているときにみられる特徴的な黒っぽい便で，胃酸と血液が混合することで生じる．黒色便ともいわれる
粘血便	下部消化管出血	• 暗赤色の血便に粘液が混じっている便 • 大腸からの出血，潰瘍性大腸炎，薬剤による大腸炎などが疑われる
水様便	急性腸炎	• 水分を多く含んだ塊のない水のような便

- 便検査には，糞便中に含まれる血液のヘモグロビンの化学作用や抗原性を利用して消化管出血の有無を調べる便潜血検査と，糞便中から虫体や虫卵，原虫嚢子（のうし）などを直接検出する寄生虫・原虫検査がある．

●便検査の種類と目的

種類	目的
便潜血検査	• 消化管出血の検出（とくに大腸の出血の検出に有効） • 消化器における癌や潰瘍などの消化器病の発見（とくに大腸癌やその前駆症である大腸ポリープのスクリーニング検査として重要）
寄生虫・原虫検査	マラリア，赤痢アメーバ，アニサキス症，ランブル鞭毛虫（べんもう），犬回虫症などの原因寄生虫・原虫の検出．海外渡航の増加や生活環境の変化により増加している

■血液検査

血液検査では，採取した血液を検査することにより，①病態・疾患の把握，②感染徴候の有無，③循環動態，④代謝の変化などといった，これからの治療やケアに重要な要素を知ることができる．

- 血液検査の項目には，血液学検査や生化学検査，輸血・免疫に関する検査，細菌・微生物検査など多くの種類がある．

- 病棟での採血の方法は，おもに①静脈血採血，②毛細血管採血，③動脈血採血，④中心静脈採血である．

- 血液検査は，細かい検査項目に分かれているため，患者の病態から疑わしい疾患を考え，関連する項目を選択して採血を行う．

●血液検査の分類と目的，検査項目

分類	目的		検査項目	真空採血管添加剤
血液一般検査	血球検査	•末梢血液中の血液細胞の算定 •赤血球に関連する項目による貧血の状態の判断 •血小板に関連する項目による一次止血の状態の判断など	•赤血球数，Ht（ヘマトクリット），Hb（ヘモグロビン） •MCV（平均赤血球容積） •MCH（平均赤血球ヘモグロビン量） •MCHC（平均赤血球ヘモグロビン濃度） •網（状）赤血球数 •白血球数 •血小板数 •出血時間	抗凝固薬 （EDTA-2K）
	凝固・線溶系検査	止血にかかわる外因性凝固因子などの状態の判断	•PT（プロトロンビン時間），PT－INR（プロトロンビン時間国際標準化比） •APTT（活性部分トロンボプラスチン時間）	抗凝固薬 （クエン酸ナトリウム）
		血栓の溶解にかかわる線溶系の状態の判断	FDP（フィブリン分解産物）	抗プラスミン薬
生化学・血清検査	血清中の生化学物質の測定により，生体内の代謝の状態を判断		•血清総タンパク •血清タンパク分画 •電解質 •BUN（尿素窒素） •尿酸	凝固促進薬 （血清分離時間短縮のため）

●血液検査基準値

①生化学検査

項目	基準値（単位）	考えられる要因（病態・疾患）	
		低い場合	高い場合
TP（血清総タンパク）	6.7～8.3（g/L）	低栄養，肝・腎機能低下	脱水
Alb（アルブミン）	4.5～5.0（g/L）	肝のタンパク質合成機能低下，腎機能低下，膠質浸透圧低下	脱水
T-BIL（血清ビリルビン）	0.2～1.1（g/L）	貧血	肝炎，黄疸，肝の排泄機能低下
AST（GOT）	10～40（IU/L）	腎不全	肝機能障害，心筋・溶血疾患
ALT（GPT）	5～45（IU/L）	腎不全	肝機能障害
LDH（乳酸脱水素酵素）	119～229（IU/L）		悪性腫瘍
血清アミラーゼ	60～250IU/l	慢性膵炎，肝硬変，糖尿病	急性膵炎，急性胆のう炎，急性虫垂炎，化膿性耳下腺炎，唾液腺閉塞，腎不全
CK（クレアチンキナーゼ）	62～287（IU/L）		心筋障害，筋・神経障害，内分泌疾患，悪性高熱
ChE（コリンエステラーゼ）	110～360（IU/L）	肝合成機能障害，栄養障害	
Cr（血清クレアチニン）	0.2～1.2（mg/dL）	尿崩症，妊娠	腎不全，うっ血性心不全，腎機能低下
BUN（血中尿素窒素）	8～22（mg/dL）	低タンパク質，肝不全，多尿，妊娠	乏尿，脱水，腎機能低下，腎不全
Na（ナトリウム）	134～147（mEq/L）	嘔吐，浮腫，腎不全，心不全，細胞外液の増加	脱水，利尿薬，細胞外液の減少
K（カリウム）	3.6～5（mEq/L）	高血糖，下痢，嘔吐，多尿，アルカローシス	腎不全，乏尿時，アシドーシス
Ca（カルシウム）	4.5～5.5（mEq/L）	慢性腎不全，細胞外液の増加	嘔吐，脱水，腎機能低下
Mg（マグネシウム）	1.7～2.6（mg/dL）	低栄養，下痢，体液喪失，利尿薬，排泄増加，糖尿病	腎機能低下，Mg過剰投与
CRP（C-反応性タンパク）	0.2mg/dL以下	ホルモン剤，ステロイド剤	炎症，組織壊死

②血球計算検査(血算)

項目	基準値	考えられる要因(病態・疾患)	
		低値の場合	高値の場合
赤血球数 (RBC)	男性：420万～600万/μL 女性：380万～500万/μL	貧血 出血性疾患 血液疾患	多血症 二次性多血症
ヘモグロビン量 (Hb)	男性：13.0～17.5g/dL 女性：11.5～15.0g/dL		
ヘマトクリット量 (Ht)	男性：40～55% 女性：35～50%		
白血球数 (WBC)	4,000～9,000/μL	血液疾患 抗癌薬の副作用 放射線照射の副作用	感染症 血液疾患
血小板 (PLT)	15万～30万/μL	出血傾向 溶血 血液疾患	炎症 出血傾向 播種性血管内凝固症候群(DIC)

- 血液検査値に影響を与える因子を，きちんと把握する必要がある．

●血液検査値に影響を与える因子

生理的因子	食事の影響	• 食後に上昇するものとして，血糖，中性脂肪，インスリン，胆汁酸，β-リポプロテインなどがある
	運動の影響	• 運動後に上昇するものとして，筋肉から産生されるクレアチンホスホキナーゼ(CPK)，アルドラーゼ，AST(アスパラギン酸アミノトランスフェラーゼ)，LDH(乳酸脱水素酵素)，乳酸などがある
	日内変動によるもの	• ビリルビン，ヘモグロビン，血清鉄，電解質，コルチゾール，ACTH(副腎皮質刺激ホルモン)など
物理的因子	溶血による影響	• 採血にあたり，細い針を使用したり，強く吸引したりすると溶血をきたす • 溶血によるヘモグロビンが影響するものとしては，総タンパク，クレアチニン，尿酸がある • 偽上昇をきたすものとして，LDH，アルドラーゼ，血清鉄，酸性ホスファターゼなどがある
	採血時間の延長	• 採血時間が3分以上かかる場合は，針の刺入部から組織液が入って血液が固まりやすくなり，血液凝固因子の測定結果に影響を及ぼす

■穿刺液検査

穿刺液検査は，生体内に貯留した体液を穿刺して採取し，さまざまな性状を検査するものである.

- 採取する穿刺液には，胸水，腹水，脳脊髄液，骨髄液などがある.

●穿刺液の種類と検査の目的

検体	胸水	腹水	脳脊髄液	骨髄液
採取方法	胸腔穿刺	腹腔穿刺	腰椎穿刺	骨髄穿刺
検査の目的	細菌・病理・生化学検査を行って病因を判定	出血の有無や性状の確認，病理診断・細菌検査	脳・脊髄の炎症，腫瘍，脳血管疾患の診断	骨髄の造血機能や病変の判定（白血病などの血液疾患の診断・癌の骨髄転移）

●胸水の検査からわかること

一般検査	タンパク濃度・LDH	漏出性と滲出性の鑑別
	グルコース	癌性胸膜炎，結核性胸膜炎，細菌性肺炎に伴う胸水など
	腫瘍マーカー	それぞれの癌に特異的な腫瘍マーカーが上昇
	補体価・LE 細胞・リウマチ因子・抗核抗体	自己免疫・アレルギー疾患
細胞診検査	癌性胸水では，癌細胞の検出	
細菌検査	感染症の起因菌の判定	

●腹水の検査からわかること

一般検査	比重，タンパク量，リバルタ反応（タンパク体の含量をみる検査），LDH	漏出性か滲出性かの鑑別
	腫瘍マーカー	それぞれの癌に特異的な腫瘍マーカーが上昇
	アミラーゼ	膵炎性腹水の診断
細胞診検査	癌性腹水では，癌細胞の検出	
細菌検査	感染症の起因菌の判定	

●髄液の検査からわかること

- 髄液タンパクの増加：髄膜炎，脳炎，脊髄腫瘍など
- 髄液タンパク組成異常：多発性硬化症や中枢性の炎症疾患
- 髄液糖濃度の上昇：頭蓋内圧亢進，尿毒症など
- 髄液糖濃度の低下：細菌性・真菌性・癌性髄膜炎など
- 髄液細胞の異常
- 細胞数の増加：髄膜炎，脳炎
- 異常細胞の出現：腫瘍細胞の中枢神経浸潤など
- 髄液中ウイルス抗体価測定・髄液培養：髄液中の感染因子の検索

●骨髄液の検査からわかること

骨髄細胞の密度	• 骨髄機能の指標として，骨髄細胞数を測定する • 細胞密度に応じて，過形成，正形性，低形成に分類する
血球の形態変化	• 血球の成熟過程に問題があると血球の形態に変化が生じており，診断の指標になる
異常細胞の有無	• 悪性腫瘍では，異常細胞の有無・数が診断や治療評価の指標になる
その他	• 造血器腫瘍では，腫瘍細胞の詳細な検討のため，細胞表面マーカー検査，染色体分析，電子顕微鏡検査，DNA 解析，細胞培養などに骨髄液が用いられることがある

■組織検査

組織検査は，内視鏡や生検針などにより，体内の組織を採取して行う検査である．

- **肝生検**は，生検針を用いて腹腔鏡下または超音波ガイド下にて経皮的に肝臓の組織を採取し，病理学的検査を行う．
- **腎生検**は，超音波やCTガイド下で経皮的に腎臓の組織を採取し，病理学的検査を行う．

●肝生検と腎生検のポイント

	肝生検	腎生検
目的	肝臓の組織の一部を採取し，病理学的検査を行って肝炎や肝硬変の診断や重症度の判定，治療効果の判定を行う	腎臓の組織の一部を採取し，病理学的検査を行ってタンパク尿，血尿，腎機能低下などの腎機能障害の原因を診断する
方法	• 経皮的肝生検： 超音波ガイド下で部位を確認しながら腹部に直接針を刺す • 腹腔鏡下肝生検	超音波ガイド下で部位を確認しながら背部から腎臓を穿刺する
体位	仰臥位．右腕を頭部に挙上して枕にする	腹臥位： 腎臓を背側に圧迫固定するため腹部に枕を当てる
麻酔	• 経皮的肝生検：局所麻酔 • 腹腔鏡下肝生検：全身麻酔	局所麻酔
合併症	腹腔内出血，胆管内出血，肝被膜下出血，胆汁性腹膜炎，気胸，血胸，他臓器穿刺	腎周囲出血，血腫形成，腹腔内出血，肉眼的血尿，感染症，多臓器損傷，ショック，感染による発熱

生体機能検査

生体機能検査は人体の生理機能の検査であり，生理機能検査ともよばれる．

- 生体機能検査には，心電図検査，呼吸機能検査，経皮的動脈血酸素飽和度，聴力検査，脳波検査などがあり，眼底検査が含まれることがある．

1. 心電図検査

心電図検査には，モニター画面上に常に心電図波形が表示され，24時間継続して患者を観察し続けることのできる**モニター心電図検査**がある．

- 異常の有無を察知するためには，常にきれいな波形が得られるような正確な電極の装着が必須となる．

- 心臓は，右心房の洞結節で発生した電気刺激が**刺激伝導系**といわれる経路に沿って流れていくことで，収縮と拡張を規則正しく繰り返す．心電図は，この電気刺激を表したものである．

● 心臓の電気的興奮と心電図の関係

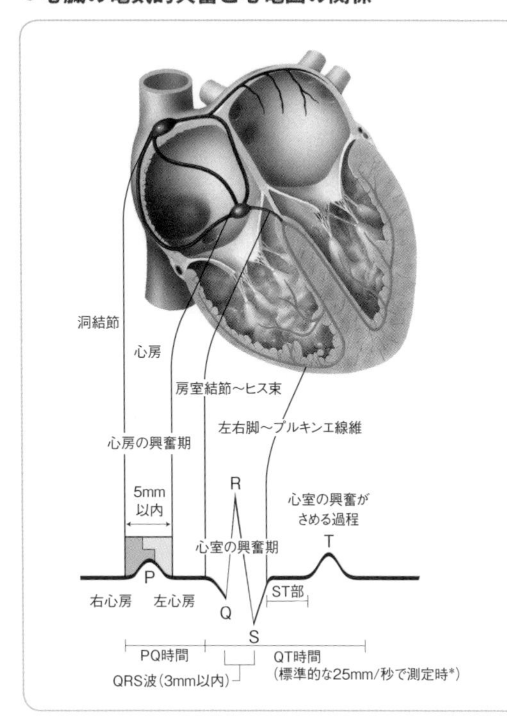

電気による興奮は，**右心房の洞結節**から始まる（**P波**）．洞結節はいわば「心臓の発電所」といえる．

▼

洞結節の基本リズムは60～70回/分で，自分でこの電気的なリズムを発生させている（**自動能**）．電気が心房内を伝わるのに0.12～0.20秒かかる（心房が収縮している時間であり，このあいだに心房内の血液を心室に送り込んでいる．**PQ時間**）．心房内の電気は，必ず房室結節を通って心室に伝わる．

▼

心室内に入った電気はヒス束，脚（右脚と左脚），プルキンエ線維という伝導路を通って0.10秒以内に心室全体に伝わる（心室が収縮している時間である．**QRS波**）．電気はさらに，このプルキンエ線維を通りながら，心筋に伝えられていく．

▼

その後，0.40秒以内に興奮がさめる（心室が収縮して弛緩するまでの時間である．**QT時間［間隔］**）．

＊時間をmmの単位で表現しているため（QRS：3mm），場合によっては50mm/秒で測定することもある．QTはR-R間隔によって変動する．

●見逃してはいけない不整脈

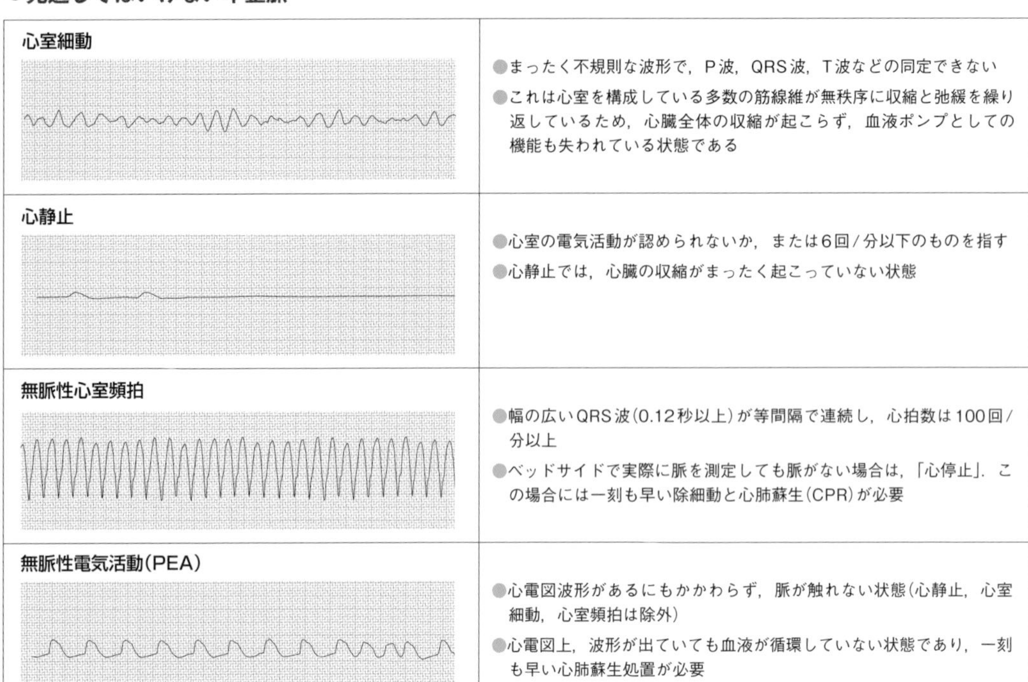

心室細動	●まったく不規則な波形で，P波，QRS波，T波などの同定できない ●これは心室を構成している多数の筋線維が無秩序に収縮と弛緩を繰り返しているため，心臓全体の収縮が起こらず，血液ポンプとしての機能も失われている状態である
心静止	●心室の電気活動が認められないか，または6回/分以下のものを指す ●心静止では，心臓の収縮がまったく起こっていない状態
無脈性心室頻拍	●幅の広いQRS波(0.12秒以上)が等間隔で連続し，心拍数は100回/分以上 ●ベッドサイドで実際に脈を測定しても脈がない場合は，「心停止」．この場合には一刻も早い除細動と心肺蘇生(CPR)が必要
無脈性電気活動(PEA)	●心電図波形があるにもかかわらず，脈が触れない状態(心静止，心室細動，心室頻拍は除外) ●心電図上，波形が出ていても血液が循環していない状態であり，一刻も早い心肺蘇生処置が必要

●波形からわかる重症不整脈

①心室性期外収縮

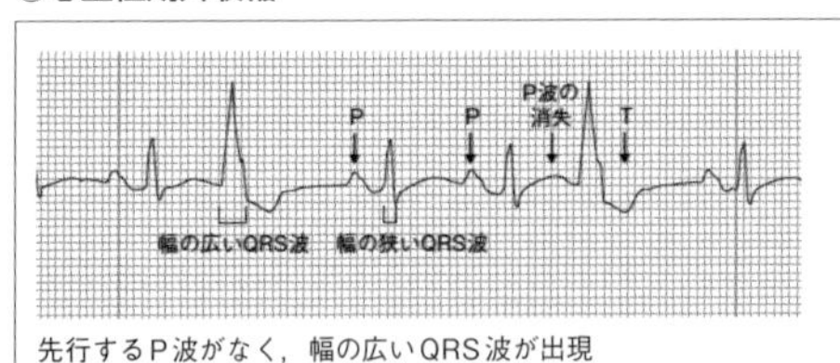

先行するP波がなく，幅の広いQRS波が出現

●単発の心室性期外収縮は，一般的には狭心症や心不全などの基礎疾患がなければ，良性と考えられる

●心室性期外収縮は，原因疾患や助長する要素も多岐にわたり，重症度判定としてLown(ラウン)分類が用いられる

②心房細動(頻脈性)

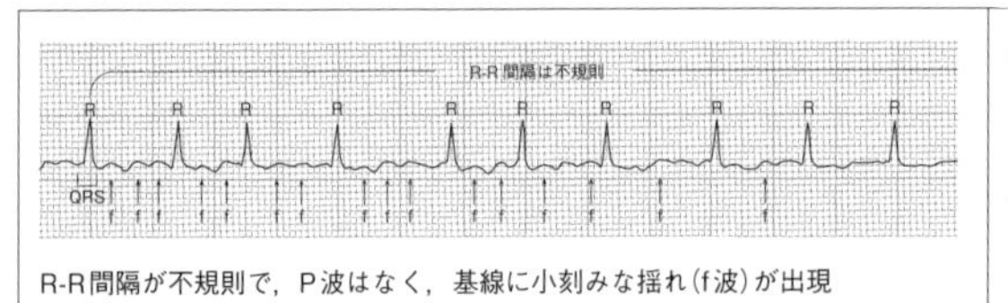

R-R間隔が不規則で，P波はなく，基線に小刻みな揺れ(f波)が出現

●心房細動は洞結節以外の場所から350回/分以上のリエントリー(興奮回路)，または異所性刺激が生じ，心房が無秩序に興奮し，心房全体の収縮がない状態

●WPW症候群をもつ患者さんでは，心房細動を併発すると血行動態の破綻や心室細動に移行する場合がある

③心房粗動

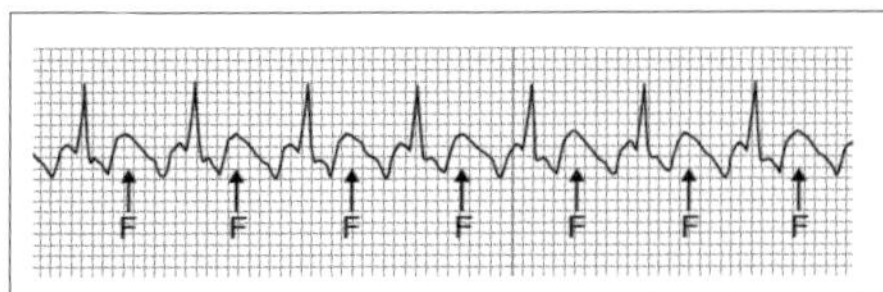

R-R間隔は規則的な場合が多く，P波はない．基線に鋸歯状の波(F波)が出現．

●心房粗動は，洞結節以外の場所からの刺激が心房内をグルグルと回り，250～300回/分の頻度で規則正しく心房が興奮している状態

●基本的には一定の割合で心室に伝導され，伝導比率によって1：1(F波1個に対してQRS波が1個)～4：1(F波4個に対してQRS波が1個)に分けられる

④発作性上室性頻拍

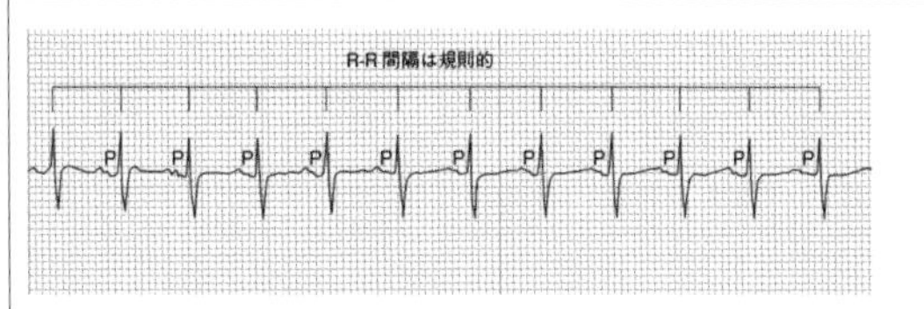

突然始まり，突然終わるR-R間隔の一定の不整脈で，よく見るとQRS波の前，直後，すこし後ろにP波が存在する．

- 発作性上室性頻拍は，心房から房室結節間を起源として興奮が旋回する頻脈性不整脈
- 突然始まり，突然終わるのが特徴で，規則正しく速い動悸がする

⑤Ⅱ度房室ブロック（モビッツⅡ型）

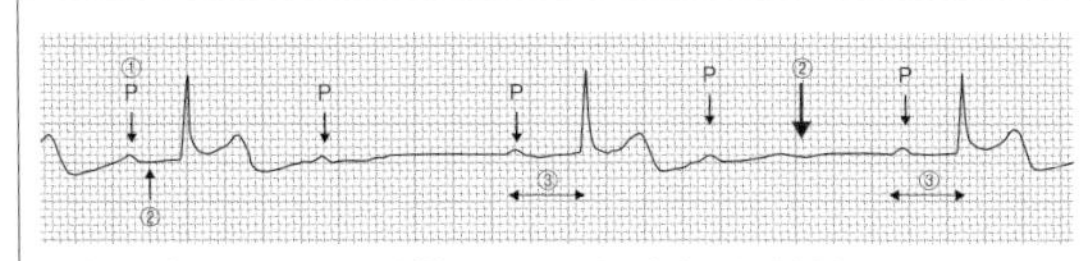

P波は正常に出現している（①）が，QRS波が完全に欠落（②）．

- Ⅱ度房室ブロックは，心房から心室の伝導が時々途切れQRS波が脱落する状態
- モビッツⅡ型は，PQ間隔が一定のまま，突然にQRS波が脱落するのが特徴（③）
- Ⅲ度房室ブロックに移行する可能性があり，重症度は高い

⑥WPW症候群

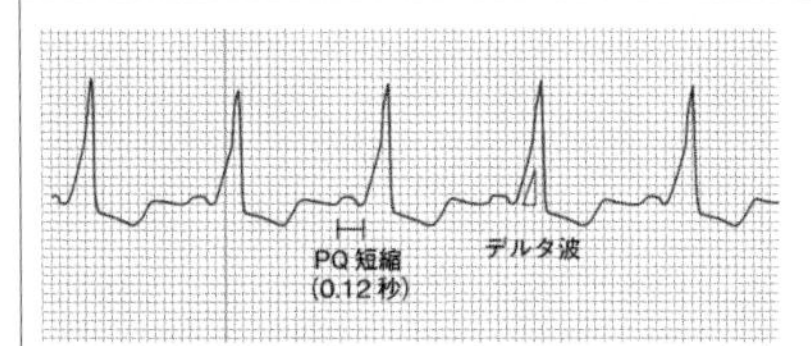

PQ時間が短縮（0.12秒以内）し，デルタ波が出現．
その後，幅の広いQRS波（0.12秒以上）が出現する．

- WPW症候群は，心房細動を起こす可能性がある
- 心房細動を生じると，副伝導路を通り高頻度に刺激が心室に伝わり，300回／分近いQRS波の幅の広い頻脈となる
- WPW症候群では，アダムス・ストークス発作を生じたり，心室細動に移行し，突然死の可能性もある

2. 呼吸機能検査（スパイログラム）

呼吸機能検査は，スパイロメーターという装置を用いて呼吸機能検査（スパイロメトリー）を行い，肺活量や努力性肺活量を測定し，換気障害の状態を判断するために行われる．

- 肺活量や1秒率は**肺活量分画**であらわされ，努力性肺活量は**フローボリューム曲線**であらわされる．

●肺活量分画

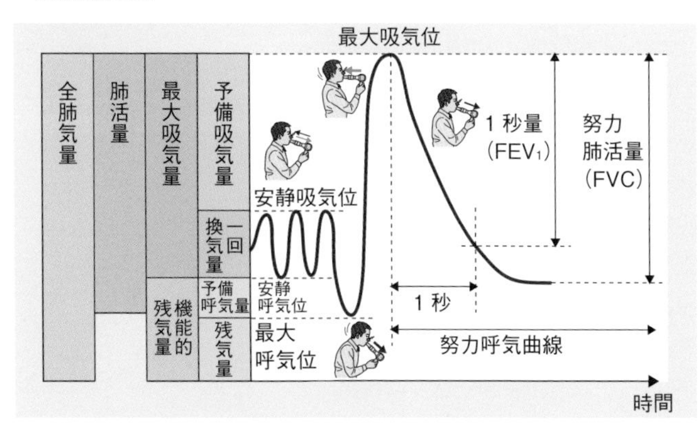

1回換気量(TV)	正常の呼吸1回で肺に出入りする空気の量で，約500mL
肺活量(VC)	1回の呼気で吐出しうる最大限の空気の量
努力肺活量(FVC)	最大限に息を吸い込み，一気に吐き出した空気の量の変化
%肺活量(%VC)	身長と体重から算出された予測肺活量(基準値)に対する，実際の肺活量の割合
1秒量(FEV1)	最大限に息を吸った状態から一気に息を吐き出したとき，最初の1秒間に吐き出された空気の量
1秒率(FEV1 %)	1秒間に吐き出せる量(1秒量)を肺活量で割り，100を掛けたもの
予備呼気量(ERV)	1回換気量を吐出した後，さらに強制的に吐き出しうる空気の量
予備吸気量(IRV)	正常の吸気の後，さらに強制的に吸入できる空気の量
残気量(RV)	精一杯の呼気の後でも肺に残っている空気の量
回数	通常，毎分約12 ～ 18回で，運動中はもっと多い

●呼吸機能検査でわかる疾患

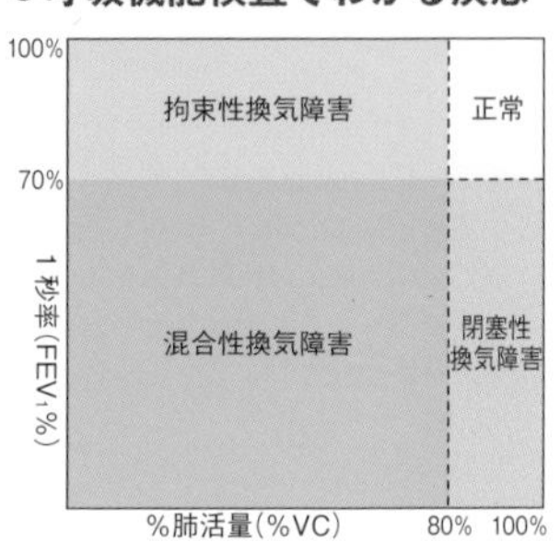

%肺活量が80%未満
→拘束性換気障害

1秒率が70%未満
→閉塞性換気障害

拘束性換気障害と閉塞性換気障害が併存
→混合性換気障害

●フローボリューム曲線

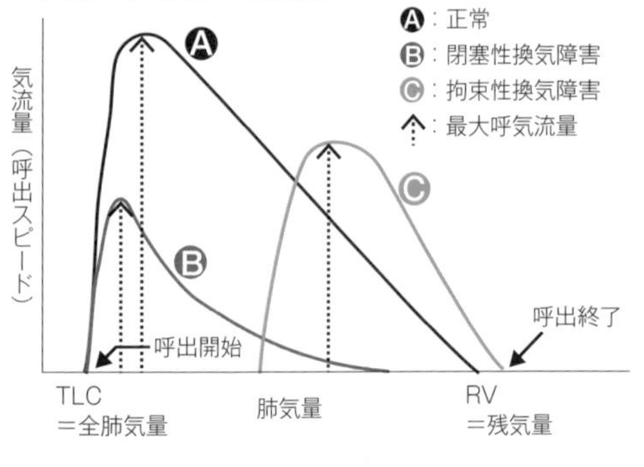

●病気別のフローボリューム曲線の違い

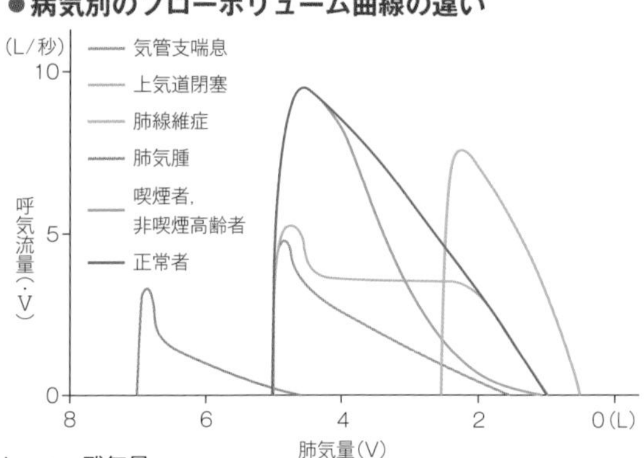

TLC：total lung capacity，全肺気量　RV：residual volume，残気量

拘束性換気障害では全肺気量が小さくなるため曲線が右にずれる(C)．
閉塞性換気障害では呼出スピードがすぐに低下し，多量の空気が肺に残っているにもかかわらず，呼出がゼロになる(B)．

- 肺がふくらまず，空気が入っていかない．同時に肺の中の空気も外に出ていけない．そのため，%肺活量が減少する
  ➡拘束性換気障害(間質性肺炎，胸水，気胸など)
- 気道が閉塞している，肺胞がうまく収縮しないなどの原因で息が吐きにくくなり，1秒率が減少する
  ➡閉塞性換気障害(慢性気管支炎，肺気腫など)

■フローボリューム曲線

フローボリューム曲線では，**流量**(L/秒)を①完全呼出から最大吸気時(残気量[RV])と，②完全吸入から最大呼気時(TLC)の肺気量(L)との関係で表示する.

- フローボリューム曲線によって，流量が特定の肺気量において妥当か否かを検討できる.

  例：正常時には肺気量の低下時にはより緩徐になる流量だが，肺線維症を患っている場合は肺気量が低下するため，流量は単独の測定では減少しているように見える.
  しかしながら，肺気量に対する流量を測定すると，線維症の肺の特徴である弾性収縮力が増大するため，実際には流量が正常より高いことが明らかになる.

■予測肺活量

性別・年齢・身長から個人の肺活量を予測したものを，**予測肺活量**とよぶ.

●予測肺活量の計算式

- 成人男性の予測肺活量 (27.63 − 0.112 × 年齢) × 身長(cm)
- 成人女性の予測肺活量 (21.78 − 0.101 × 年齢) × 身長(cm)

- 肺活量はその人の酸素の必要量に影響される．酸素消費量はATP産生に比例するので，筋肉量の多い人，代謝の活発な人は多くなる.

3. 経皮的動脈血酸素飽和度：SpO_2

経皮的動脈血酸素飽和度(SpO_2)は，動脈血採血を行わずに動脈血酸素飽和度(SaO_2)の状態とほぼ同じ数値が得られるため，呼吸管理の重要なモニターとなる.

目的	• 指先にパルスオキシメーターを装着し，可視光線と赤外線をあてて吸収度をみる • ヘモグロビンは酸素と結合していないときには赤色を吸収し，酸素と結合しているときには赤色をあまり吸収しない性質を利用して，血液中のヘモグロビン内にどれだけ酸素を含んでいるか測定する • パルスオキシメーターによる酸素飽和度(SpO_2)は，低酸素血症に最も早く反応する
検査前	• マニキュアは除去するが，ネームバンドをはずす必要はない • 末梢循環不全がある部位は酸素解離度が上昇して正確な酸素飽和度が測定できないためパルスオキシメーターの装着は避ける
検査中	装着による圧迫壊死を防ぐため継続装着する場合は部位を変える.

- **一酸化炭素(CO)中毒**の場合，一酸化炭素は酸素よりも強くヘモグロビンと結合する性質があるため，SpO_2測定は無意味である．

●パルスオキシメーターの装着としくみ

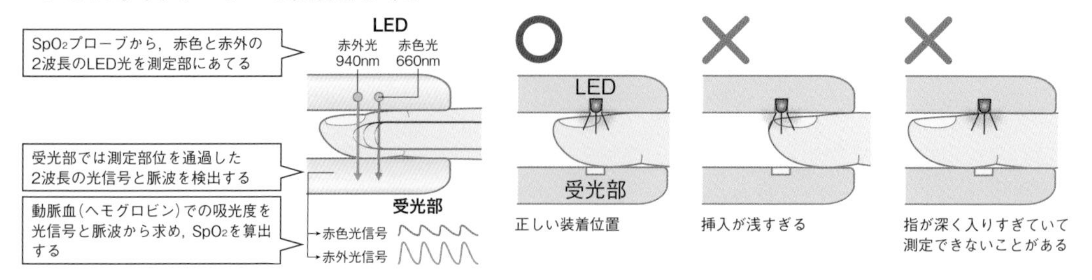

- **動脈血酸素飽和度**(SaO_2：正常95～100%)：動脈血中でヘモグロビンが酸素と結合している割合
- **酸素解離曲線**：縦軸にSaO_2，横軸に動脈血分圧(PaO_2：正常80～100mmHg)をとる．

緩やかなS字状の酸素解離曲線を示す．

●酸素解離曲線

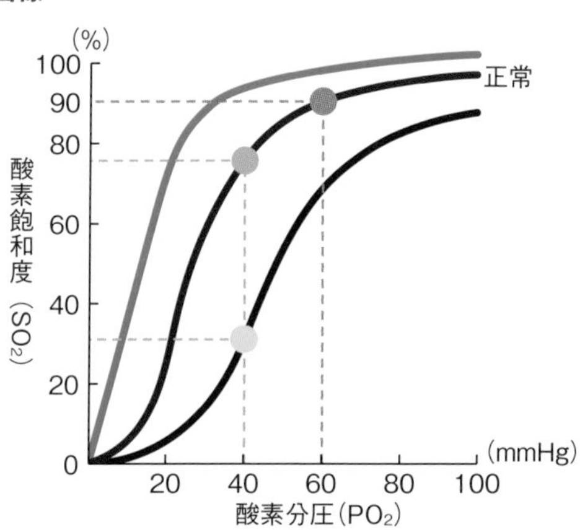

- $PaCO_2$の増加，アシドーシス(pHの低下)，高温では酸素解離は促進される．
- 正常体温・正常pHでは，SaO_2 90%はPaO_2 60mmHgであり，換気障害の状態で，酸素吸入が必要である．
- 顔色(皮膚の色)，唇の色，爪の色の変化(チアノーゼ)は**低酸素血症後に見られる現象**で，さらに進行すれば，頻脈や血圧上昇が起こり，不整脈，痙攣，血圧低下，そして心停止に至るため，チアノーゼや頻脈，血圧変動，不整脈などが出現したら，低酸素はないかを確認することが重要．
- **呼吸困難感**：呼吸に伴う不快感で，主観的なもの．不安感も呼吸困難感の自覚に影響する．
  - 高度の低酸素血症でも呼吸困難を訴えない場合や，SpO_2が正常でも呼吸困難感を訴える場合もある．

4. 脳波検査

脳波検査は，記録された脳波の種類と程度から，脳の異常による意識障害の診断，てんかんの診断などをすることを目的で行われる．

- 脳死判定としても有効である．脳死の場合，脳波は平坦となる．

特徴	•脳の活動に伴って生じる微小な電位差を頭部に付けた電極で捉えて増幅，波形として記録 •δ(デルタ)波，θ(シータ)波，α(アルファ)波，β(ベータ)波の4つに分類される •成人の場合，安静覚醒時にはβ波，閉眼時にはα波，熟睡時にはδ波が確認される •覚醒時にδ波やθ波があらわれる場合は，脳の機能低下が考えられ，てんかん，脳腫瘍，脳挫傷などが疑われる •検査は60～90分程度の時間を要するが，痛みなどはない
検査前	•検査前は洗髪を済ませ，やや寝不足の状態で臨んでも良いことを説明する（睡眠時の状態を把握することができるため） •検査前に排尿を済ませてもらう •頭部および上肢から手指の汗や皮脂を除去し，専用の糊を用いて電極を装着する．頭皮，耳介，左右の手に計24個の電極を装着する •ベッドに横になった状態で軽く目を閉じてもらう •小児で検査時に睡眠薬を使用する場合は，検査施行の1時間前に来院してもらう
検査中	•記録中は深呼吸(HV)，開閉眼，光の点滅を数分程度繰り返す •検査中は眠っても構わない
検査後	•電極を外して異常の有無を観察して終了，特に制限はない •睡眠薬を使用しているときはふらつきや転倒に注意が必要

●**脳波検査**

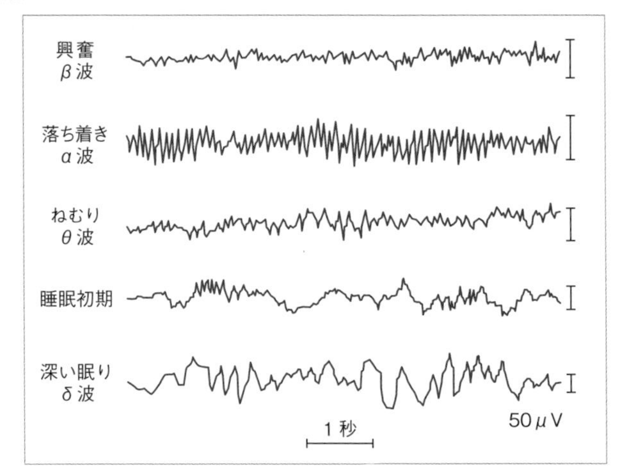

5. 聴力検査

オージオグラムは周波数に対する聴力のレベルを示したグラフであり，結果からはある個人にとってどんな音が聞こえにくいのか（難聴の程度）を知ることができる．

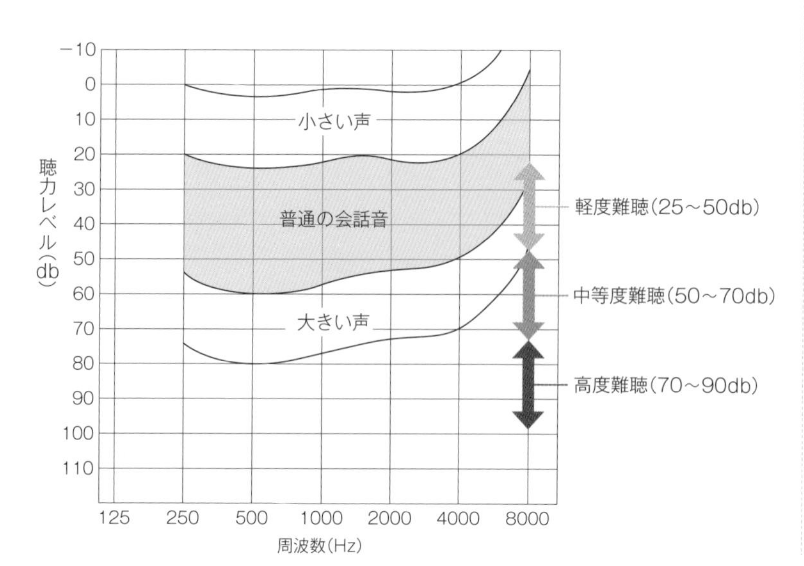

- オージオグラムでは，右耳と左耳それぞれの聴力がわかる．右耳については「○」と「コ」，左耳については「×」と「ㄈ」の記号を使ってそれぞれの**気道聴力**と**骨導聴力**を示している．
  - **気導聴力**：空気を伝わって（耳から入って）くる音を聞く力
  - **骨導聴力**：骨を伝わってくる音を聞く力

●聴力と難聴の程度

程度	測定値	実際の聞こえ具合
正常	0dB～25dB	聞こえに問題はない
軽度	25dB～40dB	小声だとやや聞き取り難い
中度	40dB～70dB	普通の会話の聞き取りが困難
高度	70dB～90dB	耳元の大声なら聞こえる
聾	90dB～	ほとんど何も聞こえない

気導聴力と骨導聴力，そしてそれぞれの難聴との関係を理解することで，難聴の原因がどこに所在しているかを予想することができる．

種別	気導聴力	骨導聴力	考えられる原因の所在
伝音性難聴	低下する	低下しない	外耳から中耳
感音性難聴	低下する	低下する	内耳・蝸牛神経・脳
混合性難聴	双方とも低下するが，下がり方に差がある		上記2つの合併

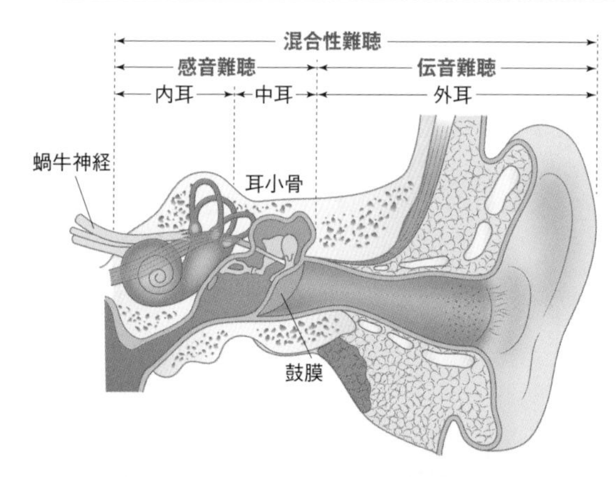

●伝音性難聴

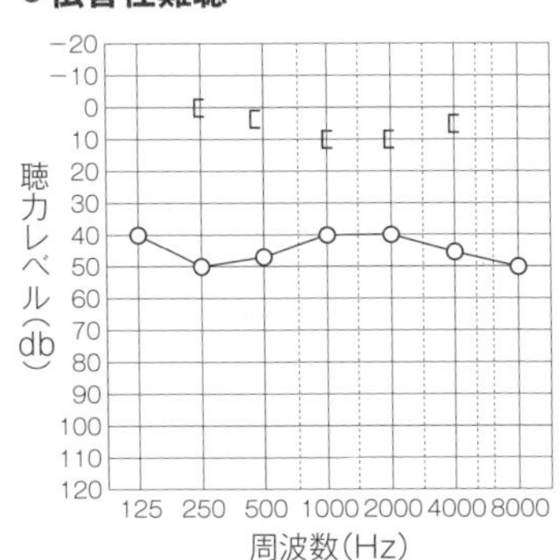

●感音性難聴

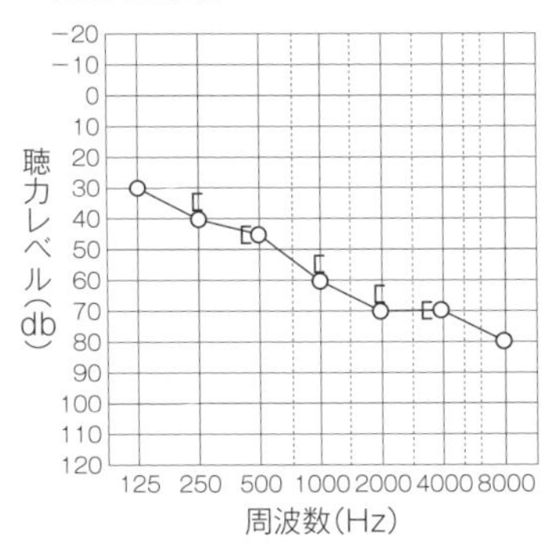

●混合性難聴

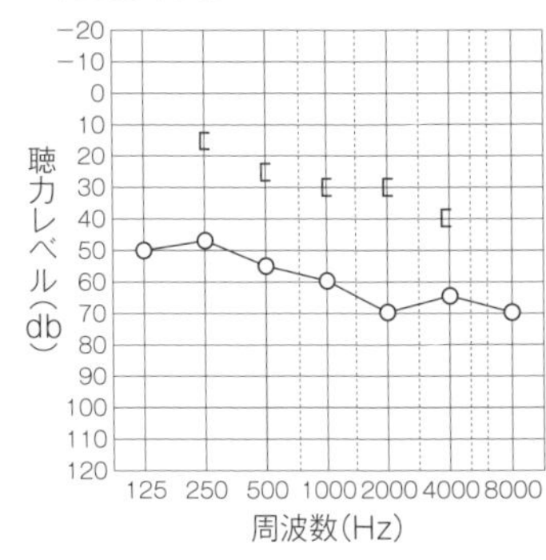

6. 眼底検査

眼底検査の目的は，眼底の血管・網膜・視神経を観察して，網膜剥離や眼底出血，緑内障などの病変を診断することである．

- 眼底検査では，**抗コリン作用**のある散瞳薬を用いて瞳孔を散大させ，眼底カメラや眼底鏡を用いてレンズを通して眼底を観察する．
- 抗コリン作用のため，薬の効果が持続している4～5時間は，焦点を合わせられず眼のかすみが生じたり，物がはっきり見えなくなる．

●コリン作動薬と抗コリン作動薬

副交感神経作動薬		作用	副作用
コリン作動薬	アセチルコリン ネオスチグミン フィゾスチグミン ピロカルピン	血管拡張，血圧効果， 徐脈，腸蠕動・分泌亢進， 瞳孔収縮	流涎，悪心・嘔吐，下痢，流涙， 筋麻痺，興奮
抗コリン作動薬	アトロピン トロピカミド ブチルスコポラミン臭化物 トリヘキシフェニジル塩化物	心拍数増加， 腺分泌抑制散瞳， 平滑筋緊張低下	口渇，緑内障の悪化， 頻脈，尿閉， 眼のかすみ・羞明

※“チグミン”とつくのはコリン作動薬で，“トロピ”とつくのは抗コリン薬である．

●検査の過程

検査前	• 飲食の制限はない • 散瞳剤使用後は，はっきりと見えなくなるため検査室まで患者を誘導する
検査中	• 検査機械に顎を乗せ，ディスプレイに映し出された十字マークの光を見るように伝える • 写真を撮る数秒間だけまばたきを止めるように声をかける
検査後	• 車の運転は非常に危険であるため，検査直後は禁止する • 散瞳剤使用後に，食事制限はとくになく，抗コリン作用で口渇を感じる可能性があるため，水分摂取を十分に行わせる • 検査当日に入浴を制限する必要はない

画像検査

●おもな画像診断法の特徴

種類	超音波検査	X線検査	CT	MRI	核医学検査
利用エネルギー	超音波	X線	X線	磁気，電磁波	ガンマ線
特徴	・頸部・胸部・腹部の診断や経皮的生検のガイドに用いられる ・肺や脳は検査できない	・X線被曝あり ・投影画像のため重なる部分が見えない	・X線検査より被曝大 ・脳梗塞では発作後24時間は画像に写らない	・被曝の危険はない ・**ペースメーカー**や**金属類**の体内埋め込み，**刺青**がある場合は検査不可	・代謝や血流の情報が得られる ・放射線被曝あり
検査前	・**腹部**の場合は**絶食** ・**膀胱**の場合は**排尿を我慢する**	・金属類，プリント柄の衣服，カイロ，コルセット，湿布，ブラジャーなどは必ずはずす．	・**検査前1食は禁食** ・ヘアピン，義歯，眼鏡を外す	・造影剤使用の場合はCT同様1食欠（最低4時間は欠食） ・水分の摂取はOK	・検査の2日前に放射性医薬品を投与 ・**検査直前の排尿**が必要
検査中	息を止めた状態	・妊婦の場合は下腹部をプロテクターでカバーする	・検査中は頭が動かないよう注意し観察	・患者の保温に注意 ・高齢者は靴下をはかせる	・前面からと背面からの2方向からの全身像とSPECT撮像を行う
検査後	特になし	特になし	・造影剤を使用した場合には，排泄を促すために水分摂取を促す ・造影剤注入部位の止血を確認し，副作用の有無を観察する	・MRIそのものは特に何もないが，睡眠薬などを使用した場合は，薬剤の副作用には十分注意する	検査後は水分を多めに摂取

■単純X線画像

- **X線**フィルムは，もともと**白色**で，X線が照射されると**黒色**に変化する．
- X線は空気のほとんどを通り抜けるため，肺や腸管のガスを通り抜けたX線はフィルムを黒く変色させる．
- **骨**はX線を通しにくいため，フィルムは黒くならず，**白いまま**になる．
- **水**や**脂肪**は少しX線を通すため，**薄いグレー**に写る．
- X線の透過性の観点から，X線がよく透過した**黒い**部分を**透過度が高い**といい，逆にX線が阻止された**白い**部分を**透過度が低い**という．
- 透過度が最も高いのは空気で，低いのは骨や造影剤（X線を吸収する薬材）である．

● 単純X腺画像からわかること

胸部

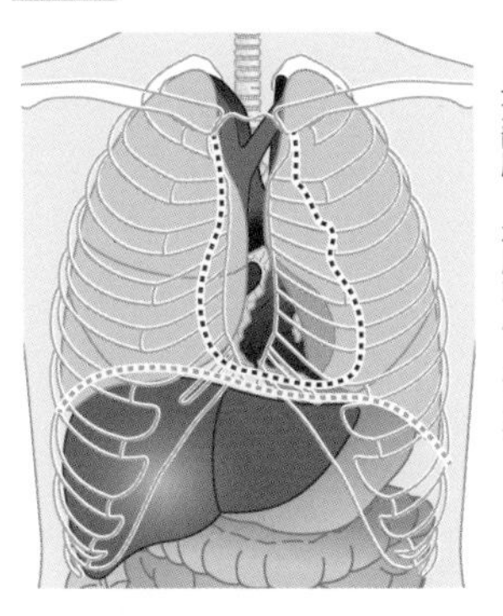

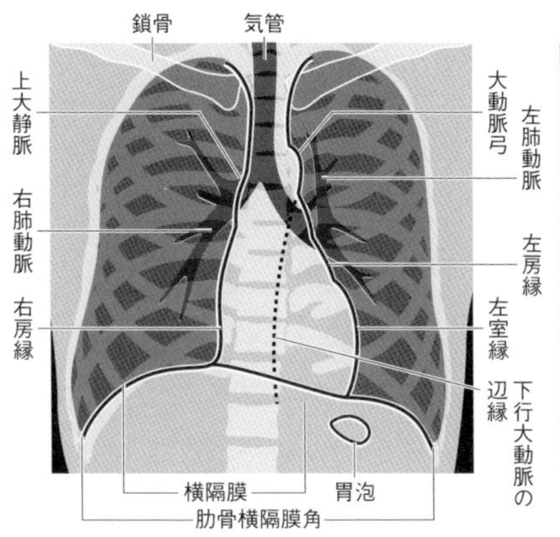

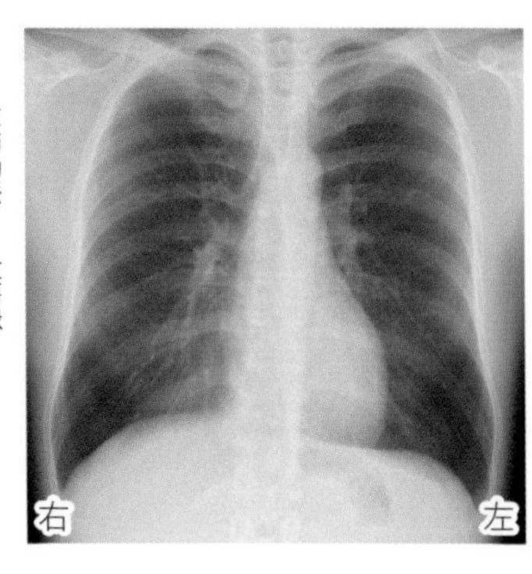

胸部単純X線画像では，正常な場合，肺には空気が入っているので透過性が高く，**黒く**写り，鎖骨や肋骨は透過性が低いため，**白く**写る．また，心臓は**薄いグレー**にその形が写し出されているのがわかる．

異常がある場合，たとえば無気肺であれば，肺に空気がないので肺全体が白っぽく写し出され，胸水であれば水の貯留している部位がグレーに写し出される．

なお，胸部単純X線画像からは，心胸郭比の正常・異常も判断できる．

● 胸水（胸部単純X線画像）

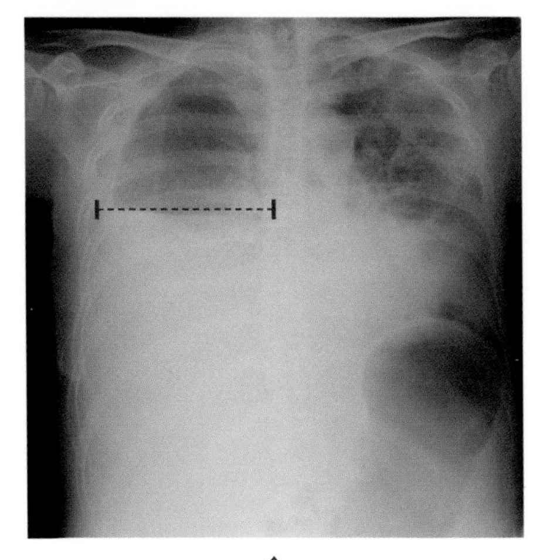

肺は正常な場合は空気が入っているので，黒色に写る．
しかし，画像では左肺の下側の色が変わっている．このような場合は無気肺や胸水の貯留が考えられる．

さらに，黒色と薄いグレーの境界がはっきりして水平になっている（赤点線部分）．ここから，立位で撮影したもので，胸水が左肺の下側に貯留していると考えられる．

●心胸郭比の拡大（胸部単純X線画像）

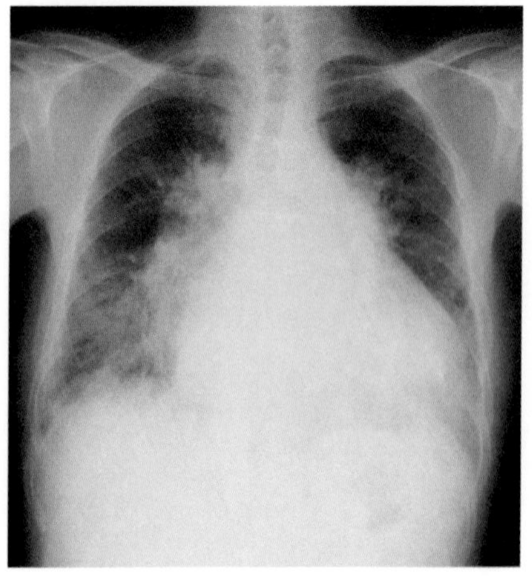

第104回看護師国家試験　午前29

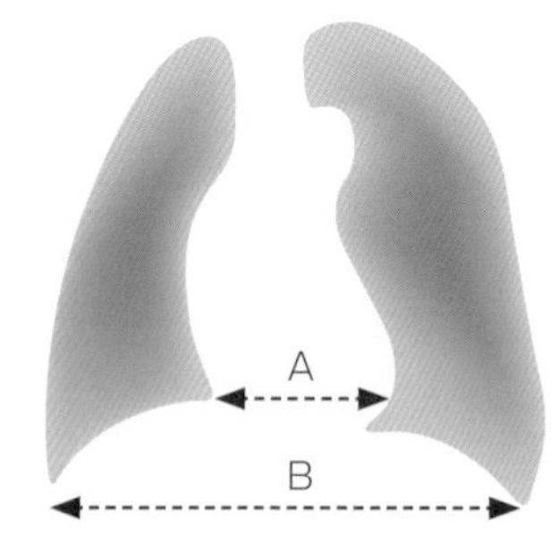

新胸郭比（%）

$$= \frac{心臓の幅(A)}{1番広い胸郭(B)} \times 100$$

男性：50%以下
女性：55%以下

心臓の大きさは「心胸郭比（CTR）」で表される.
50～55%以下が正常だが, 心不全などで大きくなる.

心胸郭比（CTR）は深呼吸時に正面から撮影された胸部X線写真上で計測し, 胸郭横径に対する心横径の比率を%で表す．正常値は50％未満．画像では心横径が胸郭横径の半分以上を占めていることが明らかであるため，心拡大または心肥大であると考えられる．

腹部

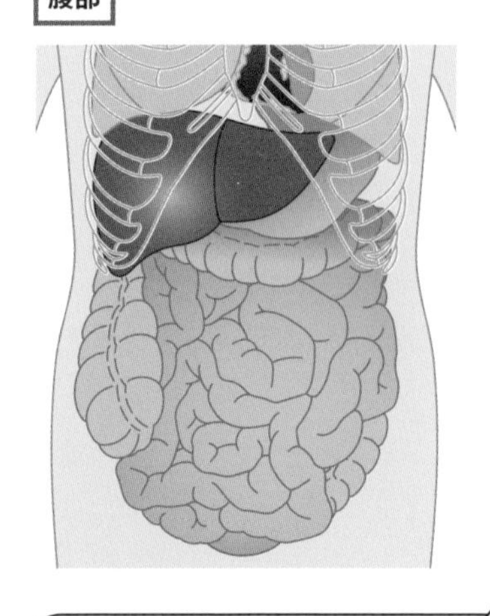

胃内ガス
右腎臓
腸内ガス
肝角

腹部単純X線検査では，通常は臥位正面撮影を行う．
消化管の閉塞や穿孔が疑われる場合は，立位撮影も追加されるが，情報量は臥位での撮影ほど多くない．
腹部単純X線画像によりわかる代表的な異常に，**腸閉塞**，**イレウス**時の**ニボー像（鏡面像）**がある．なお，ニボー像は立位撮影でしか写らない．

●腸閉塞（腹部単純X線画像）

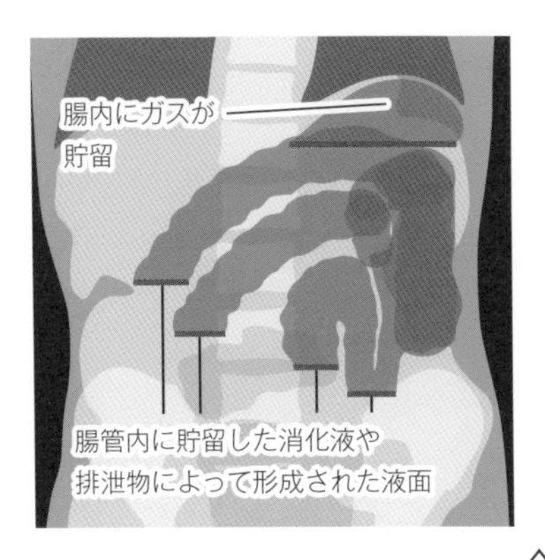

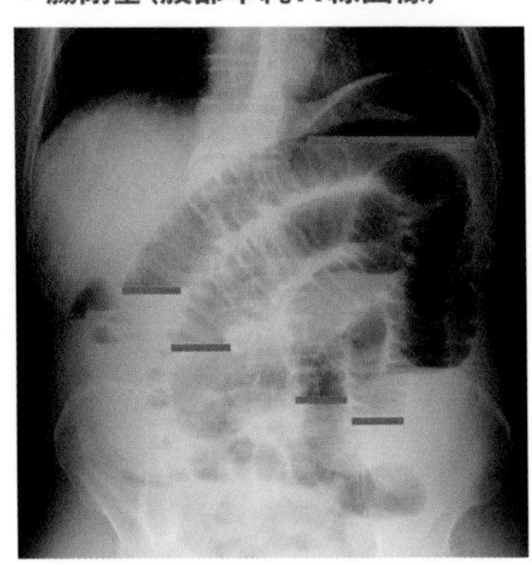

立位での腹部単純X線画像で観察できる**ニボー像**では，腸内ガスと腸液面との境界が平坦に写る．これは**腸閉塞**，**イレウス**に特徴的である．画像のグレーの部分が腸内にたまったガス．下の水平にまっすぐなところは水面．腸の内容物が軽いガスと水様のものとに分離している．

●冠動脈造影画像

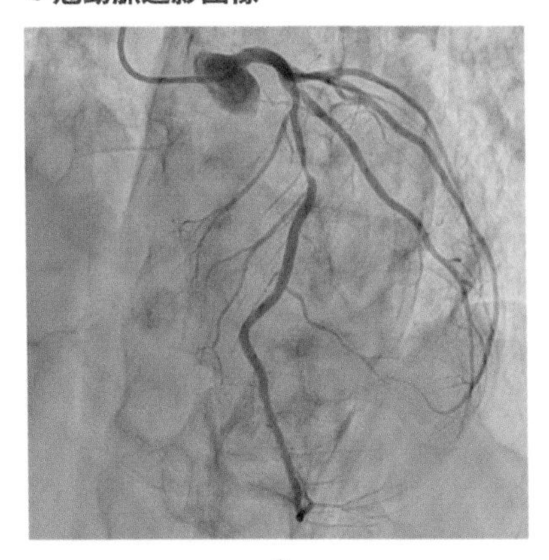

画像は，単純X線検査では写りにくい部分に，造影剤を注入して撮影する検査の例である．
なお，造影剤にはヨードが含まれているため，**禁忌**があることに注意が必要である（ヨードの過敏症の既往歴，甲状腺疾患をもつ）．
ヨードの過敏症では，ショックを起こす場合がある．

●おもなX線造影検査

上部消化管造影検査	食道，胃，十二指腸
注腸造影	大腸
冠動脈造影	冠動脈
子宮卵管造影	子宮，卵管
膵胆管造影	膵管，胆管

■ CT（コンピュータ断層撮影）

CTとは，X線照射によって得られた断層面を**画像コンピュータ**で処理したものである.

- 体内の組織によるX線吸収の違いを利用して，X線を照射し，体を通り抜けたX線を検出器で受け取って，さまざまな方向からのX線の値を集積し，コンピュータで処理して画像化する.
- 体が「輪切り（横断像）」状態で画像化されるため，より細かい画像診断ができる.
- 横断像だけでなく，さまざまな方向からの断層撮影が可能なCT装置や，立体的な3D画像を作成する装置もある.

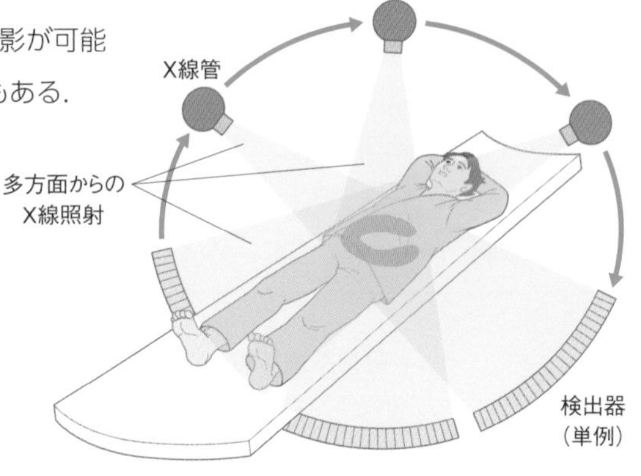

●腹部のCT画像

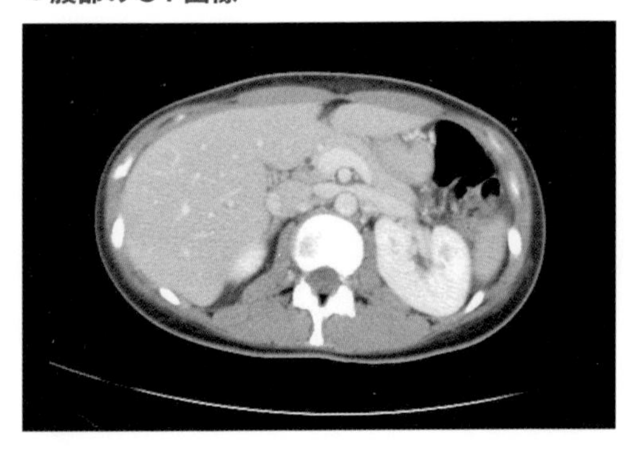

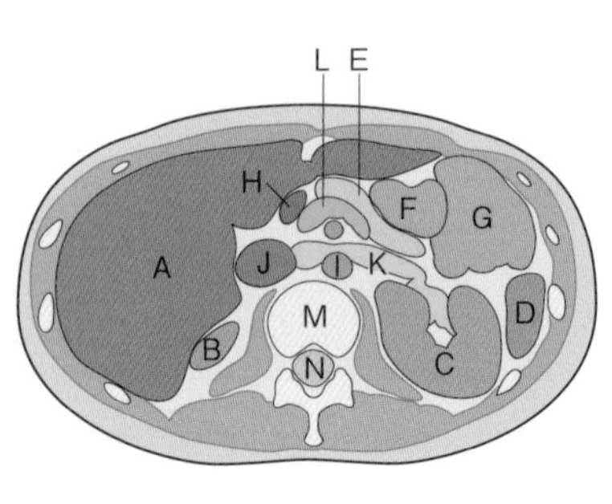

A 肝臓
B 右腎
C 左腎
D 脾臓
E 膵臓
F 胃
G 横行結腸
H 十二指腸
I 大動脈
J 下大静脈
K 左腎静脈
L 脾静脈
M 脊椎
N 脊髄

■ MRI（磁気共鳴画像法）検査

MRIとは，磁石でできた筒の中に人が入り，磁気に共鳴した体内の水素原子核からの電波を受信し，画像化する方法である．検査は**MRI装置**を用いて行われる.

- 体内の水素原子核は磁気に共鳴して微弱な電波を発生させている．MRI検査ではその電波を受信して画像を作成する.
- MRI検査では，X線画像やCTとは異なり，放射線を使用しない．このため，X線画像やCTとは異なり，MRI検査は骨や空気の影響を受けないのが特徴である.

●頭部MRI画像（T1 強調画像）

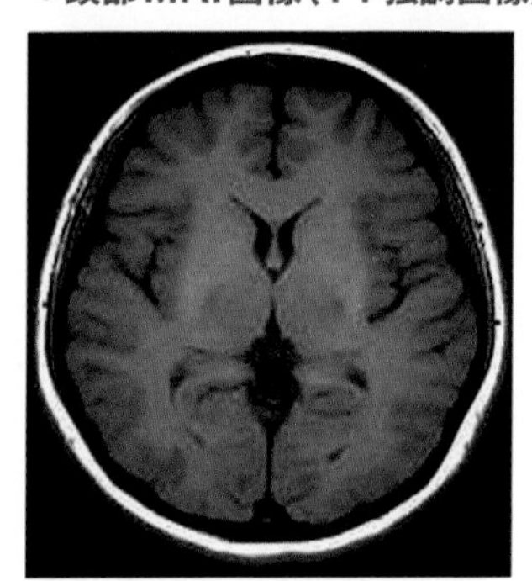

■ **超音波検査(エコー)**

超音波とは，人間の耳には聞こえない高い振動数をもつ弾性振動波(音波)のことをいう.

- **超音波検査**では超音波の特徴を利用する. 体内に向けた超音波が，さまざまな組織で反射・屈折することにより，組織の姿を知ることができる.

● **腹部超音波画像(胆嚢)**

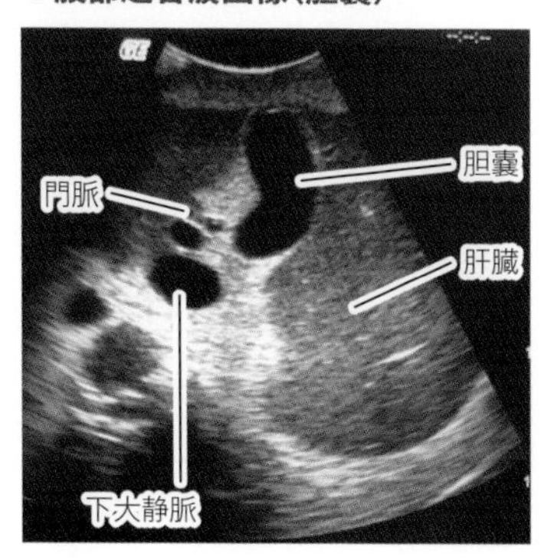

■ **核医学検査(シンチグラフィー，PET，SPECT)**

核医学検査は，ごく微量の放射性物質(RI)を含む薬剤を用いて行う検査である.「RI検査」「アイソトープ検査」ともよばれる.

- 核医学検査の薬剤は体内に入ると, 特定の臓器(骨や腫瘍など)に集まり，そこから放射線を発する. ここで発生した放射線をガンマカメラ(シンチカメラ)という特殊なカメラで体外から測定し，その分布を画像化する. これを「シンチグラフィー」という.
- 核医学検査の特徴は, 臓器の位置や大きさだけでなく,「臓器のはたらき」がわかることである.

● **甲状腺シンチグラフィー**

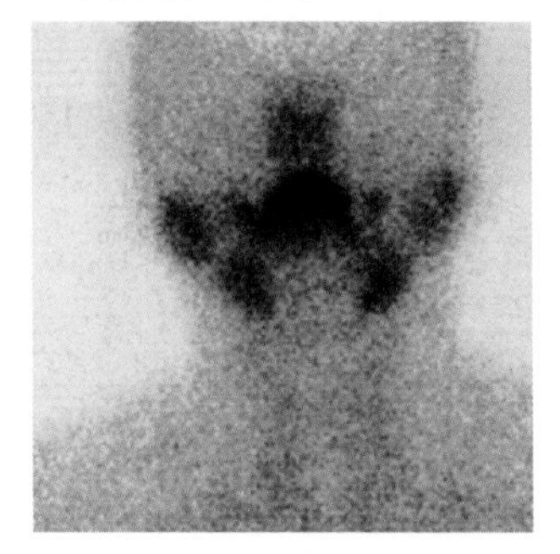

第105回医師国家試験A-3

内視鏡検査

内視鏡検査は，臓器ごと，または使用目的ごとに非常に多くの種類がある．

●内視鏡検査の種類

- 脳内用スコープ
- 耳鼻咽喉用スコープ
- 胸腔鏡（ソラコスコープ）
- 気管支用スコープ
- 腹腔鏡（ラパロスコープ）
- 上部消化管汎用スコープ
- 十二指腸スコープ
- 胆道鏡
- 膵管鏡
- 小腸内視鏡
- 大腸用スコープ
- 直腸鏡
- 経皮的腎盂鏡（パークテイニアスネフロスコープ）
- 膀胱尿道鏡・尿管鏡（ウレテロレノスコープ）
- 前立腺切除鏡（レゼクトスコープ）
- 子宮鏡（ヒステロスコープ）
- 羊水鏡（アムニオスコープ）
- 骨盤腔鏡（クルドスコープ）
- 関節鏡

- 内視鏡は，病巣の観察，診断のために必要な組織採取，さらには病変部分の切除や止血，胆石などの砕石・採石，異物摘出などを目的に行われる．

心理・精神機能検査

- **心理検査**は，**知能検査**，**認知機能検査**，**性格（人格）検査**に大きく分けることができる．

- 心理検査の測定方法は，**質問紙法**，**投影法**，**作業検査法**に分類できる．

■知能検査

- 代表的な知能検査には，**ビネー検査法**，**ウェクスラー式知能検査**がある．
- 知能指数（IQ）は，精神年齢を生活年齢（生まれてからの年齢）で割り，100をかけたもので，IQ 100が標準で，IQ 70未満を精神遅滞とする．

IQ: Intelligence Quotient（知能指数）

1. ビネー式知能検査

- ビネー式では，ヒトの精神機能を以下の**7分野**に分けて，それらの要素の総合力を知能指数（IQ）として計測するテストを作成している．

- 空間や立体を理解する能力
- 理解や判断のスピード
- 記憶力
- 言葉や文字の理解
- しゃべりの流暢さ
- 規則や原理を理解する能力
- 計算能力

- ビネー式の対象年齢は，2歳～成人と幅広いが，年齢尺度が導入されているため，他の同世代の子どもと比較してどのくらい発達しているか，あるいは遅れを示しているのかの手掛かりや，イメージをつかみやすい構成になっている．

- ビネー式知能検査は，開発以来，改訂を繰り返している．田中・ビネー検査の最新版は田中・ビネー検査Ⅴである．

2. ウェクスラー式知能検査

- ウェクスラー式知能検査には，成人用のWAIS，学齢期用のWISC，幼児用のWPPSIという3種類がある．改訂が行われ，最新版はWAIS-Ⅳ，WISC-Ⅳである．

- 幼児用のWPPSIは，邦訳初版のWPPSIが利用されている．

- ウェクスラー式知能検査における，2つの因子ごとのIQである言語性IQ(VIQ)と動作性IQ(PIQ)の差をディスクレパンシーといい，ディスクレパンシーの大きな差や下位検査項目間の大きな高低差は問題を示唆する．

■ 認知機能検査

- **認知機能検査**は，高齢者などの知能を検査するもの，記憶を検査するもの，前頭葉機能・遂行機能を検査するものなどに分類される．

● 高齢者などの知能を検査するもの

検査	内容
ミニメンタルステート(MMSE)	見当識や計算力，図形の描写力などを評価する
改訂長谷川式簡易知能評価スケール(HDS-R)	認識力や計算力などを評価する
コース立方体テスト	積み木を使い，視空間認知や知能を評価するもので，MCIのスクリーニングに用いる

● 記憶を検査するもの

検査	内容
三宅式記銘力テスト	2つの対になった言葉を覚え，聴覚性記憶を測る
ベントン視覚記銘力テスト	イラストや絵を覚えて描くことで，視覚性記憶を測る
ウェクスラー記憶テスト(WMS-R)	総合的な記憶の評価を行う
前頭葉機能テスト(FAB)	頭葉を評価する6つの項目を問う
MoCA-Jテスト	視空間・遂行機能，命名，記憶などを測る

■ 性格検査（人格検査）

- **性格検査（人格検査）**は，投影法検査と質問紙法検査，作業検査法に大きく分類される．

1.投影法検査

- インクのしみや曖昧な場面の画像などを刺激として用いて，無意識の欲求や感情，興味などを捉えようとする検査である．

●投影法検査

ロールシャッハテスト	投影法の代表的な検査で，偶然にできたインクの染みを刺激として用いる．反応を記号化して各記号の数や比率などから検討する量的分析のほかに，継列分析，内容分析などがあり，分析によって知的な豊かさや感情の安定性，対人関係など人格の特徴を把握する
文章完成法テスト（SCT）	短い刺激文を提示し，その後に思いつくことを自由に記述させる投影法検査で，個人の性格特性を幅広く把握できる
主題統覚検査（TAT）	被験者にあらかじめ用意された白黒の単調な絵画を提示し，それに関連する物語をさせ，その内容を分析・解釈してその人の人格諸特性または隠された欲求，精神的葛藤などを明らかにしようとする
絵画-欲求不満テスト（PFスタディ）	漫画風の刺激図を利用し，欲求不満状況に対処する反応のタイプから，その性格傾向を把握する
バウムテスト（描画投影法）	実がなっている木を描いてもらい，その樹木を「無意識に持っている自己」であるとして，自分でも気付いていないパーソナリティを知ることができ，自己の深い深層を知ることができるとされている

●ロールシャッハテストの例

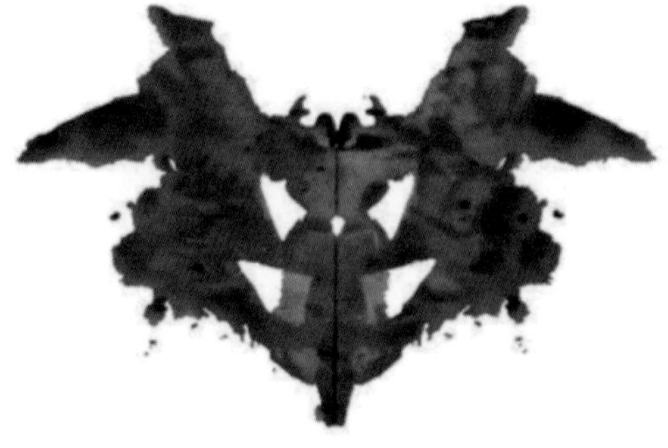

第113回医師国家試験F問題28問

2.質問紙法検査

矢田部-ギルフォード性格検査（Y-G性格検査）	• 被検者に対して，いくつかの質問を「はい」「いいえ」「分からない」で回答してもらう • 12の尺度（主観性・客観性・協調性・活動性・社会性・思考性など）を複合的に見て，「情緒特性」「人間関係特性」「行動特性」「知覚特性」の4つの特性について，被検者の特徴を判断する
ミネソタ多面人格テスト（MMPI）	• 550の質問項目で構成される • 基礎尺度（妥当性尺度・臨床尺度）と追加尺度により，被検者の意図的回答から生じる被検者の態度によって起こる歪みを検出する

3.作業検査法

内田・クレペリン作業検査	• 能力面の特徴と，性格・行動面の特徴を「発動性，可変性，亢進性」から診断するものである • 集団の中での，個性を活かしたポジション決定のための有効な資料が提供できる

4. 疾病に対する医療／B. 疾病に対する薬物療法

与薬方法

与薬方法には，経口，注射（皮内，皮下，筋肉内，静脈内），塗布，点眼，吸入，経直腸などの種類があり，その薬剤の吸収や効果など目的によって使い分けられている．

●与薬方法と吸収速度

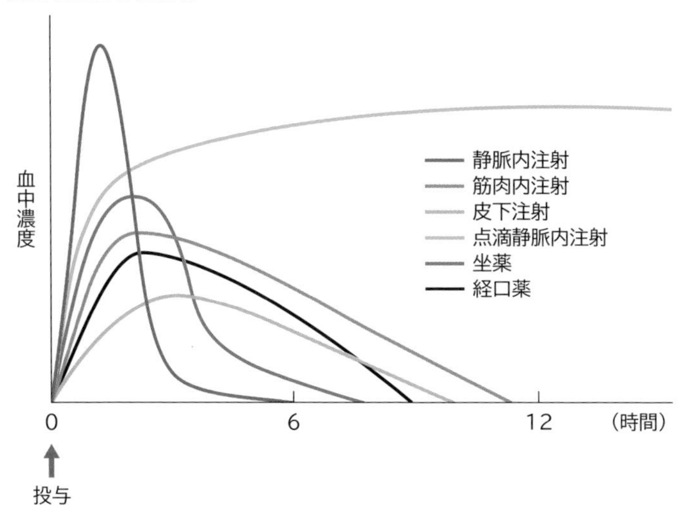

薬はさまざまな経路で投与され，十分に効果が発揮できるようにさまざまな剤形がある．

- 使用する目的や投与方法により，剤形は使い分けられている．同じ成分でも，剤形によって薬が効き始めるまでの時間やその持続時間，効力，副作用が異なる．
- 薬の種類は大きく分けて，**注射薬**，**経口薬（内服薬）**，**外用薬**の３つがある．

●剤形と与薬方法

注射薬	静脈注射，皮下注射，筋肉注射など	
経口薬	経口投与	錠剤，口腔内崩壊錠（OD錠），チュアブル錠，カプセル剤（硬カプセル，軟カプセル），散剤，顆粒剤，細粒剤，シロップ剤，ドライシロップ剤
外用薬	口腔内投与	口腔用製剤［舌下錠，バッカル錠，トローチ剤，含嗽剤（うがい薬）］
	直腸内投与	坐剤
	吸入	吸入剤（エアゾール剤，吸入粉末剤）
	皮膚に貼付	貼付剤（テープ剤，パップ剤）
	皮膚に塗布	塗布剤（軟膏剤，クリーム剤，ローション剤）
	眼，鼻，耳に投与	点眼剤，点鼻剤，点耳剤

薬物動態（吸収，分布，代謝，排泄）

投与された薬物が体内でどのような動きをするかを，**体内動態**という．

- 体内動態は薬物の動きを表す，吸収（Absorption），分布（Distribution），代謝（Metabolism），排泄（Excretion）の4つの頭文字から，**ADME**ともよばれる．
- どの方法で与薬された薬物も，最終的には体循環血液中に入って各組織に作用し，腎臓で排出される．

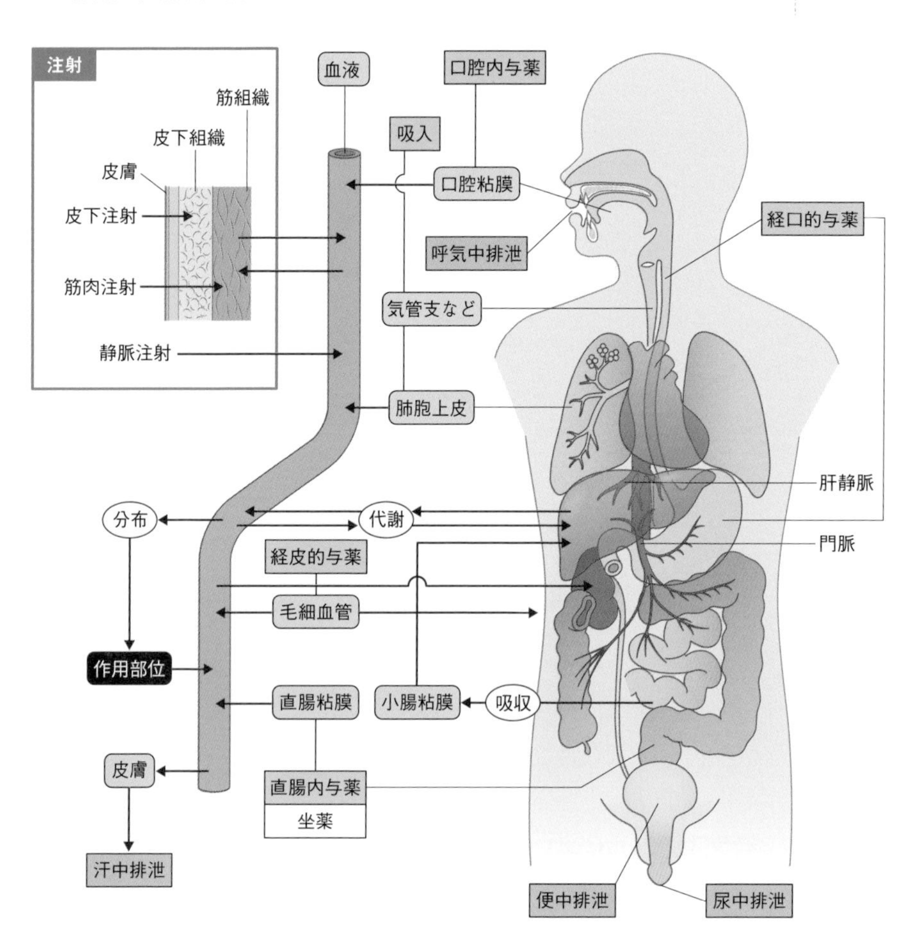

■ 初回通過効果

初回通過効果とは，最終的に体循環血液中に到達する薬物が，消化管で吸収された量よりもはるかに少なくなることをいう．

- 経口投与した薬物は腸などの消化管から吸収されるが，門脈を経由し，肝臓にて代謝されてから体循環血液中に入るため，消化管で吸収された薬物の量と体循環血液中に到達する薬物の量に大きな差が生じてしまう．

■ 加齢による薬物動態の変化の要因

1. 薬物の分布

- 体水分量の減少により脱水を生じやすく，薬物血中濃度が上昇しやすい．
- 血清アルブミン減少で遊離型薬物が増える．
- 体内脂肪量増加で脂溶性薬物が蓄積する．

2. 代謝

肝機能の低下が代謝に影響する．

3. 吸収

加齢に伴い小腸表面積が減少するが，薬物吸収は影響されない．

4. 薬剤の排泄

糸球体濾過値の低下（および胆汁流量の減少）により排泄が妨げられる．

5. その他の要因（例）

- 肝臓の重量（細胞数）や薬を肝臓へと運搬するための肝血流量の減少
- 薬物の分解のための酵素活性の低下

薬効

薬物は生体内の成分（分子）と相互に作用して，薬理作用を示す．

- 薬物の作用部位の多くは，臓器・組織の構成成分である細胞に存在する．**受容体**，**イオンチャネル**，**トランスポーター**，**酵素**などのタンパク質が代表的な作用部位である．

1. 受容体

- **受容体**の多くは細胞膜に存在し，生体内物質（アドレナリン，アセチルコリン，ヒスタミンなど）と結合することで，さまざまな作用を細胞内に生じる．
- 受容体と生体物質の結合部位に薬物が結合し，その結果，投与量の増加とともに生体内物質と同様の作用を生じる薬物を**作用薬**（アゴニスト）という．
- 生体内物質の結合を阻害（遮断）して作用を抑制する薬物を**拮抗薬**（アンタゴニスト）という．

2. イオンチャネル

- 細胞膜にはナトリウム(Na^+)，カルシウム(Ca^{2+})，塩素(Cl^-)などの**イオンが通過するための穴(チャネル)**があり，チャネルが開くとイオンは細胞内外の濃度の高い方から低い方に移動する．薬物はこのチャネルに結合して穴をふさぎ，イオンの通過を阻害(遮断)する．
- 反対に，チャネルを開放させる薬物もある．

3. トランスポーター

- **トランスポーター**は細胞膜に存在し，特定の生体内物質(イオン，ノルアドレナリンなどの神経伝達物質，ブドウ糖などの生理物質など)を細胞内あるいは細胞外に運搬する．
- エネルギーを利用し，細胞内外の濃度差に逆らって運搬することもできる．薬物はこのトランスポーターに結合して，生体内物質の運搬を阻害する．

4. 酵素

- **酵素**は生体成分の合成，分解などの反応を行うタンパク質である．原料である基質と結合して化学反応を起こし，反応物を生成する．
- 薬物は，酵素に結合して，反応を抑制あるいは促進する．

5. その他

生体内の生理活性物質，核酸(DNA)などもあり，また，生体成分(イオン，糖，脂質，タンパク質など)そのものを投与する場合もある．

●薬物の作用部位と代表的薬物

作用部位		作用	代表的薬物
受容体	アドレナリン受容体(心臓)	↑	アドレナリン(昇圧薬)
		↓	プロプラノロール(降圧薬)
	アセチルコリン受容体(末梢臓器)	↓	アトロピン(抗コリン薬)
イオンチャネル	Na^+チャネル(神経)	↓	リドカイン(局所麻酔薬)
	Ca^{2+}チャネル(血管)	↓	ニフェジピン(降圧薬)
トランスポーター	セロトニントランスポーター(脳)	↓	フルボキサミン(抗うつ薬)
	プロトンポンプ(胃)	↓	オメプラゾール(消化性潰瘍治療薬)
酵素	シクロオキシゲナーゼ	↓	アスピリン(抗炎症薬)
	アンジオテンシン変換酵素(肺)	↓	カプトプリル(降圧薬)
その他	DNA(癌細胞)	↓	シスプラチン(抗癌薬)

↑：促進，↓：抑制(阻害)

• 投薬においては**自律神経**の受容体と作用を踏まえておく必要がある.

自律神経	薬物	受容体と作用
交感神経	ノルアドレナリン	α1受容体（血管収縮，瞳孔散大）
		α2受容体（神経伝達物質の放出）
		β1受容体（心臓の収縮，心拍数増加）
		β2受容体（気管支拡張）
		β3受容体（脂肪分解）
副交感神経	アセチルコリン	アセチルコリン受容体： ムスカリン性，M1～M5の5種類

イソプロテレノール：交感神経のβ受容体を刺激して心筋収縮力増強作用と気管支拡張作用を生じる，β刺激薬である.

ノルエピネフリン：交感神経のα受容体を刺激して，血管を収縮させて，血圧上昇を引き起こす.

薬理作用と副作用（有害事象）

■**禁忌**

1. 塩化カリウム製剤の禁忌

患者	理由
重篤な腎機能障害をもつ患者 （前日の尿量が500mL以下，あるいは投与直前の排尿が20mL/時以下）	高カリウム血症が悪化する
副腎機能障害（アジソン病）をもつ患者	
高カリウム血症の患者	不整脈や心停止を引き起こすおそれがある
高カリウム血性周期性四肢麻痺の患者	発作と高カリウム血症が誘発される

• 上記に加え，プレレノン（選択的アルドステロン阻害薬であり，副作用に高カリウム血症がある）投与中の患者，過敏症の既往歴のある患者にも禁忌となることに注意する.

2. 麻薬性鎮痛薬の禁忌

アヘンアルカロイドに対し過敏症な患者，出血性大腸炎の患者などに投与すると，以下のようなおそれがある.

重篤な呼吸抑制，気管支喘息発作，重篤な肝障害，けいれん状態，急性アルコール中毒

3. ステロイドの禁忌

麻疹，水痘，有効な抗菌薬の存在しない感染症，深在性真菌症

■薬物と食品の注意すべき相互作用

特定の薬物においては，投与中の摂取を避けるべき食品がある．

●薬物と食品の避けるべき組み合わせの例

薬物	注意すべき食品	薬物作用	相互作用
カルシウム(Ca)拮抗薬 高脂血症治療薬(リポバス) 免疫抑制剤(シクロスポリン)	グレープフルーツジュース	↑	グレープフルーツ中のある種の物質が薬物代謝酵素のはたらきを阻害し，薬品の濃度を高め作用が増強される
ワルファリン	納豆，青汁 クロレラ	↓	納豆に含まれる血液凝固因子にはたらくビタミンKが，抗凝固作用をもつワーファリンの作用を減弱させる
ニューキノロン系抗菌薬 テトラサイクリン系抗菌薬 セフェム系抗菌薬	牛乳 粉ミルク	↓	薬剤の成分が牛乳のカルシウムと結合してしまい，薬の吸収や作用を低下させる
骨粗鬆症治療薬 (ビスホスホネート)	牛乳 粉ミルク	↓	ビスホスホネート系製剤は，カルシウムとキレートを作り，吸収が抑制されてしまう
骨粗鬆症治療薬 (ビスホスホネート)	スポーツ飲料	↓	ビスホスホネート系製剤は，カルシウムとキレートを作り，吸収が抑制されてしまう
抗パーキンソン治療薬 消化性潰瘍治療薬	チーズ 赤ワイン ビール コーヒー	—	薬によりチラミンの代謝が阻害され，体内のチラミン濃度が上昇し，チラミン中毒の症状(頭痛，腰痛，血圧上昇)が起こることがある
喘息治療薬 (テオフィリンなど)	カフェイン (コーヒー，紅茶)	—	テオフィリンはカフェイン類似の中枢神経興奮作用をもつため作用が増強され，頭痛，不眠などが起こる
免疫抑制薬(シクロスポリン) 強心薬ジゴキシン テオファリン 抗HIV薬(インジナビル) ワルファリン	ハーブティー (セントジョーンズワート)	↓	薬剤の血中濃度を下げて効果を弱くしてしまう
抗結核薬(イソニアジド)	マグロ，ブリ， サバ，サンマ	↓	魚肉中のアミノ酸(ヒスチジン)の分解物ヒスタミンの代謝をイソニアジドが阻害．ヒスタミン中毒症状(顔面紅潮，発疹，蕁麻疹，悪心，嘔吐，発汗，動悸，全身倦怠)を生じる

↑：促進，↓：抑制(阻害)

■副作用

薬剤には**主作用**と**副作用**があり，主作用(薬剤本来の効能・効果)と同様に，副作用にも十分な理解と注意が必要である．

- **副作用**とは，主作用以外の薬剤の作用全般をいうが，そのなかでも患者にとって好ましくない作用をいう．有害作用ともいう．

■副作用に注意すべき薬品(薬品種)例

1. 副腎皮質ステロイド薬

- **ステロイド**とは，副腎皮質から分泌されるホルモンである**糖質コルチコイド**(**コルチゾル**)を合成した薬剤である．

- ステロイドは**強力な抗炎症作用**と**免疫抑制作用**をもち，ほかにも**胃液の分泌促進**，**血統上昇**，**脂肪代謝**，**心収縮力増大**，**血圧上昇**，**骨形成抑制**などの作用がある．

- **副腎皮質ステロイド薬**の投与においては，副作用がどの組織に起こるのかを適切に把握する必要がある．

●副腎皮質ステロイド薬の副作用の種類と影響する組織

組織	副作用の種類
内分泌系	小児の成長抑制，**月経異常**，副腎不全，副腎クリーゼ，離脱症候群・ざ瘡，多毛
代謝系	糖尿病(ステロイド糖尿病，真性糖尿病の増悪)，**中心性肥満**，**満月様顔貌**(ムーンフェイス)，多汗
結合組織系	皮膚線条，皮膚菲薄化，皮下組織萎縮，創傷治療の遷延，**骨粗鬆症**，圧迫骨折，無菌性骨壊死，筋萎縮，**ステロイド筋症**
循環器系	**血栓形成**，塞栓，皮下出血・高血圧，浮腫，低血圧症，**動脈硬化**，**血管炎**
血液 リンパ系	好中球増多，好酸球・リンパ球減少
免疫系	**免疫・炎症反応の低下**，アレルギー反応抑制，**感染症の誘発・増悪**
消化器系	**消化性潰瘍**(**出血・穿孔**)，脂肪肝，急性膵炎
中枢神経系	**躁うつ状態**，多幸感，不眠，食欲亢進・不振，脳圧亢進，けいれん
眼	白内障，緑内障

※下線の症状は重い副作用が生じやすい．

- 外部からのステロイドホルモンの投与により，副腎皮質でのステロイドホルモンの分泌が抑制され，副腎皮質が萎縮・機能低下する傾向がある．

- 副腎皮質ステロイド薬の投与中止により改善する副作用はあるものの，投与を急に中断すると，体内のステロイドホルモンの不足により，嘔気，頭痛，倦怠感，血圧低下などの**ステロイド離脱症状**(ステロイド離脱症候群)の症状が発症する．

- 投与を中断する際は，医師と相談のうえ，段階的に少しずつ投与量を減らす必要がある．

2.降圧薬，昇圧薬

◆降圧薬

血圧を下げる効果をもつ**降圧薬**には，①カルシウム(Ca)拮抗薬，②アンジオテンシンⅡ受容体拮抗薬(ARB)，③アンジオテンシン変換酵素(ACE)阻害薬，④利尿薬，⑤β遮断薬(β遮断薬を含む)の5種類がある.

- 高血圧治療のために最初に用いられる降圧薬は，おもに①②③④である.
- まずは病態や検査の値から，適する降圧薬を選択し，降圧目標を目指す.
- 単剤で降圧目標を達成することができない場合には併用を試みる.

●降圧薬の種類と作用・副作用

薬剤	作用	副作用
カルシウム(Ca)拮抗薬	血管を拡張させる	顔面紅潮，頭痛，動悸，便秘，上下肢の浮腫，歯肉増殖
ARB (アンジオテンシンⅡ受容体拮抗薬)	アンジオテンシンⅡの作用を遮断	血管浮腫，催奇形性(妊婦に禁忌)，腎機能低下，高カルシウム血症
ACE阻害薬	アンジオテンシンⅡの生成を抑える	乾性咳嗽，血管浮腫，催奇形性(妊婦に禁忌)，腎機能低下， 高カルシウム血症
利尿薬	血液血漿水分をナトリウムとともに尿中に排泄	血清カリウム異常，低血圧，高尿酸血症，高血糖
β遮断薬	心臓の働きを抑制	気管支喘息の誘発，閉塞性肺疾患の増悪，徐脈，房室ブロック， 低血糖
α遮断薬	血管の収縮を抑制	起立性低血圧，めまい

◆昇圧薬

- **昇圧薬**が必要となる病態の代表はショックである.
- 血管収縮作用と強心作用のいずれか，またはその両方の作用により，血圧を上昇させる.

●昇圧薬の分類とおもな副作用

一般名		使用する場面	副作用
カテコラミン	アドレナリン	心停止で静脈注射，アナフィラキシーで筋肉注射(心停止，アナフィラキシーでの第一選択)， 人工心肺後の低心拍出量状態に持続静脈注射	脈，不整脈，臓器虚血
	ノルアドレナリン	敗血症(敗血症でのみドパミンより血行動態が安定し，死亡率が低い)	腸管虚血，腎虚血(敗血症の場合は腎血流が保たれる)
	ドパミン塩酸塩	心拍出量低下・血管抵抗低下による低血圧，循環血液量回復までの一時的治療	頻脈，心筋虚血
	ドブタミン塩酸塩	左心不全，両心不全，体・肺血管抵抗増大を伴う低心拍出量状態	血圧低下，虚血増悪
バソプレシン		敗血症性ショック，食道静脈瘤破裂，心肺停止	心筋虚血，不整脈，高血圧， 腸管虚血

3. 利尿薬

利尿薬は，腎臓の尿細管や集合管でNa^+や水の再吸収を抑制し，尿量を増加させて体内の水分の排泄を促す.

●利尿薬の種類と作用部位および副作用

分類	作用部位	副作用
ループ系利尿薬（ラシックス）	ヘンレループ上行脚に作用	低カリウム血症，高尿酸血症，脱水，貧血
サイアザイド系利尿薬（フルイトラン）	遠位尿細管に作用	低カリウム血症，高尿酸血症，高血糖，脱水
カリウム保持性利尿薬（アルダクトンA）	遠位尿細管から集合管に作用	高カリウム血症，女性化乳房，多毛症，脱水

4. 心不全治療薬・抗不整脈薬

①心不全治療薬：強心薬と心臓の負担を軽減する薬に分けられる.

薬剤			作用や特徴
強心薬	ジギタリス製剤	ジギトキシン ジゴキシン	•心筋収縮力増強作用 •低カリウム血症で中毒症状を起こしやすい •利尿薬との併用時には相互作用があることに注意が必要である
	β1刺激薬	ドブタミン デノパミン ドパミン	心筋収縮力増強作用
	AC（アデニル酸シクラーゼ）活性化薬	コルホルシンダロパート	心筋収縮力増強作用，血管拡張作用
	非選択的ホスホジエステラーゼ阻害薬	アミノフィリン	心筋収縮力増強作用，血管拡張作用
	ホスホジエステラーゼ阻害薬	ミルリノン オルプリノン	心筋収縮力増強作用，血管拡張作用
	トロポニンC感受性増強薬	ピモベンダン	心筋収縮力増強作用
	cAMP上昇薬	ブクラデシン	心筋収縮力増強作用
心臓の負担を軽減する薬	利尿薬	フロセミド スピロノラクトン	•前負荷軽減 •利尿作用により血液循環量を減らす
	硝酸薬	ニトログリセリン 硝酸イソソルビド	•前負荷・後負荷軽減作用 •血管拡張作用により血管抵抗を小さくする
	レニン‐アンギオテンシン系作用薬	エナラプリルマレイン酸塩 リシノプリル カンデサルタンレキセチル	•前負荷・後負荷軽減作用 •血管拡張作用により血管抵抗を小さくする
	α・β遮断薬	カルベジロール	•前負荷・後負荷軽減作用 •α遮断で血管拡張し，血管抵抗が小さくなる •β遮断で心機能低下が引き起こされ心筋の酸素消費量を減少させ，心臓の仕事量を減少させる
	心房性ナトリウム利尿ペプチド薬	カルペリチド	•血管拡張作用及び利尿作用

- ジギタリス製剤では，**低カリウム血症**のときに**ジギタリス中毒**が生じやすくなる．
- カリウム排泄性のループ利尿薬やサイアザイド系利尿薬を併用しているときに注意が必要である．
- 症状として，**胃腸症状**(吐き気など)，めまい，**中枢神経系症状**(頭痛など)，徐脈，**不整脈**があらわれる．

②心不全で使用される血管拡張薬

薬剤	使う場面	作用	注意点・副作用
ニトログリセリン	•急性心不全CS1の症例 •前後負荷増大による急性左心不全患者・肺水腫患者 •心筋梗塞	動脈・静脈療法に対して強い血管拡張効果	•24時間以内に耐性が生じるため，長時間の使用は難しい •過度の血圧低下
ハンプ	体液過剰な心不全の際に使用	•静脈に対しては強いが動脈対しては弱い •利尿作用	循環血液量が少ない際は血圧低下のおそれあり
ニコランジル	冠動脈狭窄のある患者	•中動脈および冠動脈を含む細小動脈を拡張 •血圧低下が起こりにくい	降圧作用は少ない
ニカルジピン	•術後高血圧 •脳出血による高血圧 •後負荷以上によるうっ血性心不全(冠動脈拡張薬と併用)	•血管平滑筋に働き，末梢動脈を拡張させる． •冠動脈拡張作用	•グレープフルーツにより作用増強 •血小板減少 •肝機能障害 •頭痛 •血管炎のリスクがある
ミルリノン	心拍出量低下，血圧上昇を認める症例	血管平滑筋に働き，末梢動脈を拡張させる．	•低血圧，頻脈性不整脈 •腎機能低下患者の副作用の出現リスクを上げる

③抗不整脈薬

抗不整脈薬は作用機序に基づき，クラスⅠ抗不整脈薬，クラスⅡ抗不整脈薬，クラスⅢ 抗不整脈薬，クラスⅣ抗不整脈薬，ジギタリス製剤の5つに大きく分類される.

分類		薬剤	作用
クラスⅠ 抗不整脈	クラスⅠa	キニジン，プロカインアミド，ジソピラミド	Na^+ チャネル遮断
	クラスⅠb	リドカイン，メキシレチン，アプリンジン	
	クラスⅠc	プロパフェノン，フレカイニド，ピルシカイニド	
クラスⅡ 抗不整脈薬	非選択的クラスⅡ	プロプラノロール，ピンドロール，カルテオロール	β遮断作用
	β1選択的クラスⅡ	アテノロール，アセブトロール，メトプロロール	
クラスⅢ 抗不整脈薬		アミオダロン，ソタロール，ニフェカラント	K^+チャネル遮断
クラスⅣ 抗不整脈薬		ベラパミル，ジルチアゼム，ベプリジル	Ca^{2+}チャネル遮断薬
ジギタリス製剤		ジゴキシン，メチルジゴキシン	心拍数低下
その他		アトロピン，イソプレナリン	心拍数増加

5. 狭心症治療薬

狭心症は，冠状動脈への一時的な血流障害により激しい胸痛発作を生じる. 冠状動脈の血流，血圧，心拍数や左心の収縮性を薬物により調節する.

- **ニトログリセリン**は血管拡張作用がある. 狭心症の発作時には，吸収を速くするため舌下与薬する.

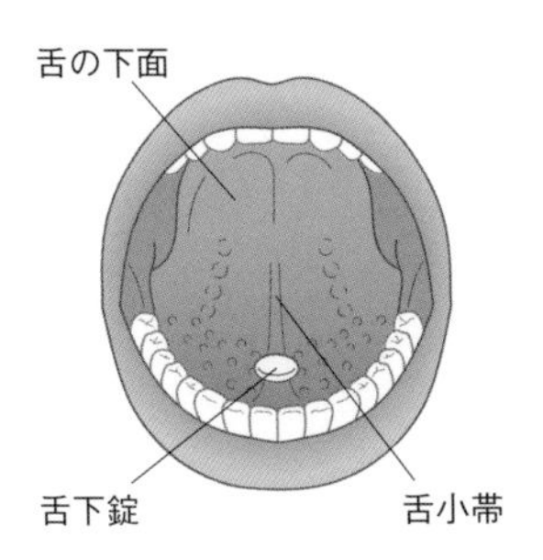

6. 血液凝固に関係する薬

①抗血栓療法（抗血小板療法，抗凝固療法）

抗血栓療法に際しては，抗血小板療法（アスピリン）と抗凝固療法（ワルファリン）を使い分けられるように，十分な理解が必要である．

●抗血栓療法の分類と詳細

抗血栓療法の種類（おもな薬剤）	適応	主な病態	代表的な疾患	副作用
抗血小板療法（アスピリン）	血流が速い環境下の血栓（動脈血栓）	血小板活性化（血小板血栓）	心筋梗塞，脳梗塞 末梢動脈血栓症	出血傾向
抗凝固療法（ワルファリン）	血流が遅い環境下の血栓（静脈血栓）	凝固活性化（凝固血栓）	深部静脈血栓症，肺塞栓，心房細動	肝機能異常，抗甲状腺作用，発疹，皮膚炎，下痢，脱毛など

②血栓溶解薬

心筋梗塞や脳梗塞などの急性期に，原因となる血栓を溶かし，血流を回復させるために用いられる．

- 発症（あるいは発症していなかったことが確認された最終時刻）から3時間以内に治療開始する．

●血栓溶解薬

血栓溶解薬の種類	適応	副作用
ウロキナーゼ	脳血栓，末梢動静脈閉塞症，急性心筋梗塞に伴う冠動脈血栓	脳出血，消化管出血，ショック
t-PA	脳梗塞	頭蓋内出血

t-PA: tissue-Plasminogen Activator（組織プラスミノゲン活性化因子）

7. 消炎鎮痛薬

非ステロイド性抗炎症薬（NSAIDs）は，副腎皮質ステロイド以外の薬物で抗炎症作用を有する薬物の総称である．

- 解熱鎮痛効果をもつNSAIDsは，鎮痛の第一選択薬として用いられる．
- 副作用として消化性潰瘍など胃腸障害を引き起こすものが多い．

●代表的なNSAIDsとおもな副作用

一般名	商品名	副作用
アセチルサリチル酸	アスピリン バファリン	胃腸障害，胃潰瘍，出血傾向，アスピリン喘息，耳鳴り，難聴，ライ症候群
メフェナム酸	ポンタール	胃潰瘍，肝障害，胃痛，下痢，溶血性貧血，ライ症候群
インドメタシン	インダシン インテバン	消化性潰瘍，頭痛，肝障害，腎障害 パーキンソン症状悪化，痙攣
ジクロフェナクナトリウム	ボルタレン	消化性潰瘍，皮膚粘膜眼症候群，腎障害 ライ症候群，妊婦投与で胎児異常・羊水過少
ロキソプロフェンナトリウム	ロキソニン	胃腸障害（比較的弱い）

- アセトアミノフェン（カロナール，アンヒバなど）は抗炎症作用をほとんどもたないため，厳密にはNSAIDsではない．安全性は比較的高いものの，副作用に肝障害，腎障害，心筋障害がある．

- アセチルサリチル酸，メフェナム酸，ジクロフェナックナトリウムは**ライ症候群**予防のため，インフルエンザでは使用しない．

ライ症候群（Reye症候群）

おもに小児にみられる急性脳症（嘔吐，意識障害，痙攣，高熱などの症状）で，肝臓ほか諸臓器の脂肪変性，CT上で脳浮腫がみられるなどにより特徴づけられるものをいう．

- 水痘，インフルエンザ等のウイルス性疾患の先行後，おもに小児において発症する．

- 小児のライ症候群を含む急性脳症は，その前駆症状としてかぜ様症状を伴うことが多く，発症直前に解熱鎮痛薬が投与されていることが少なくない．

8. 抗ヒスタミン薬

抗ヒスタミン薬は受容体の部位でヒスタミンと競合的に拮抗し，その作用を特異的に遮断（ブロック）する．

- ヒスタミンの受容体にはH1，H2の2つがあり，それぞれへの拮抗のはたらきから，抗ヒスタミン薬はH1ブロッカーとH2ブロッカーがある．一般に，H1ブロッカーを抗ヒスタミン薬とよぶ．

- 抗ヒスタミン薬が脳で作用すると，集中力や判断力，作業能率の低下がみられる．

●抗ヒスタミン薬とヒスタミンの受容体

抗ヒスタミン薬	ヒスタミンの受容体
H1ブロッカー（ザイザル，アレグラ）	H1受容体：平滑筋（平滑筋収縮），血管内皮細胞（血管拡張），中枢神経系（脳を覚醒）
H2ブロッカー（ガスター）	H2受容体：胃壁細胞（胃酸分泌促進），平滑筋，リンパ球，中枢神経系

9. 抗パーキンソン病薬

パーキンソン病の治療薬は，ドパミン受容体作用薬またはレボドパによるドパミン補充療法が原則である.

- 年齢や運動症状の程度，合併症の有無などにより，ドパミン受容体作用薬とレボドパのどちらが投与されるべきかが判断される.

●抗パーキンソン病薬

分類	特徴	おもな副作用
レボドパ製剤（L-dopa）	• 脳内に不足した**ドパミン**を直接補充する • 長期間服用し続けると，薬の効いている時間が短くなる**ウェアリング・オフ**が現れたり，身体（の一部）が勝手に動き出してしまう**ジスキネジア**が出やすくなったりする • 治療初期は少量から服用を開始する • レボドパ単剤（レボドパのみ含有）とレボドパ配合剤（レボドパの体内での分解を防ぐ薬を一緒に配合した薬）がある	【急性期】 悪心 【長期使用】 **不随意運動**，ウェアリング・オフ，幻覚，妄想など
ドパミン受容体刺激薬（ドパミンアゴニスト）	• 脳内のドパミンが結合してドパミンの働きを引き出す受容体に，ドパミンの代わりに結合し，ドパミンの働きを補う • 効果は長く続くが，レボドパより弱い	【急性期】 強い悪心 【長期使用】 心臓弁膜症，幻覚，妄想，眠気
COMT阻害薬	• レボドパを体内で分解する「COMT（コムト）」という酵素の働きを抑制する • COMTを阻害することでレボドパが体内で分解されにくくなり，レボドパが脳内に届きやすくなるため，ドパミンの効き目が長く続きウェアリング・オフが改善される	着色尿，悪心など
MAO-B阻害薬	ドパミンを脳内で分解する「MAO（マオ）」という酵素の働きを抑制する	幻覚，妄想など
アマンタジン類	脳内の神経細胞からのドパミン放出を促進させる	幻覚など

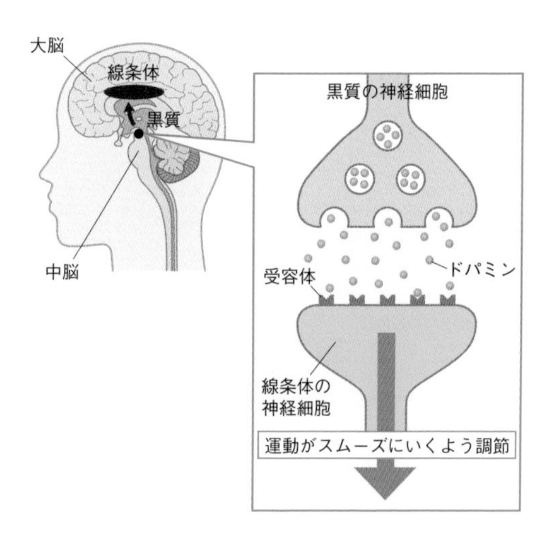

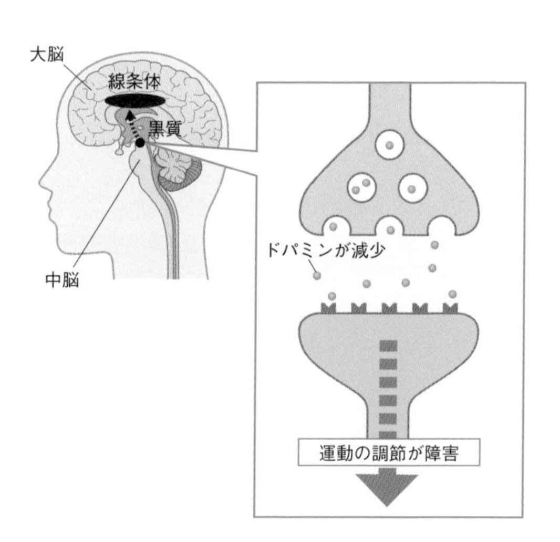

- レボドパ製剤の服用によりレボドパは脳内でドパミンに変わり，ドパミンが補充される.

10. 抗てんかん薬

抗てんかん薬は脳の神経細胞における過剰な興奮を抑制する.

- 興奮抑制作用が過剰になった場合，中枢神経が抑制され，ほとんどの抗てんかん薬に共通して，眠気やふらつきなどの症状が出現する.

●抗てんかん薬の作用・副作用

一般名(商品名)	適応する発作	おもな副作用
カルバマゼピン(テグレトール)	強直間代発作，部分発作	複視，眼振，めまい，運動失調
フェニトイン(アレビアチン，ヒダントール)	強直間代発作，部分発作	歯肉肥厚，欠神発作を悪化
ゾニサミド(エクセグラン)	強直間代発作，ミオクロニー発作，欠神発作，強直発作	眠気，食欲不振などの消化器症状，意欲の減退，動作緩慢，不機嫌
バルプロ酸ナトリウム(デパケン，セレニカR)	強直間代発作，ミオクロニー発作，欠神発作，強直発作	嘔気・嘔吐，高アンモニア血症，体重増加，脱毛，血小板減少
エトスクシミド(エピレオプチマル，ザロンチン)	欠神発作	眠気，行動異常，強直・間代発作を悪化
クロナゼパム(リボトリール，ランドセン)	強直間代発作，ミオクロニー発作，欠神発作，部分発作	眠気，運動失調，行動異常，流涎
フェノバルビタール(フェノバール)	強直間代発作，部分発作	めまい，運動失調，眠気，認知機能低下

11. 抗癌薬

抗癌薬の共通した副作用には，骨髄抑制(白血球減少による易感染，出血傾向)，消化器症状，脱毛がある.

- 抗癌薬は細胞分裂の盛んな細胞に作用するため，造血幹細胞，消化器粘膜，毛根に影響があらわれる.

●抗癌薬の分類と薬剤の例

薬剤の種類	薬剤の例
アルキル化薬	シクロホスファミド，ブスルファン，メルファラン
白金製剤	シスプラチン，カルボプラチン
代謝拮抗薬	フルオロウラシル，シタラビン，メルカプトプリン メトトレキサート
抗悪性腫瘍性抗生物質	ドキソルビシン，ダウノルビシン
植物アルカロイド	ビンクリスチン，パクリタキセル
ホルモン製剤	タモキシフェン，アナストロゾール
分子標的薬	リツキシマブ，トラスツズマブ，イマチニブ

●抗癌薬の副作用

副作用が起きる時期	副作用の種類
投与日	急性の嘔気・嘔吐・アレルギー反応・発熱・血圧の低下など
投与後１週間以内	遅発性の嘔気・嘔吐・下痢・食欲不振・全身倦怠感など
投与後１週間～２週間	下痢・食欲不振・胃もたれ・口内炎・貧血・白血球の減少・血小板の減少など
投与後２週間～４週間	脱毛・手足のしびれ・しみ・皮膚の硬化・膀胱炎・爪の変形や変色・味覚障害など
４週間以降	感染症・肺炎・腎機能障害など

●抗癌薬の副作用予防

処方薬	抗癌薬成分	商品名	理由
ステロイド点眼剤	シタラビン	キロサイド	副作用で結膜炎が生じるため
下痢止め, ロペミン, 半夏瀉心湯	イリノテカン	カンプト, トポテシン	•イリノテカンは活性体になったあとにグルクロン酸抱合され，腸内細菌であるβ-グルクロニダーゼにより分解されて，再び活性帯が大腸内で生成される．これが重篤な下痢の原因になると考えられている •半夏瀉心湯に含まれるフラボノイド配糖体は，β-グルクロニダーゼの活性を阻害するため，下痢を予防できる
下剤	パクリタキセル, ビンクリスチン	タキソール, オンコビン	これらの抗癌薬では便秘を起こしやすい
ビタミンB_6製剤, 牛車腎気丸, 桂枝加朮附湯, ブシ末	ビンクリスチン, シスプラチン, オキサリプラチン, パクリタキセル	オンコビン, エルプラット, タキソール	副作用でしびれが起こりやすいためである．単剤もしくは末梢循環改善薬，精神安定薬などと併用する
ジフェンヒドラミン10mg錠, レスタミン５錠 （処方は一度のみ）	パクリタキセル, リツキシマブ	タキソール, リツキシマブ	•過敏症を予防するために使用する．H1受容体とH2受容体の両方をブロックする •注射開始の30分前に経口投与する •実際はステロイドの注射剤とH2ブロッカーの注射剤・内服薬も用いるが，ジフェンヒドラミンのみの処方が多い •タキサン系は副作用で筋肉の痛みを伴うことがあるため，NSAIDsなどの痛み止めを併用することがある
抗ヒスタミン薬と解熱鎮痛薬	トラスツズマブ, リツキシマブ	ハーセプチン, リツキサン	•上記と同様だが，発熱予防のためにイブプロフェンやアセトアミノフェンが処方されることもある •過敏症予防については，前投与の効果は証明されていない
葉酸（0.5mg／日）もしくは調剤用パンビタン末	ペメトレキセド	アリムタ	•ペメトレキセドはDNA合成に必要な葉酸の作用を阻害することで，癌細胞の細胞分裂を抑制する •副作用の軽減のため，葉酸を必ず補充することと，院内では，必ずビタミンB12を注射する •葉酸の投与量は0.5mg/日と少ない •フォリアミン錠は１錠当たり5mgの葉酸を含むため，粉砕して１日分の0.1mgを調剤する •パンビタン末は1g中あたり葉酸が0.5mg含まれているため，こちらが処方される場合もある
プレドニン 100mgを５日分	リツキシマブ	リツキサン	•R-CHOP療法の一つとして用いられる •悪性リンパ腫，多発性骨髄腫に対してステロイドそのものによる抗悪性腫瘍効果，食欲低下や嘔気などの副作用の改善，腫瘍熱・疼痛・全身倦怠感などの腫瘍関連症候の緩和が期待される

4. 疾病に対する医療／C. 疾病に対する薬物療法以外の治療

手術，麻酔

■手術

- **手術**は，医師が外科的機器やメスなどを用いて患部を切開して病巣や損なわれた組織・器官の切断・摘出，吻合・抱合などにより修復させることで，その状態や機能を改善させる治療的であり，絶対的医行為である．
- 手術によって組織や器官の切離・切除と抱合・吻合を行った後に，実際に回復，治癒するのは，患者自身の持つ治癒力に依存する．
- 手術において生体には必然的に切創が生じ，生体は侵襲を受けることになる．手術治療は患者の持つ治癒力を超えない侵襲でなければならない．

  ※侵襲：身体に与えた刺激によって害を生じさせる可能性のある行為，身体に傷をつける行為のことをいう．手術，投薬，注射などの医行為や，外傷，骨折，感染症などの疾患が該当する．

- 薬物治療，検査，内視鏡治療やラジオ波焼灼術など治療技術が進歩し，手術治療の適応となる疾患の範囲は以前に比べて狭まってきている．

■術後回復強化プログラム

- ERAS (enhanced recovery after surgery)は周術期の術後早期回復プログラムである．

● ERASの目的（3要素）

- 手術侵襲の軽減
- 手術合併症の予防（安全性の向上）
- 術後の回復促進

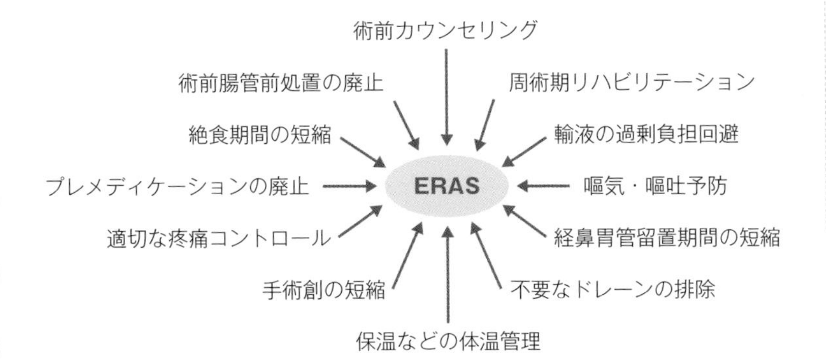

■麻酔

- 手術室で行われる麻酔は，**全身麻酔**と**局所麻酔**に大別される．

- 全身麻酔薬は，外科的手術が容易にするために，痛みを除去し，意識消失を伴い，骨格筋を弛緩させ，各種反射を消失させることを目的に使用される．

- 局所麻酔は，痛みは感じないが患者には意識はあるということが特徴である．

麻酔の分類		おもな麻酔薬	鎮痛	意識消失	反射抑制	筋弛緩
全身麻酔	吸入麻酔	セボフルラン	−	+++	+	+
		イソフルラン		+++	−	−
		亜酸化窒素（笑気ガス）	++	++	−	−
	静脈麻酔	プロポフォール	−	+++	±	−
		チオペンタール	−	+++	±	−
局所麻酔		塩化プロカイン，リドカイン	+++	±	局所的	局所的

放射線治療

放射線治療とは，放射線の照射により細胞のDNAに傷をつけ，細胞分裂を妨げる治療方法である．

- DNAが傷ついた場合，酵素が補修を行う．しかし，損傷が激しい場合には次の細胞分裂までに補修が完了できず，細胞の増殖が止まっていく．

- DNAが傷ついたことで，記録してあるタンパク質の情報を（転写・翻訳を経て）発現できなくなる．

- おもに手術による癌の切除が困難な場合に，放射線治療が選択される．
  例：直腸癌で術前の腫瘍を減量して人工肛門を避ける場合や，切除不能進行再発癌に対する延命治療を目的とする場合など

■副作用

1. 放射線治療による副作用

- 放射線は癌細胞以外の正常細胞にも届いてしまうため，細胞分裂のサイクルが早い細胞（寿命の短い細胞）では，DNAの補修が追いつかない場合が多く，副作用をもたらしうる．
- **舌（味蕾）**，**小腸上皮細胞**，**赤血球**は放射線治療による障害を受けやすい．
- 上記の細胞が役目を果たせないと，味覚異常，疼痛による食欲不振，吸収不良による栄養不良，貧血などの全身に悪影響を及ぼす．
- 照射部位に近接する部位にも影響を与える場合がある．
  例：食道癌の放射線治療では，食道に近接する肺や気管，脊髄にも照射されるため，食道炎や肺炎，脊髄障害がみられることがある．
- 放射線治療の副作用には，照射開始直後から起こる急性反応と，照射後に時間を経てから起こる遅発性反応がある．

●急性反応と遅発性反応

	おもな症状
急性反応	• 全身倦怠感や嘔気・嘔吐，食欲不振，頭痛，発熱などの放射線宿酔や，照射部位の皮膚炎がある • 放射線宿酔は一過性の症状で，数回の照射後には消失する
遅発性反応	照射部位の末梢血管が萎縮して循環障害が起こり，局所壊死が生じる

- 遅発性反応の例
  - 肺癌：肺臓炎や肺線維症，放射線肺炎．
  - 下咽頭癌：頸部の皮膚の硬化，唾液腺分泌障害による口渇，う歯．
  - 頭部への照射では，脱毛が起こりうる．
- 放射線を照射する場所を限定し，正常細胞に悪影響が出ないよう調節が必要となる．

2. その他の副作用

副腎皮質ステロイドは，強力な抗炎症作用と免疫抑制作用をもつが，副作用として，易感染，高血糖，高血圧，満月様顔貌，中心性肥満，消化管潰瘍，多毛などがある．

輸血

輸血療法とは，手術や外傷などに伴う出血，血液疾患による血液成分の欠乏や機能不全となった状態の患者に，その成分を補充する治療法である．

●輸血の種類

同種血輸血	献血者の血液から作られた血液製剤を使用	原材料に由来するウイルスなどの感染や同種免疫による副作用のリスクへの注意が必要である
自己血輸血	患者本人から採血した血液を使用	• 本人の血液を用いるため，免疫反応やウイルス感染がなく，実施管理体制が適正に確立している場合は，最も安全性が高い • 輸血を要する待機的手術において積極的な導入が推奨されている

- 献血は血液をそのまま輸血する**全血輸血**と，患者が必要とする成分(血小板，血漿)だけを輸血する**成分輸血**があり，近年は成分輸血が主である．
- 成分輸血では，患者にとって不必要な成分が輸血されないため，心臓や腎臓などの負担や不要な成分による抗原被曝が少なくてすむ．
- おもな**輸血用血液製剤**には，①赤血球製剤，②濃厚血小板製剤，③新鮮凍結血漿，④血漿分画製剤がある．
  - ①赤血球製剤と③新鮮凍結血漿は，採血した全血献血を遠心分離して，赤血球，血漿の２種類の成分に分けることで得られる．
  - ②濃厚血小板製剤と③新鮮凍結血漿は，成分献血で採取された血液から得られる．
  - ③新鮮凍結血漿からは，さらに④血漿分画製剤がつくられる．これには，免疫グロブリン，血液凝固因子，アルブミン，フィブリン接着剤などが含まれる．
- 血液製剤は疾患と治療の目的によってそれぞれ適したものが使用される．
  例：貧血には赤血球製剤，出血症状には血小板製剤や凝固因子製剤や血漿製剤を輸血し，血圧の維持には赤血球，アルブミン製剤など

■副作用

- 輸血には一定のリスクが伴うため，リスクを上回る効果が輸血で期待できるか否かを十分に考慮してから実施する必要がある．
- 血液製剤は，献血された他人の血液から作られているため，拒絶反応や感染症などの副作用を伴う場合がある．
- 輸血医療における過誤や副作用は，重篤な障害を引き起こす場合がある．薬剤とは異なる危険性の理解とともに，正しい知識や技術，判断力が必要となる．

■輸血の実施・管理と看護

1．輸血における説明と同意

- 厚生労働省による『輸血療法の実施に関する指針』では，輸血を行う際には，患者またはその家族が理解できる言葉で示した下記8項目について，十分に説明し，同意を得ることが必要とされる．
- 同意書を作成し，一部は患者に，一部は診療録に添付しておく．電子カルテにおいては適切に記録を保管する．

●輸血療法の実施に関する指針

- 輸血療法の必要性
- 使用する血液製剤の種類と使用量
- 輸血に伴うリスク
- 副作用・感染症救済制度と給付の条件
- 自己血輸血の選択肢
- 感染症検査と検体保管
- 投与記録の保管と遡及調査*時の使用
- その他，輸血療法の注意点

*病原体の存在が疑われた献血者の過去の献血血液，または輸血等により感染が疑われた血液製剤等に関する情報およびこれらの献血血液から製造された血液製剤の情報，当該製剤が投与された患者の感染に関わる情報等を収集して，それを科学的に分析・評価すること.調査対象範囲はHB，HCV，HIVである.

2．輸血用血液製剤の管理

- 輸血用血液製剤は，種類によって管理方法が異なる．
- 不適切な管理や運搬は輸血の安全性を損なうため，適切な取り扱い方法を理解しておく必要がある．

●輸血用血液製剤の管理条件と有効期限

製剤	管理条件	有効期限	注意点
赤血球製剤	専用の冷蔵庫 2～6℃	採血後 21日間	冷凍庫や室温に放置することにより溶血（赤血球が破壊される現象）が起こる
新鮮凍結血漿	専用の冷凍庫 −20℃以下	採血後 1年間	• 凍結しているため，破損しやすく丁寧な取り扱いが必要 • 融解はビニール袋に入れ30 ～ 37℃で行う 　• 融解温度が低いと沈殿が析出する 　• 融解温度が37℃を超えると凝固因子活性の低下を認める 　• 融解温度が50℃以上ではタンパクの変性による固まりを生じる • 融解温度が適切でないと，凝固因子活性が急激に低下する • 融解後ただちに使用できない場合は，2～6℃で保存し，融解後24時間以内に使用する • 一度融解したものは，再凍結して使用することはできない
血小板製剤	振盪しながら 室温 20～24℃	採血後 4日間	• 血小板は赤血球に比べ生体内における寿命が短く（約10日間），また保存による劣化が早いため，血小板製剤の保存期間は採血後4日以内と短い • 静置保存しておくと，血小板の代謝により生じる乳酸が原因でpHが低下する．これに伴い血小板に傷害が起こり，輸血効果が低下するといわれる

3．輸血実施時の注意点

①患者誤認予防

- 事務的な過誤による誤認予防のため，タイミングをみて照合すべき項目と資材がある．

●患者誤認予防のための照合のポイント

タイミング	項目	資材
•製剤の受け渡し時 •輸血準備時 •輸血実施時	•患者氏名　•血液型 •製剤名　•製剤番号 •最終有効年月日 •交差適合試験の検査結果 •放射線照射の有無	•交差試験適合票の記載事項 •製剤本体および添付伝票

- 確認は必ず複数名で行い，PDA（携帯情報端末）などの電子機器による機械的照合と併用することが望ましい．
- 照合する項目を指差呼称し，手順を遵守して輸血過誤予防に努める．

②外観検査

- 色調の変化や凝血塊の有無，輸血用血液バッグの破損がないかなど，肉眼で確認する．
- 血液製剤の色調には個人差がある．心配な場合は必ず輸血部門に確認する．

●外観検査における注意点

血小板製剤	•スワーリング（血小板の形態が良好に保たれているときに，血小板製剤を蛍光灯にかざしゆっくりと撹拌すると確認できる渦巻き状のパターン）があることを確認する •スワーリングが確認しにくい場合は，血小板製剤のバッグの厚さを薄くして，電気スタンドなどで光を当てると確認しやすくなる
赤血球製剤	•細菌（腸内細菌の一種であるエルシニア菌やセラチア菌など）が混入すると，低温保存の赤血球製剤中で増殖する可能性がある •細菌が混入した赤血球製剤は長期保存後に黒色化することがある
新鮮凍結血漿	•凍った状態では血液バッグなどが簡単に破損するため，取り扱いには十分な注意が必要である •温度が融解温度に達していない場合は，沈殿（クリオプレシピテート）が析出し，フィルターの目詰まりを起こすことがある •融解時は温度管理を厳重に行い，完全に融解させることが重要 •融解温度が高すぎるとタンパク質が熱で変性してしまい，使用できないことがある．高い温度では凝固因子活性の低下などをまねき，本来の輸血効果が得られない

③輸血用点滴セットの選択

- 輸血セットには，製剤の凝集塊を濾過するための濾過網（フィルター）が装着されている．
  ※基本的に，輸血製剤はろ過装置を具備した輸血専用器具を使用する．

- 赤血球製剤用と血小板製剤用では，濾過網の装着箇所が異なる．

- 不適切な輸血セットを使用すると滴下不良や目詰まりの原因となるため，使用する輸血セットを正しく選択する．

●輸血セットと適応製剤

	輸血セット	血小板用輸血セット	輸液セット
赤血球液	○	△ 輸血セットより 目詰まりしやすい	×
新鮮凍結血漿	○	△ 輸血セットより 目詰まりしやすい	×
濃厚血小板	△ デッドボリュームが 大きい	○	×
アルブミン製剤	△ 輸液セットのほうが 低コスト	△ 輸液セットのほうが 低コスト	○

※輸液ポンプで輸血を実施する場合，輸液ポンプ用輸血セットを使用すること．

④観察タイミングと投与速度

- 輸血実施後の体調変化にいち早く気づくために輸血開始前から，また輸血が終了してからも継続的に患者の状態の観察・把握を行う．

●観察タイミングと投与速度

輸血前	• 体温，血圧，脈拍は必ず測定する • 可能であれば経皮的動脈血酸素飽和度（SpO_2）を測定する
輸血中	観察： • 輸血開始後5分間は急性の副作用反応確認のためベッドサイドで患者を観察する • 輸血開始後15分程度経過した時点でも再度患者を観察する • 輸血による副作用と考えられる症状を認めた場合はただちに輸血を中止し，医師に連絡をとり，生理食塩液または細胞外液類似輸液剤の点滴に切り替えるなどの適切な処置を行う
	速度： • 成人の場合，輸血開始から最初の10～15分間は1mL/分程度で輸血する．その後は5mL/分程度で輸血する • うっ血性心不全が認められない低出生体重児では，1回の輸血量を10～20mL/kgとし，1～2mL/kg/時の速度で輸血する
輸血後	• 患者氏名，血液型，製造番号を再度確認し，診療録にその製造番号を記録する • 輸血終了後も継続的な患者観察を行う

4．輸血時の副作用

輸血副作用・合併症は，①溶血性副作用と②非溶血性副作用に大きく分けられる．

①溶血性副作用

- おもに免疫学的な原因により発生する．
- おもに輸血された赤血球膜が破壊されて起こる．
- 溶血して赤血球の内容物が放出され，補体活性の上昇などにより溶血が進み，死に至ることもある．
- 多くの場合，患者のもつ抗体と輸血された赤血球膜上の抗原が反応することにより溶血反応が起きる．
- 溶血性副作用は，発症時間により，急性溶血性副作用（AHTR）と遅発性溶血性副作用（DHTR）に分類される．
  - 急性溶血性副作用：
    代表的なものは，ABO血液型の異型輸血だが，それ以外の血液型でも起こることがある．

●血球製剤のABO 不適合輸血メジャーミスマッチ

輸血したバッグ	A型	B型	O型	AB型
A型	適合	不適合	不適合	異型適合
B型	不適合	適合	不適合	異型適合
O型	異型適合	異型適合	適合	異型適合
AB型	不適合	不適合	不適合	適合

- 遅発性溶血性副作用
  - 不規則抗体が原因で起こる．
  - 過去の赤血球輸血で患者が保有しない赤血球抗原の免疫刺激を受けて不規則抗体が産生されたのちに，二度目以降の輸血により感作（輸血された赤血球抗原に対して免疫反応が起こる）され，不規則抗体が増加し，さらに強い溶血が起こると考えられる．

②非溶血性副作用

●非溶血性副作用の症状項目

- 発熱
  （38℃以上，または輸血前から38℃以上の発熱が認められた場合は1℃以上の上昇）
- 悪寒・戦慄
- 熱感・ほてり
- 掻痒感・かゆみ
- 発赤・顔面紅潮
- 発疹・蕁麻疹
- 呼吸困難
  （チアノーゼ，喘鳴，呼吸状悪化，SpO_2の低下など）
- 嘔気・嘔吐
- 胸痛・腹痛・腰背部痛
- 頭痛・頭重感
- 血圧低下
  （収縮期血圧≧30mmHgの低下）
- 血圧上昇
  （収縮期血圧≧30mmHgの上昇）
- 動悸・頻脈
  （成人：100回／分以上
  小児：対象年齢別の頻脈の定義に従う）
- 血管痛
- 意識障害
  （意識低下，意識消失などの場合）
- 赤褐色尿（血色素尿）
- その他

- 輸血における副作用で報告数が多いのは非溶血性副作用であり，蕁麻疹，**アナフィラキシーショック**の割合が多い．
- 副作用（蕁麻疹やアナフィラキシーショックなど）には，赤血球製剤や血小板製剤によるものが多い．

5．輸血感染

①ウイルス

輸血用血液製剤に混入したウイルスによる感染は，感染極初期のウインドウ期*に献血された場合，無症候性で感染していることに気づかずに献血された場合の2つがある．

*検査でウイルスを検出できない感染のはじめの期間．病原体の感染を特定するための抗体は産生が完了するまで2週間程度の時間を要するため，その間の検査では，病原体が存在していても，検査結果が陰性となってしまう．

対策

- 日本国外からの帰国（入国）後4週間以内の献血，また問診により感染リスクがあると予想される献血者からの献血の辞退．
- すべての血液製剤における保存前白血球除去の実施．
  - ウイルスの感染率，輸血患者が発症した場合の影響などを考慮し，日本では輸血による感染が確認されているウイルス（HBV，HCV，HIV，HTLV-1，パラボウイルスB19）について血清学的検査や核酸増幅検査（NAT）を実施している．

②原虫

原生動物（単細胞生物で生態が動物的なもの）のうち，原虫は寄生性であり病原となりうる．

- 輸血を介して感染する原虫
  例：マラリア，リーシュマニア症，シャーガス病，アフリカトリパノソーマ症，バベシア症

- 昆虫などの節足動物による咬傷や摂食などで感染するが，発熱程度のことも多く，感染していることに気づかないこともある．

- 自覚症状がないままに献血した場合，輸血用血液に混入することがある．

対策

- 日本では，海外からの帰国日から４週間は献血を辞退してもらい，マラリア，バベシア症，シャーガス病などの既往について問診で確認している．

- マラリアやリーシュマニア症については，流行地域での滞在または居住歴を確認し，一定期間は献血を断ることもある．

③細菌

輸血による感染症のひとつに細菌感染がある．

- 輸血用血液に細菌が混入する経路
  例：採血時の不十分な消毒，皮膚毛嚢を貫いた採血，無症候の菌血症状態にある献血者からの採血，バッグの破損，融解時のポートの汚染

- 冷蔵庫で保管する赤血球製剤，冷凍庫で保管する新鮮凍結血漿では細菌の増殖の危険性は低い．

- 一方，常温保存の血小板製剤では細菌が増殖し，重篤な症状があらわれることがある．

対策

- 保管中に細菌が一定量以上まで増殖しないよう，血小板製剤および赤血球製剤の最終有効年月日は諸外国よりも短く設定されている．

- 日本赤十字社が製造販売するすべての血液製剤では，初流血除去と保存前白血球除去が行われている．

- 下痢や歯科治療に関する問診の充実，採血部位の消毒の徹底，血小板製剤の供給前の外観確認が行われている．

6. 輸血後GVHD（移植片対宿主病）

輸血後GVHDとは，輸血用血液製剤中の供血者リンパ球が生着し，患者の体組織を攻撃し，傷害することで起きる病態である．

- 輸血用血液製剤中の（血液供血者の）リンパ球が，患者の体が非自己であるために拒絶反応を起こすことがある．
- 現在では免疫不全以外の患者でも発症することが明らかになっている．

症状

- 輸血後1～2週間で発熱・紅斑が出現し，肝障害・下痢・下血などの症状を伴うとともに，骨髄無形成・汎血球減少症，多臓器不全を呈する．
- 予後では，ほとんどの症例で輸血から1か月以内に致死的経過をたどる．

対応

- 有効な治療法はない．輸血用血液への放射線照射（15Gy）により予防している．
- 血液成分のうち，リンパ球とは異なり，赤血球や血小板は放射線の影響による損傷をほとんど受けないため，輸血用血液製剤にあらかじめ放射線を照射し，リンパ球にのみ損傷を与え機能を抑える予防法がある．
- 日本では，血漿製剤を除くほぼすべての輸血用血液で放射線照射が実施され，対策が取られている．

リハビリテーション，運動療法，食事療法

■リハビリテーション

- **リハビリテーション**(Rehabilitation)は，ラテン語の rehabilitare が語源となっている．
- “re”とは「再び」という意味で，“habilitare”は「適合させる」という意味であり，リハビリテーションを語源から説明すると「再び(できることを)適合させる」となる．
- リハビリテーションというと，一般的には**医学的リハビリテーション**をイメージすることが多いが，医学的リハビリテーションの他にも，多様なリハビリテーションがある．

●医学的リハビリテーションの定義(WHO，1969年)

個人の身体的機能と心理的能力，また必要な場合には補償的な機能を伸ばすことを目的にし，自立を獲得し，積極的な人生を営めるようにする医学的ケアのプロセスである．

●リハビリテーションの定義(国連・障害者に関する世界行動計画，1982年)

リハビリテーションとは，身体的，精神的，かつまた社会的に最も適した機能水準の達成を可能とすることによって，各個人が自らの人生を変革していくための手段を提供していくことをめざし，かつ，時間を限定したプロセスである．

- リハビリテーションの**4分野**は以下のようにまとめられる.

• 医学的リハビリテーション	• 教育リハビリテーション
• 職業リハビリテーション	• 社会リハビリテーション

- 長寿高齢化に伴って内部障害が増え，がん，心臓病，脳血管疾患，呼吸器疾患，認知症がリハビリテーション医療の対象となり，生活習慣病やフレイルの予防が重要となった.

- リハビリテーションの概念形成の背景には，障害者の復権，ノーマライゼーション，自立生活運動(IL運動)の3つの概念がある.

●リハビリテーションのおもな治療方法

• 理学療法(運動療法，物理療法)	• 磁気刺激療法(rTMSなど)
• 作業療法	• ブロック療法
• 言語聴覚療法	• 薬物療法
• 摂食嚥下療法	• 生活指導
• 義歯装具療法	• 排尿排便管理
• 認知療法・心理療法	• 栄養管理
• 電気刺激療法(TENS，EMS，ECTなど)	
• 腱延長術，腱切開術	• 手術療法

- さらに，新しい治療方法としてロボットやAI (人工知能)，BMI (brain-machine interface)，再生医療などが期待されている.

■ **運動療法**

- **運動療法**とは，障害や疾患の治療・予防のため，運動を活用することである．

- 運動療法は運動医学由来の整形外科的なアプローチが主体だったが，近年では生活習慣病改善や心臓リハビリテーションのような内科的アプローチも臨床で活用されるようになってきた．
  - 生活習慣病とよばれる糖尿病・高血圧・脂質異常症・虚血性心疾患などの発生の重要な要因に運動不足があることが次第に明らかになり，従来の薬物療法に加えて，食事療法と運動療法の重要性が高まっている．初期段階ではこの両療法の組み合わせにより正常化することが，推奨されている．
  - 基本的なアプローチは歩行などの有酸素性運動による，中性脂肪や体脂肪の減少(肥満症・高脂血症)・血圧の降下(高血圧)・血糖の低下・糖質代謝の改善(糖尿病)などである．

- 運動する刺激による筋萎縮や骨粗鬆症などの予防やストレス解消によるストレス性疾患の改善にも効果が期待されている．

● **運動の効果**

- 急性効果として，ブドウ糖や脂肪酸の利用が促進され，血糖が低下する．
- 慢性効果として，インスリン抵抗性が改善する．
- エネルギー摂取量と消費量のバランスが改善され，減量効果がある．
- 加齢や運動不足による筋萎縮や，骨粗鬆症の予防に有効である．
- 高血圧や脂質異常症の改善に有効である．
- 心肺機能をよくする．
- 運動能力が向上する．
- 爽快感，活動気分など，日常生活の質を高める．

脂肪
脂肪量↓
脂肪細胞サイズ縮小
有酸素運動
筋
無酸素運動
アディポサイトカイン
血中濃度変化
インスリン抵抗性改善
糖取り込み↑
(GLUT4の細胞膜へのトランスロケーション)
①インスリン非依存的
運動中〜数時間持続
②インスリン依存的(インスリン感受性↑)
運動後数時間〜数日間持続
(急性効果：約12時間，慢性効果：約72時間持続)
筋肉量
増加
血糖改善

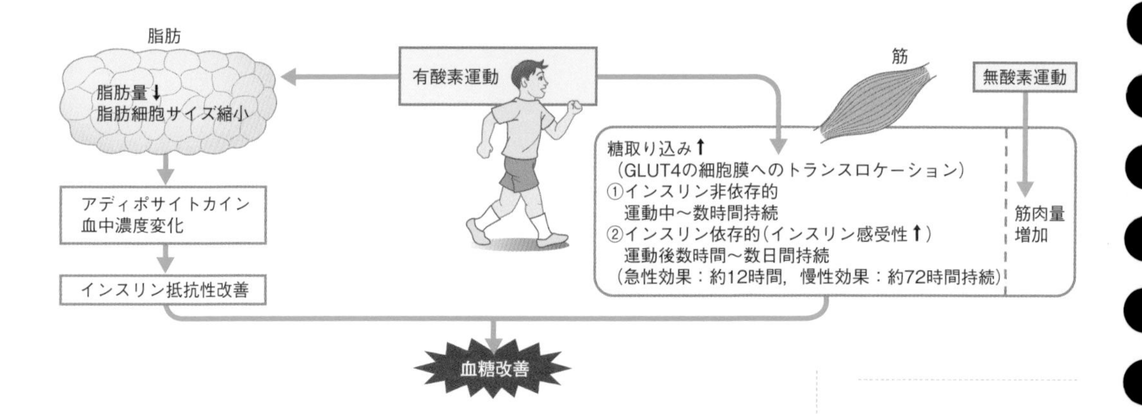

■食事療法

- 食事療法は，食生活を**改善**し，**病気の治療**や健康改善を図るものである．
- 疾患の種類や軽重，患者の年齢などによって異なる治療食が適用になる．

●治療食（食事療法）一覧

治療食	適用	制限内容など
腎臓病食	慢性腎臓病 腎不全（非代償期まで）	**塩分制限**，**タンパク質制限**，**カリウム制限**，エネルギー確保
糖尿病食	糖尿病	体格に合わせたエネルギー量，バランスの良い食事
血液透析食	腎不全（尿毒症期）	**塩分制限**，**タンパク質制限**，**カリウム制限**，エネルギー確保
腹膜透析食	腎不全（尿毒症期）	**塩分制限**，脂肪制限，エネルギー調整
心臓病食	心不全	**塩分制限**，脂肪制限，エネルギー調整
脂質異常食	脂質異常症，動脈硬化症	塩分制限，脂肪，エネルギー調整
胆嚢食	胆石症	塩分，脂肪，エネルギーなどを調整
膵臓食	急性膵炎	入院後，1～2日**絶食**，輸液にて栄養補給 その後，糖質を中心とした少量の流動食から開始する
	慢性膵炎	**脂肪制限**，**禁酒**，禁煙
肝臓食	肝炎	適切なエネルギー，高タンパク質・高ビタミン食
	肝硬変，肝不全	適切なエネルギー，**タンパク質制限**
消化管潰瘍食	消化性潰瘍	消化に考慮した食材の使用や，調理方法などを調整
糖尿病性腎症食	糖尿病性腎症	体格に合わせたエネルギー調整 **塩分制限**，**タンパク質制限**，**カリウム制限**
ヨード制限食	甲状腺機能検査 バセドウ病I_{131}治療中	検査の2週間前からヨード（ヨウ素）を含む食品を制限 放射性ヨウ素（I_{131}）投与中
腎臓病食	慢性腎臓病 腎不全（非代償期まで）	**塩分制限**，**タンパク質制限**，**カリウム制限**，エネルギー確保
糖尿病食	糖尿病	体格に合わせたエネルギー量，バランスの良い食事
血液透析食	腎不全（尿毒症期）	**塩分制限**，**タンパク質制限**，**カリウム制限**，エネルギー確保
腹膜透析食	腎不全（尿毒症期）	**塩分制限**，脂肪制限，エネルギー調整
心臓病食	心不全	**塩分制限**，脂肪制限，エネルギー調整
脂質異常食	脂質異常症，動脈硬化症	塩分制限，脂肪，エネルギー調整
胆嚢食	胆石症	塩分，脂肪，エネルギーなどを調整
膵臓食	急性膵炎	入院後，1～2日**絶食**，輸液にて栄養補給 その後，糖質を中心とした少量の流動食から開始する
	慢性膵炎	**脂肪制限**，**禁酒**（禁煙も！）
肝臓食	肝炎	適切なエネルギー，高タンパク質・高ビタミン食
	肝硬変，肝不全	適切なエネルギー，**タンパク質制限**
消化管潰瘍食	消化性潰瘍	消化に考慮した食材の使用や，調理方法などを調整
糖尿病性腎症食	糖尿病性腎症	体格に合わせたエネルギー調整 **塩分制限**，**タンパク質制限**，**カリウム制限**
ヨード制限食	甲状腺機能検査 バセドウ病I_{131}治療中	検査の2週間前からヨード（ヨウ素）を含む食品を制限 放射性ヨウ素（I_{131}）投与中

臓器移植，再生医療

■臓器移植

- **臓器移植**とは，病気や事故によって臓器の機能が低下し，移植でしか治らない場合に，他者の臓器を移植し，健康を回復する医療である．
- 健康者からの肺・肝臓・腎臓などを提供する生体移植と，脳死後または心臓が停止した死後の臓器提供による移植がある．
- 臓器移植においては，**ドナー**（供与者，移植片を提供する者）と**レシピエント**（受容者，移植を受けた者，宿主）の関係が生じる．
- 日本では，1958年からは角膜移植法に基づく心臓停止後の角膜の提供，1979年からは角膜腎臓移植法に基づき，角膜に加えて心臓停止後の腎臓の移植が行われてきた．その後，1997年10月16日に「臓器移植法」が施行され，心臓停止後に提供された角膜と腎臓の移植だけでなく，心臓，肝臓，肺，腎臓，膵臓，小腸などの移植が法律上可能になった．
- 2010年7月17日には「改正臓器移植法」が施行された．それまでは，脳死での臓器提供には，本人の書面による生前の意思表示と家族の承諾が必要だったが，それ以後は，本人が生前に拒否の意志を示していなければ，家族の同意で脳死の方からの臓器提供が可能になり，その結果，15歳未満の子どもからも脳死臓器提供が可能になった．

●臓器移植に関連するおもな用語

HLA抗原	• ヒト白血球抗原ともよばれ，ヒトの主要組織適合抗原系MHCのことである • HLA抗原にはクラスⅠ（A，B，C抗原）とクラスⅡ（DP，DQ，DR抗原）があるが，移植時にはHLA - A，B，DRの3種の抗原がレシピエントと一致していることが重要である
拒絶反応	移植されたものに対してレシピエント（宿主）が免疫反応を起こすもの
GVHD（移植片対宿主病）	拒絶をおさえるために宿主に免疫抑制を施して移植を行った結果，定着して増殖した移植片が宿主に対して免疫反応を起こして宿主の組織に傷害を引き起こしたもの

■再生医療

- 再生医療はそれまで臓器移植しか方法がなかったが，2014年９月に，世界初の**iPS細胞**を用いた移植手術が行われるなど，これまで有効な治療法のなかった疾患の治療ができるようになってきた．

- 再生医療は，国民の期待が高い一方，新しい医療であることから，安全性を確保しつつ迅速に提供する必要がある．
  - 2014年11月には，「医薬品，医療機器等の品質，有効性及び安全性の確保等に関する法律」と併せて，「再生医療等の安全性の確保等に関する法律」が施行され，再生医療などの安全性の確保に関する手続きや細胞培養加工の外部委託のルールなどが定められた．

●再生医療に関連するおもな用語

生理的再生	何らかの原因により組織が欠損したときに，そのなくなった組織をもともと存在したものと同じ組織で，欠損前とまったく同じ状態に復元されているもの（完全な再性）
不完全な再生	もとどおりに復元されていないものであり，病的な状態での再生が多い
幹細胞（体性幹細胞）	• 組織中にある未分化な細胞で，その組織を構成するいろいろな細胞に分化できる能力と自己複製能力を併せ持った細胞である • 組織に損傷が起きた場合に修復するために用いられる．血液のほか，皮膚，肝臓，神経膠，膵臓，筋肉などに存在する
ES細胞	胚性幹細胞．妊娠初期胚の中から得られる細胞で，あらゆる組織の細胞に分化できる
iPS細胞	• 人工多能性幹細胞であり，ES細胞のように体内のあらゆる細胞に分化できる細胞を人工的に作ったものである • 臓器クローンなどの再生医療への可能性が期待されている

人工臓器・透析

人工透析とは，慢性腎不全などによって腎臓が十分に機能しなくなった際に，機械に役割を代替させる治療法である．
- 人工透析は，血液透析と腹膜透析に分類される．

- 人工透析・腹膜透析ともに代替できるのは尿作成までであり，腎臓のほかの働きまでをカバーすることはできない．

1. 血液透析

- 血液を腎臓における糸球体の代わりとなる半透膜の管の中に通し，血液中の一定の水分と老廃物を取り出す（管の周りの透析液へと引き出す）．

- 管に通された血液は，その後に水分量とpHを調節され，体内に戻される．

- 透析中は機械のそばにいなくてはならず，１回の透析に数時間を要することもある．

- ２～３日に１回，病院や透析センターへ通う負担が発生する．

- 機械に効率よく血液を通すために腕にシャント（人工的吻合）を作ることになるが，管理に大きな手間がかかる．

2. 腹膜透析

- 臓器のパッキング材である腹膜が半透膜を代替（つまり，糸球体を代替）する方法である．
- 体腔内に透析液を入れ，一定時間経過後に老廃物と水分を取り込んでから体外に出す．
- 体腔内に透析液を入れるところの管理が必要となる．
- 腎臓の状態によるものの，自宅で睡眠時に透析を終えることができる．
- 腹膜への負担から半透膜の代替を果たせなくなるため，腹膜透析は約5年が限界であり，結果的には人工透析が選択される．

精神療法

精神科の主たる治療方法としては，**精神療法**，**薬物療法**，**身体的療法**，**社会療法**があげられる．精神療法にも，さらに細かな種類がある．

●精神療法の例

心理教育	専門家が，非専門家である問題や困難を抱えた人（患者や家族など）に対して，疾患的知識や治療にまつわる情報や対処の方法などを伝える教育的側面を含んだ行為
内観療法	• 日本独自の精神療法である • 身近な家族や教師などとの過去のかかわりで，お世話になったこと，相手に対して自分が返したこと，迷惑をかけたことについて，繰り返しひたすら思い出すことによって自分や周囲の人々への理解を深めることにより，温かい気持ちになり，人間への信頼を回復し，自己の責任を自覚し，意欲的に行動してもらう
自律訓練法	• 一種の自己催眠の1つである • 自分で全身をリラックスさせ，生理的な身体機能の調整を行う方法 • 一定の方式に従って訓練を行う（「気持ちが落ち着いている」などと唱える）
精神分析法（療法）	• フロイト（オーストリアの精神医学者）により創始された療法 • 治療者自身の訓練も相当必要であり，治療にも時間がかかる • 患者に寝椅子に横になってもらい，思い浮かんだことをすべて口にすること（自由連想法）を求め，治療者はそれに対して傾聴・連想し続け，ときに気づいたことを患者に伝える • 最も深いレベルで自分を見つめ直し，人生について新しい理解を得ることができるといわれる

4. 疾病に対する医療／D. 医療による健康被害

薬害（化学物質）

- 薬害の定義は決まっていないが，一般に，医薬品の有害な作用を無視・軽視した薬の不適切な使用の結果，多くの人が重大な健康被害を受け，**社会問題化**した場合をいう．
- 「避けられない副作用」は基本的には薬害ではないが，開発や承認，医療現場への情報提供などに瑕疵（かし）があった場合には，「薬害」となる．
- 薬害は，薬事行政の矛盾や厚生労働省・製薬企業の姿勢，日本の医療の矛盾・問題点などが集約された形で発生し続けているため，薬害問題について知ること，関心を持ち続けることが必要である．

● 日本における薬害

- ジフテリア予防接種による健康被害
- キノホルム製剤によるスモンの発生
- クロロキンによる網膜症
- **サリドマイド**による胎児の障害
- 解熱剤による**大腿四頭筋筋拘縮症**
- 血液製剤による**HIV感染**
- 血液製剤による**C型肝炎ウイルス感染**
- 陣痛促進剤による子宮破裂，胎児仮死，出生児の重度の脳性麻痺
- MMRワクチン接種による無菌性髄膜炎
- ヒト乾燥硬膜の使用による異常プリオン感染（**クロイツフェルト・ヤコブ病**）
- 安全対策が強化される前のゲフィチニブによる間質性肺炎

●薬害多発の社会的要因

- 国の薬事行政の矛盾(大企業追随，安全性軽視，天下りなど製薬企業との癒着)
- 安全性を軽視・無視した製薬企業の利益追求，大量生産・大量消費政策
- 医療従事者の認識不足(副作用情報の活用を怠るなど)

ウイルス性肝炎

ウイルス性肝炎とは，その原因の多くが肝炎ウイルスの感染によって生じるものである．感染は，医療による健康被害として引き起こされる事例があることに注意したい．

- 急性肝炎の発生頻度は，A型肝炎が最も多く(40%)，ついでB型肝炎(26%)，C型肝炎(8%)，その他(26%)になる．

●急性肝炎の原因別にみる経過と特徴

	感染経路	潜伏期間	劇症化	慢性化	そのほか
A型肝炎	水や食物を介した経口感染	2～6週間	まれ	ない	とくに生ガキや井戸水を介し，流行性肝炎の原因にもなる．
B型肝炎	血液や体液を介した感染	1～6か月	1～2%	まれ*	幼児期以降の感染では基本的に慢性化はない．B型肝炎ウイルス感染者にのみ感染するD型肝炎ウイルスと重複すると重症な肝炎になる危険性がある
C型肝炎		1～4か月	まれ	70%	以前は**非衛生的な医療機関**，**審査の甘い輸血**などで多くの感染者が生じたが，新たな感染者は低下傾向にある．

*近年，欧米型のB型肝炎ウイルスによる急性肝炎においては，慢性化傾向がみとめられており，注意が必要である．

- B型肝炎とC型肝炎は，血液や体液を介した感染が主であり，ここには**針刺し事故**，**輸血**といった医療行為が含まれる．
- 現在は，輸血前のHBV (B型肝炎ウイルス)，HCV (C型肝炎ウイルス) 抗体スクリーニングが確立されている．その結果，輸血後 のB型・C型の急性肝炎は激減している．
- 輸血や献血時の感染は減っているものの，母子の垂直感染や性交渉による感染の確率がゼロではないことに注意が必要である．

症状

肝細胞の大量壊死・肝臓の崩壊による肝機能低下が生じるため，以下の症状があらわれる.

- 食欲不振，嘔気・嘔吐，黄疸，全身倦怠感など（ときに発熱，悪心，関節痛，心窩部痛，発疹など）
- しばらくすると黄疸を生じ，尿の色は褐色調となる．多くの場合，黄疸がピークになるころ肝炎は沈静化に向かう時期であり，倦怠感，食欲は改善傾向となる.
- 宿主・個体によって2～3日の風邪・感冒症状ですむ例から，重症の肝炎症状を呈する例までさまざまだが，劇症肝炎の発症に注意する.
- 急性ウイルス性肝炎により生じる症状は，基本的には肝炎の型による大きな違いはない.

検査・診断

AST，ALT，プロトロンビン時間，総ビリルビンの数値をもとに診断が行われる.

- 上記のいずれの項目においても否定的な結果が出れば，飲酒，薬剤，その他のウイルスなどの可能性もあり，精査が必要となる.

AST：Aspartate Transaminase（アスパラギン酸アミノ基転移酵素）

ALT：Alanine Transaminase（アラニンアミノ基転移酵素）

●ウイルス性肝炎の血液検査項目

項目	内容
AST，ALT	肝細胞に含まれている酵素．肝細胞が壊されると中から放出されて血管に流れ出す．肝細胞の破壊の程度を知ることができる
プロトロンビン時間	血液の凝固能を示す．血液凝固タンパクの肝臓における産生能を知ることができる．このタンパクは代謝がきわめて早く，リアルタイムで肝臓の合成能を知ることができる
ビリルビン	解毒能を示す．いわゆる黄疸の指標となる

治療

- 多くの場合，自然治癒し，肝臓はもとに戻るため，対処療法と安静，補液（ブドウ糖中心）が中心となる.
- 劇症肝炎となった際は血漿交換，人工肝補助療法，肝移植などの特殊療法が行われる.

院内感染

- 通常の生活の中で細菌やウイルスなどの病原体に曝露・感染・発病した場合を市中感染というのに対して，病院内での病原体への感染は，すべて**院内感染**という．

- 病原体によって発病までの潜伏期間が異なるが，一般に入院して**3日目（48時間以上）以降**に発病した場合を院内感染とみなす．

- 病院には，悪性腫瘍など消耗性疾患の患者や，手術などの感染リスクの高い処置を受けた患者，また化学療法や，臓器移植後に免疫抑制薬の投与を受け感染防御能が低下している患者など，さまざまな病原体の感染に対する抵抗力が低下した，いわゆる易感染性宿主が多い．病院は，感染症が発生しやすい特殊な環境だといえる．

●院内感染を引き起こす病原体

- ウイルス（インフルエンザ，麻疹，水痘など）
- 食中毒菌（サルモネラ，病原性大腸菌O-157など）
- 抗生物質の効きにくい耐性菌[メチシリン耐性黄色ブドウ球菌（MRSA），多剤耐性緑膿菌，バンコマイシン耐性腸球菌など]
- 結核菌
- レジオネラ菌
- 真菌（カンジダやアスペルギルスなど）
- ダニ（疥癬など）

■消毒と滅菌

- 消毒とは，医療機器などの対象物に付着している病原性のある微生物を，害のない程度まで減らすことである．

- どの病原性微生物を，どのくらい減らすかによって，高水準消毒・中水準消毒・低水準消毒，のいずれかに分かれる．

- 高水準消毒（滅菌）は，無菌性を達成するためのプロセスのこと．
＝いかなる形態の微生物をも，完全に除去，または殺滅させること．

- 滅菌の方法には，高圧蒸気滅菌，酸化エチレンガス滅菌，過酸化水素ガスプラズマ滅菌がある．

●滅菌と消毒の分類

滅菌	目的：いかなる形態の微生物をも完全に排除または死滅させる 方法：高圧蒸気滅菌，酸化エチレンガス滅菌，過酸化水素ガスプラズマ滅菌
高水準消毒	目的：芽胞が多数存在する場合を除き，すべての微生物を死滅させる 方法：グルタラール，フタラール，過酢酸， 高濃度（1,000ppm）次亜塩素酸への20分以上浸漬
中水準消毒	目的：芽胞以外の結核菌，栄養型細菌，多くのウイルス，真菌を殺滅する 方法：消毒用エタノール，イソプロパノール，ヨードホール， 次亜塩素酸ナトリウム，フェノール（クレゾール）
低水準消毒	目的：ほとんどの細菌，ある種のウイルス，真菌は殺滅するが，結核菌や芽胞などを殺滅しない 方法：第四級塩化アンモニウム塩，クロルヘキシジン，両性界面活性

●スポルディングの分類

器具分類	使用用途	最終処理分類例
クリティカル器具	無菌の組織や血管に挿入するもの	滅菌： 手術用器具，循環器または膀胱留置カテーテル，移植埋め込み器具，針など
セミクリティカル器具	粘膜または健常でない皮膚に接触するもの	高水準～中水準消毒： 呼吸器系療法の器具や麻酔器具，軟性内視鏡，喉頭鏡，気管挿管チューブ，体温計など
ノンクリティカル器具	健常な皮膚とは接触するが，粘膜とは接触しないもの	低水準消毒または洗浄： 血圧計のマンシェット，ベッド柵，リネン，食器，テーブルの表面，聴診器など

針刺し事故

- **針刺し事故**とは，医療従事者が他者の血液などで汚染された器具で外傷を受けることを指すが，傷そのものより，血液などを介した感染が大きな問題となる．
- 血液などを介して感染する代表的な疾患としてはB・C型肝炎，AIDS，成人T細胞白血病，梅毒などがあげられるが，血液を介して感染する未知の病原体が存在することも考えられる．
- 事故の予防にあたっては，感染のおそれがある人を特定するのではなく，スタンダードプリコーションに則り，「すべての血液には感染のおそれがある」と認識して予防対策を立て，事故に対応することが必要である．

■針刺し事故の予防

●針を取り扱う場合の注意点

1．針を持って歩かない．ポケットに入れない．
2．サンダルではなく，靴をはく．
3．針を人に向けない．手渡ししない．
4．注射器は持ち替えない．
5．使用済みの針はリキャップせず，使用後直ちに廃棄する．
6．使用済みの針は使用者自身の手で感染性廃棄物容器か帯用の針廃棄容器に直ちに廃棄する．廃棄時は，容器の中にしっかり廃棄できていることを確認する．
7．針を捨てる容器は利き手側の安定した位置に配置する．
8．針を取り扱う場合は，針を素手で取り扱わずに，手袋を使用する．
9．注射の準備，施行，片づけの最中の人にはできるだけ声をかけない．
10．点滴使用後の針（翼状針など）を点滴ボトルのゴム部に刺さない．
11．翼状針は，最後まで針を収納したことを確認してから，感染性廃棄容器に廃棄する．

●針廃棄専用容器の管理

1．廃棄容器は使用中倒れないように管理する．
2．80％程度まで入ったら，蓋をしっかりと閉めて交換する．
3．針廃棄専用容器に手を入れたり，中身を他の容器に移し替えたりしてはいけない．

■針刺し事故発生時の対応

- 事故が発生したら，そのことを責任者に報告するとともに，直ちに傷口から血液を押し出すようにしながら水道水で十分洗浄したあと，消毒用エタノールまたはヨードで消毒する．
- 傷口がない場合にも流水で十分洗浄したあと，消毒を行う．
- 受診者が特定できる場合には特定後に感染症の有無について検査を行うが，検査に当たっては受診者への説明と同意が必要となる．
- 受診者が特定できない場合や，受診者が血液検査を強く拒否した場合の対応についても，事前に定めておく必要がある．
- 受傷者は血液検査を実施し，HBs抗原，HBs抗体，HCV抗体など，またGOT，GPT，γ-GTPなどを検査する（血液を介した感染症の中では，B型肝炎の感染力が最も強いとされるため，感染のリスクが高いと判断されたらHBIGを使用する）．

5. 呼吸機能／A. 呼吸器系の疾患の病態と診断・治療

呼吸不全

酸素をからだに取り入れて，体内でできた炭酸ガスを体外に放出する（ガス交換）という肺の本来の働きを果たせなくなった状態を**呼吸不全**という．

●呼吸不全の種類

	代表的な疾患	酸素療法の目的
Ⅰ型呼吸不全	• 重症肺炎 • 急性呼吸窮迫症候群 • 肺血栓塞栓症 • 間質性肺炎や心不全など慢性疾患の急性増悪	吸入酸素濃度を高めることにより，十分な酸素を得て，低酸素症を回避する
Ⅱ型呼吸不全	• COPDなど慢性呼吸不全の急性増悪 • 気管支喘息発作 • ギランバレー症候群や重症筋無力症などの神経筋疾患	吸入酸素濃度を高めることにより，十分な酸素を得て，低酸素症を回避する ＋ 換気不全で二酸化炭素が貯留することによるCO_2ナルコーシスを予防する

●呼吸不全の種類

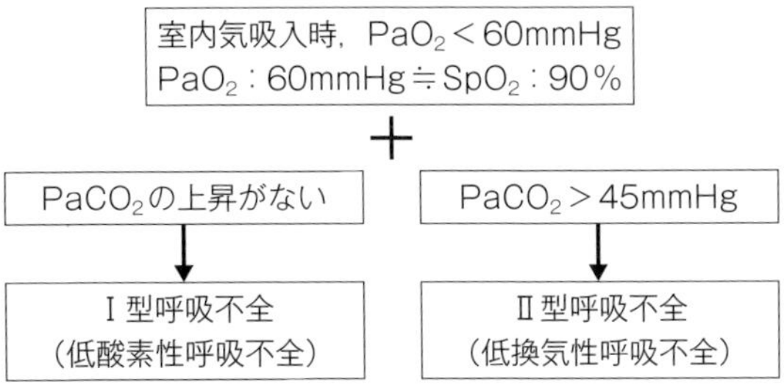

室内気吸入時，$PaO_2 < 60mmHg$
PaO_2：60mmHg≒SpO_2：90％

＋

- $PaCO_2$の上昇がない → Ⅰ型呼吸不全（低酸素性呼吸不全）
- $PaCO_2 > 45mmHg$ → Ⅱ型呼吸不全（低換気性呼吸不全）

- **呼吸不全**は低酸素血症という**客観的な病態**（PaO_2低下）を指すが，**呼吸困難**はあくまでも「患者が息苦しさを感じる」という**主観的な病状**であることを念頭に置く必要がある．
- 呼吸困難・息苦しさの原因の約80％が，呼吸器と循環器の２つにある．
- 低酸素血症以外でも，患者の息苦しさには深刻な原因が潜んでいる可能性があり，注意が必要である．

■呼吸困難の分類

●呼吸困難の発症様式とおもな病態

発症様式	おもな病態
突発性呼吸困難	自然気胸，胸膜炎，肺炎（大葉性），肺塞栓症，過換気症候群など
発作性呼吸困難	気管支喘息，心臓喘息 ※発作のあるときにだけ，異常があらわれる．
持続性呼吸困難	慢性気管支炎，慢性肺気腫

●呼吸困難の原因

原因	症状や疾患，事故など	問題の所在
呼吸器	気道内異物（食べ物をのどにつまらせたなど），COPD（慢性閉塞性肺疾患），喘息，肺炎，胸膜炎（肺の表面をおおう胸膜の炎症）	ガス交換
循環器	心不全，弁膜症（心臓の弁に異常がある病気），先天性心疾患，虚血性心疾患（心筋梗塞や狭心症など）	酸素の全身への運搬

●呼吸器が原因である場合の考え方

酸素化と換気に分けて考える

①酸素化障害の場合　＝SpO_2が低下する

➡吸入酸素濃度を増やすことが必要

②換気不全　＝$PaCO_2$が上昇する（意識レベルの低下）

➡換気補助が必要（非侵襲的陽圧換気法[NPPV]，挿管人工呼吸器）

NPPV：Non-invasive Positive Pressure Ventilation（非侵襲的陽圧換気法）

●その他の疾患に原因がある呼吸困難

- 血液疾患：貧血（酸素を運搬する赤血球が減少）
- 内分泌疾患：甲状腺機能亢進症
- 神経・筋肉疾患：筋ジストロフィー，重症筋無力症，ALS（筋委縮性側索硬化症）
- その他：過換気症候群，更年期障害

閉塞性肺疾患と拘束性肺疾患

呼吸器疾患は，**閉塞性肺疾患**と**拘束性肺疾患**，その両方の特徴をもつ混合性肺疾患に分けられる．

●閉塞性肺疾患と拘束性肺疾患

	閉塞性肺疾患（Ⅱ型呼吸不全）	拘束性肺疾患（Ⅰ型呼吸不全）
病態	肺胞の破壊または，気管支内腔の狭窄による気道閉塞のための**呼気性呼吸困難** ➡**残気量増大**，肺活量変化なし	肺実質の減少または肺組織の硬化，胸郭の病変による肺の伸展障害のための**吸気性呼吸困難** ➡肺容量減少，残気量減少，肺活量減少
肺機能検査所見	**1秒率低下**（70%未満） %肺活量正常（80%以上）	1秒率正常（70%以上） **%肺活量低下**（80%未満）
咳嗽	**湿性咳嗽**	**乾性咳嗽**
肺雑音	**乾性複雑音（連続性複雑音）**	**湿性複雑音（断続性複雑音）**
おもな疾患	肺気腫，気管支喘息，慢性気管支炎，びまん性汎細気管支炎	肺実質病変： 肺水腫，肺線維症，塵肺，肺炎，間質性肺炎 肺実質外病変： 気胸，胸水，肥満，神経疾患
おもな治療と看護	**痰喀出促進**による気道浄化 去痰薬・気管支拡張薬の与薬，ネブライザー，体位ドレナージ，スクイージング，腹式呼吸，呼吸筋教強化訓練，口すぼめ呼吸，ハッフィングの指導，在宅酸素療法，間欠的陽圧換気法（IPPV）	**鎮咳**による安静・安楽の促進， 麻薬性鎮咳薬の与薬， 心不全合併の場合は心不全の治療， 起坐呼吸， 呼気終末陽圧（PEEP）

IPPV：Invasive Positive Pressure Ventilation（間欠的陽圧換気）

PEEP：Positive End-expiratory Pressure（呼気終末陽圧）

気管支喘息

気管支喘息は気道のアレルギー疾患で，「気道の慢性炎症を本態とし，臨床症状として変動性をもった気道狭窄（喘鳴，呼吸困難）や咳で特徴づけられる疾患（喘息予防・管理ガイドライン2015）」と定義されている．

- 自然に，あるいは治療により可逆性を示す気道狭窄は，気道炎症や気道過敏性亢進により起こると考えられている．
- 喘息の発症にはアレルゲン（抗原）の吸入や感染，気候，運動などの外性因子（環境因子）や，ストレス，自律神経の不安定さなどの内性因子が関与する．それらの誘発因子により，気管支喘息の基本的な病態である気道炎症と上皮傷害が起こり，気道の過敏性亢進を惹起すると考えられている．
- 気道炎症は，好酸球を代表とする多くの炎症細胞が関与して起こる．持続すると気管支平滑筋が収縮・肥厚したり，気道上皮が厚くなったりする気道構造の変化，気道リモデリングを引き起こし，治療に対し抵抗性が増すとともに非可逆性の気流制限をもたらす．

- 気道過敏性は，種々の刺激（感染，冷気吸入，運動など）に対して気道が反応する度合いを指す．
- 過敏性が亢進した気道に種々の悪性因子が作用すると，気管支平滑筋の収縮，気道粘膜の浮腫，気道分泌亢進による気流制限が生じ，喘息症状が引き起こされる．

症状

- 喘鳴，咳嗽，呼吸困難を主症状とする．
- 発作時の呼吸困難は吸気時より呼気時にみられ，呼気性の呼吸困難を呈する．しかし，症状が悪化すると吸気性の呼吸困難も合併する．
- 発作時は，主症状に加え呼吸回数の増加，鼻翼呼吸，起坐呼吸などの症状が出現する．

●正常な気道と喘息の気道

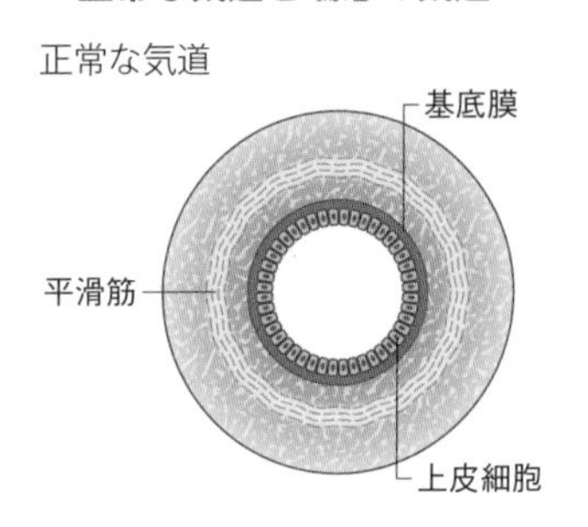

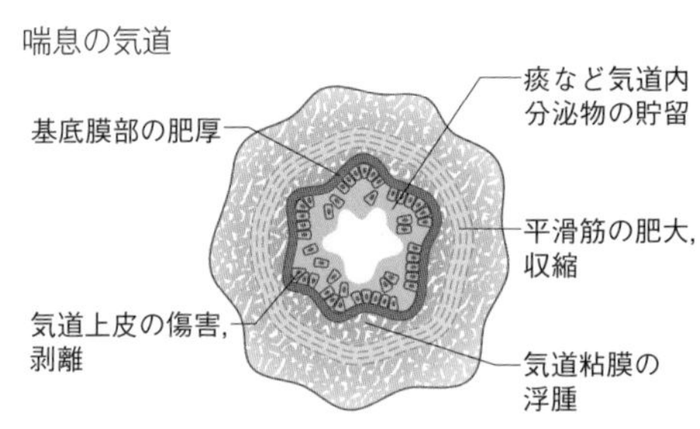

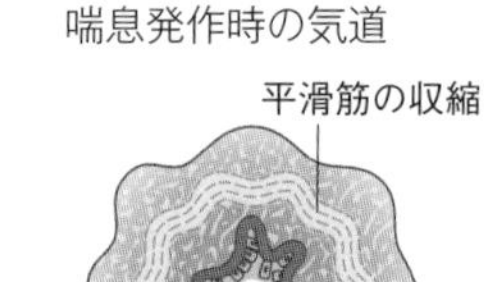

- 発症初期で症状に喘鳴や呼吸困難を認めない状態では診断に苦慮することも少なくないが，診断の遅れは治療・管理を遅らせ，喘息の慢性化，重症化をきたす可能性がある．早期の診断，発見が重要である．
- SpO_2 が90％以下である場合は喘息の**大発作**であり，起坐位を保って呼吸を安楽にし，水分補給や気管支拡張薬などを（**経静脈的**）**点滴**で投与する．大発作も含め，発作の強度（レベル）は，以下のようなポイントから見極めることができる．

●喘息の発作強度と症状および治療

発作強度	喘息・胸苦しい	軽度（小発作）	中等度（中発作）	高度（大発作）	重篤
発作治療ステップ	ステップ1		ステップ2	ステップ3	ステップ4
呼吸困難	急ぐと苦しい 動くと苦しい	苦しいが， 横になれる	苦しく，横になれない	苦しくて動けない	呼吸減弱， チアノーゼ， 呼吸停止
動作	ほぼ普通	やや困難	かなり困難 かろうじて歩ける	歩行不能 会話困難	会話不能， 体動不能， 錯乱，失禁， 意識障害
SpO_2	96％以上	96％以上	91～95％	90％以下	90％以下
治療	β２刺激薬の 吸入頓用 テオフィリンの頓用	β２刺激薬の 吸入頓用 テオフィリン の頓用			
自宅治療可， 入院， ICU管理	自宅治療可	自宅治療可	緊急外来 ・1時間で症状が改善すれば帰宅 ・2～4時間で反応不十分 ・1～2時間で反応なし 入院治療 ➡高度喘息症状治療へ	緊急外来 ・1時間以内に反応がなければ入院治療 ・悪化すれば重篤症状の治療へ	直ちに入院 ICU管理

・肺の機能や呼吸の様子の観察

1. 肺コンプライアンス（肺の膨らみやすさ）

●肺コンプライアンスを規定する因子

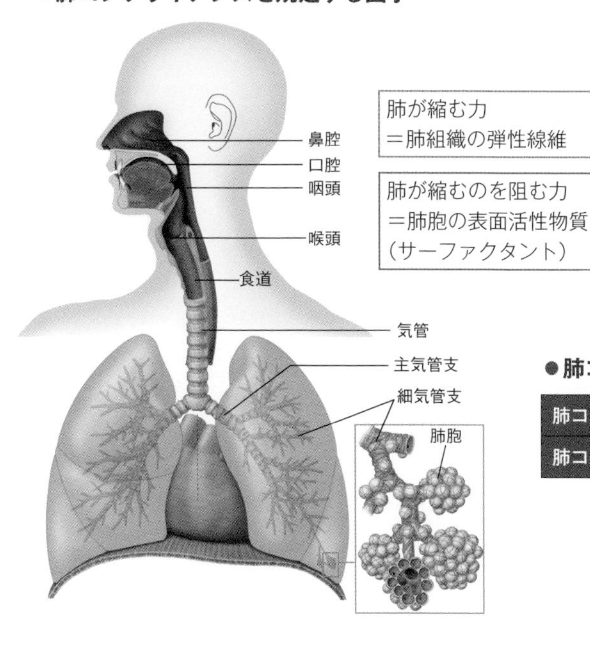

肺が縮む力
＝肺組織の弾性線維

肺が縮むのを阻む力
＝肺胞の表面活性物質
（サーファクタント）

肺コンプライアンスが決定

●肺コンプライアンスの変化を招く疾患

肺コンプライアンスの低下	間質性肺炎，ARDS，左心不全
肺コンプライアンスの上昇	COPD

2. 動脈血ガス分析データの基準値と変動

項目	基準値	変動	考えられる要因と病態	
$PaCO_2$	40±5mmHg	上昇	低換気，発熱等によるCO_2産生亢進	呼吸性アシドーシス
		低下	過換気，低体温などによる代謝抑制	呼吸性アルカローシス
PaO_2	80～100mmHg	低下	低換気，拡散障害，逆シャント PaO_2 60mmHgは呼吸不全	末梢低酸素による代謝性アシドーシス
pH	7.4±0.05	上昇	pH 7.45 < アルカローシス	
		低下	pH 7.45 > アシドーシス	
HCO_3^-	24±2 mEq/L	上昇	嘔吐，低カリウム血症，脱水	代謝性アルカローシス
		低下	下痢，高カリウム血症など	代謝性アシドーシス
BE（ベースエクセス）	0±2 mEq/L	上昇	BE > 2：代謝性アルカローシス	
		低下	BE < -2：代謝性アシドーシス	

■ CO_2ナルコーシス

呼吸は血液の酸と塩基のバランスに影響しており，血液中の二酸化炭素濃度が高くなりすぎる（高二酸化炭素血症）と，頭痛，自発呼吸の減弱，傾眠や昏睡といった意識障害，血中pHの低下が起こる．この状態を**CO_2ナルコーシス**とよぶ．

- CO_2ナルコーシスとは，閉塞性換気障害により高二酸化炭素血症になっているときに高濃度酸素吸入を行うと，二酸化炭素分圧が高いことに慣れて中枢化学受容器が反応しなくなっているところに，急激な酸素分圧の上昇に末梢化学受容器が反応する結果，二酸化炭素分圧がますます上昇してしまうことをいう．
- 呼吸抑制が進み呼吸停止が起こる危険性がある．

肺循環障害（肺高血圧，肺塞栓症）

肺循環障害には，**肺高血圧症**，**肺塞栓症**などがある．

■ 肺高血圧症

肺高血圧症とは，換気障害が生じ，血管の抵抗が上がる際に，肺全体がうまく換気できないことで肺の血圧が上がってしまう状態である．

- 肺では喚気が十分にできないと，肺胞のまわりの血管が収縮して，その部分の血圧が上がり，血管の抵抗が上がる．
- 換気障害を起こしている血管が局所的であれば，その部分の抵抗を上げて，換気できるところに血液を流せばいい．しかし，全体がうまく換気できないと肺の血圧が上がってしまう．

治療

肺高血圧症の治療方法は，原因によって異なる．

- 原因が換気障害の場合，酸素療法が選択される．
- 原因が肺血栓（肺塞栓）の場合，おもに薬物療法が選択される．抗凝固薬で悪化を防ぎつつ，利尿薬で体内水分を減らし，血管拡張薬で血管を広げていく．

■ 肺塞栓症（PTE）

肺塞栓症（PTE）とは，静脈系で出来た血栓（塞栓子）が肺で塞栓を起こすことである．

- 動脈と比べ，静脈では血液の流れが遅く，血液停滞は静脈で起こりやすく，血栓が生じやすい．
- 静脈系で生じた血栓（塞栓子）は静脈を流れ，太い大静脈に集められ，右心房，右心室と広い管腔を通るが，肺動脈に入るとその先は狭い毛細血管となるため，そこで塞栓を起こしてしまうため，肺塞栓となる．
- 肺循環障害：肺塞栓は，肺性心疾患（肺性心）の原因の１つとなっている．
- 肺性心疾患：呼吸器系異常の結果として生じた，おもに右心室の拡大・肥大を伴う障害である．右心系の心不全は呼吸困難，浮腫を引き起こす．

PTE: Pulmonary Thromboembolism（肺血栓症）

症状

急性入血栓塞栓症	• 呼吸困難，胸痛，頻呼吸などが急激に発症する • 失神，低心拍出量によりショック状態をきたすこともある
慢性肺血栓塞栓症	• 徐々に進行する呼吸困難が主症状． • 進行例では，浮腫み，頸動脈怒張などの右心不全症状
梗塞合併例	血痰，咳嗽，発熱，深呼気時に増強する胸痛

検査・診断

- 急性肺血栓塞栓症では「改訂ジュネーブ・スコア」により，PTEの可能性を探り，その可能性に応じて検査を行う．
- 動脈血ガス分析，胸部Ｘ線検査，Ｄダイマー測定，心臓エコー検査，造影CT検査，肺血流シンチグラムが重要な検査である．

治療

急性入血栓塞栓症	ショックや低血圧が伴わないもの	抗凝固療法(ヘパリン，ワルファリンカリウム)
	ショックや低血圧を伴うもの	呼吸管理(酸素療法，人工呼吸管理)，循環管理(カテコールアミン，経皮的心肺補助装置)を実施し，抗凝固療法，血栓溶解療法，血栓除去術.
慢性入血栓塞栓症	抗凝固療法．血栓内膜摘除術	

気胸

肺の一部に「ブラ(ブレフ)」とよばれる袋状のもの(肺嚢胞)ができ，壊れて，胸腔内に空気がたまり，肺が縮んでしまった状態を**気胸**という.

- 交通事故などの明確な原因がなく，突然発生するものを自然気胸とよぶ.
- ブラ(ブレフ)は必ず破れるわけではなく，破れる原因は別にあると考えられている．破れる原因は不明な点が多いものの，ストレスや喫煙習慣などが指摘されている.
- 発生率は，人口10万比40～50人といわれている.
- 圧倒的に男性に多く，年齢層は10～20代で背が高く痩せた人に多く発症する.
- 喫煙，姿勢の悪さ，ストレス，睡眠不足などが発症のリスクを高める.

自然気胸	原発性自然気胸	
	続発性自然気胸	悪性腫瘍，肺感染症，肺線維症，気管支炎，脳梗塞など
外傷性気胸	外傷性気胸	鋭的：刺創，銃創など 鈍的：肋骨骨折，気管支壁の裂傷など
	医原性気胸	中心静脈カテーテル挿入時，気管切開術時，人工呼吸器管理中など
その他	月経随伴性気胸，マルファン症候群，人工気胸など	

症状

1. 初期の症状

- 胸痛，呼吸困難，咳である.
- 発症の初期段階は症状が強く，その後，軽くなっていく傾向がある.

2. 進行時の症状

- 空気が大量に漏れると，肺がしぼみ，さらに心臓を圧迫して，チアノーゼ，不整脈，血圧低下などが起こり，危険な状態に陥ることもある.

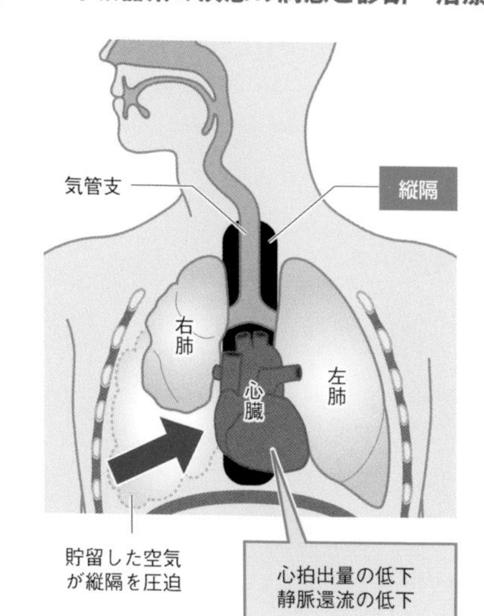

治療

- 自然治癒：
  気胸の治療の基本である．無理な姿勢や運動，呼吸をせず，安静にするのみで自然治癒を待つ.
- 胸腔ドレナージ：
  胸腔にドレーンを挿入し，脱気する.

●胸腔ドレナージ

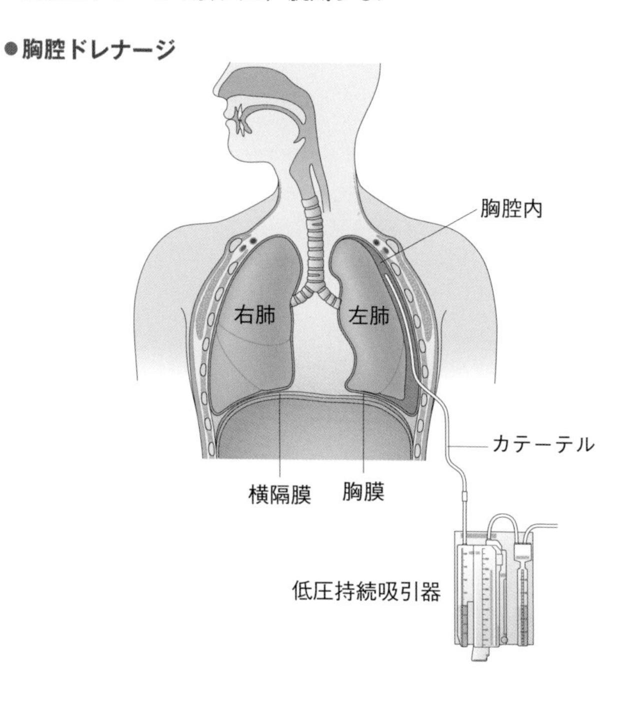

●チェスト・ドレーン・バッグ

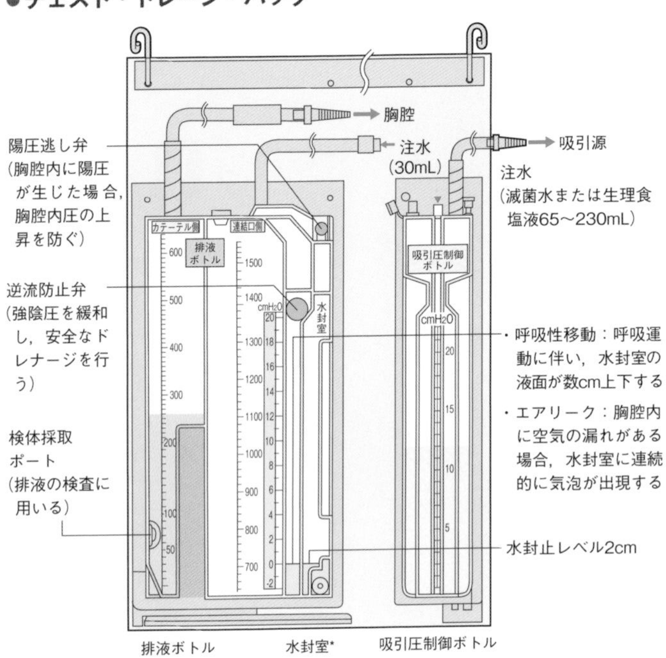

＊水封室：water seal(ウォーターシール)の機能は，胸腔内の陰圧により外から空気が胸腔内に吸い込まれるのを水で栓をして防止する機構である

●三連ボトルシステム

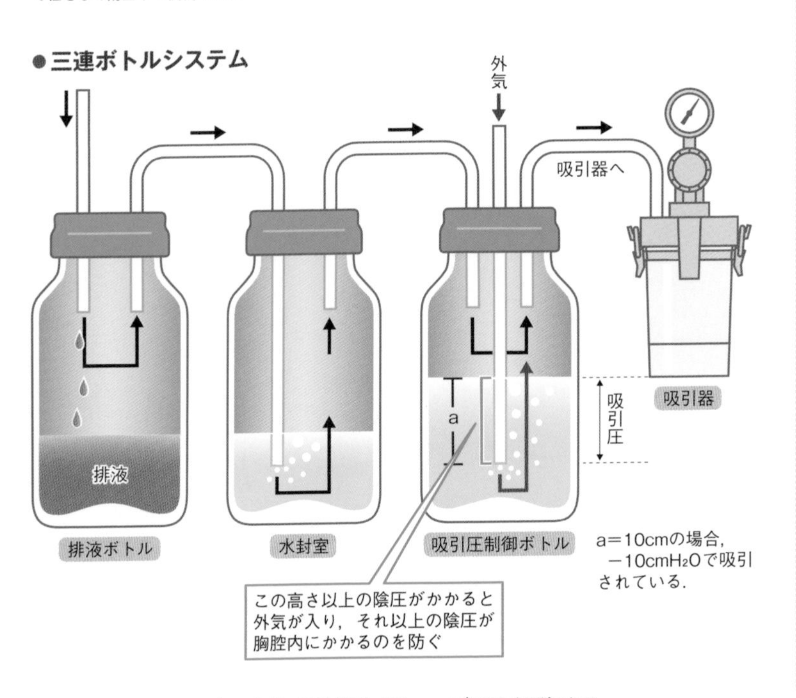

• 手術：胸腔鏡下肺のう胞切除術を行い，ブラを切除する．

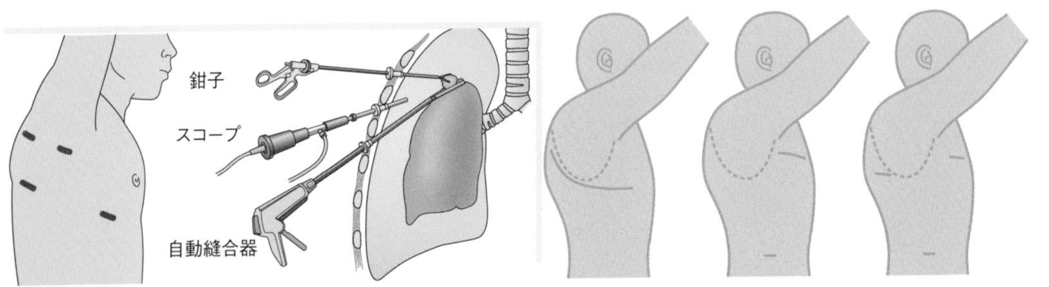

腫瘍(肺癌，中皮腫)

■肺癌

肺癌は，気管支および肺実質から発生する悪性腫瘍である.

- 肺を原発巣とするものを原発性肺癌，他の臓器からの転移によるものを転移性肺腫瘍という.

- 危険因子として，喫煙，受動喫煙，アスベスト，大気汚染，放射線曝露などが指摘されている．とくに喫煙の影響は大きく，喫煙者は非喫煙者に比べ，男性で4.5倍，女性で4.2倍リスクが高まる.

- COPD (慢性閉塞性肺疾患) や間質性肺炎などの肺疾患も危険因子とされているが，詳細な肺癌の発生機序は明らかになっていない.

- 組織学的には，大きく小細胞癌と非小細胞癌に分類される．非小細胞癌はさらに扁平上皮癌，腺癌，大細胞癌などに分類される．それぞれ特徴は異なり，TNM分類による病期や患者のQOLを考慮したうえで治療法が選択される.

- 肺癌で最も多いのは**腺癌**で，喫煙との関係は少なく，**非喫煙者**や**女性**に多く，最も予後が悪いのは小細胞癌である.

＜TNM分類＞
治療をする際の目安とするために，その癌がどの程度進行しているのか(病期)で，癌を分類する方法.
T：原発の癌の広がり(深達度など)
N：癌細胞のリンパ節への転移の有無と広がり
M：原発の癌から離れた臓器への遠隔転移

●肺癌の分類

	組織分類	好発部位	特徴		
			喫煙との関連	治療法	その他
小細胞肺癌(約15%)	小細胞癌	肺野 肺門部	大きい	化学療法 ＋放射線療法	・増殖が速く転移しやすい ・治療効果が高いことが多い ・自覚症状が出やすい
非小細胞肺癌(約85%)	扁平上皮癌	肺門部	大きい	手術療法 ＋化学療法 ＋放射線療法 ※病期による	自覚症状が出やすい
	腺癌	肺野	あり		・肺癌の中で最多(約40%) ・自覚症状に乏しい
	大細胞癌	肺野	あり		自覚症状に乏しい

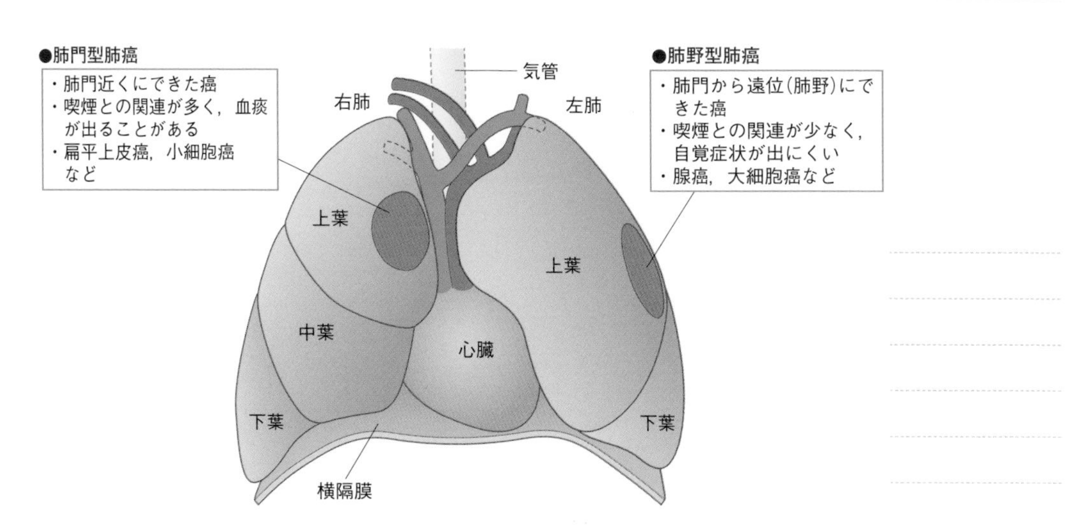

症状

- 咳嗽や呼吸困難，血痰，胸痛などを主症状とし，転移を認める場合は，神経症状や局所疼痛などがみられることもある．

- 肺癌は神経組織の圧迫など，肺の周囲にさまざまな影響を与える．

- パンコースト型肺癌や，右頸部の腫瘤による圧迫で生じる上大静脈症候群では，頸静脈の怒張や顔面・上肢の浮腫がみられる（**ホルネル症候群**）．

	症状
ホルネル症候群	• 上肢神経が圧迫されての，肩から腕に痛みやしびれ • 頸部の交感神経への刺激による眼瞼下垂，縮瞳，眼球陥凹，発汗減少
パンコースト症候群	• 上肢神経の圧迫が引き起こす，患側の上肢痛やしびれ（知覚障害），運動麻痺，筋萎縮 • 脈管の圧迫による上皮の浮腫
上大静脈症候群	• 上大静脈の閉塞による，顔面浮腫，頸静脈の怒張，上腕の浮腫，上半身表在性静脈の怒張 • 腫瘍の縦隔への浸潤や，縦隔リンパ節の腫大による圧迫

治療

手術療法，化学療法，放射線療法の集学的治療（複数の方法を併用する治療）が適応となる．治療法の選択は病期によって変化する．

- 全身麻酔下で行う外科的治療法．腫瘍の位置により，肺の部分切除となる場合や全摘となる場合がある．

- 身体侵襲を低減させるために胸腔鏡を併用した術式が選択されることも多く，近年ではロボット支援下での手術も行われている．肋間からのアプローチとなるため，呼吸に伴う疼痛が出現しやすい．

■ **中皮腫(胸膜中皮腫)**

- 石綿(アスベスト)関連疾患で，壁側胸膜の中皮細胞に由来する胸膜の悪性腫瘍.
- 職業性に石綿(アスベスト)に曝露されてからの潜伏期は30～40年と長く，非職業性の低濃度曝露でも発症する.

症状

- 初期はほとんど無症状である.
- 胸膜浸潤による咳嗽，胸痛，胸水貯留による息切れ，呼吸困難などが生じる.

検査・診断

- 胸部X線および胸部CTで不整な，胸膜肥厚像や石灰化，原因不明の胸水が検査所見としてみられることがある.
- 胸膜生検や手術による組織診が確定診断となる.

治療

- 病期によって，手術，放射線治療，化学療法(抗癌剤)の単独または併用療法が行われる.
- 従来は進行例では予後不良であったが，薬物療法の進歩で予後の改善が期待されている.
- 化学療法は，ペメトレキセドとシスプラチンの２剤併用療法が標準である.

MEMO

6. 循環機能／A. 心臓の疾患の病態と診断・治療

先天性心疾患

心臓における先天性疾患には，以下の４種類がある．

● **心臓における先天性疾患**

<心房中隔欠損症>

心房中隔欠損

酸素化血

静脈血

欠損口を通して左心房から右心房へ血液が流れ込み，酸素を多く含んだ肺静脈血の一部がもう一度右心室肺動脈を流れ，右心室肺動脈が拡大する

<心室中隔欠損症>

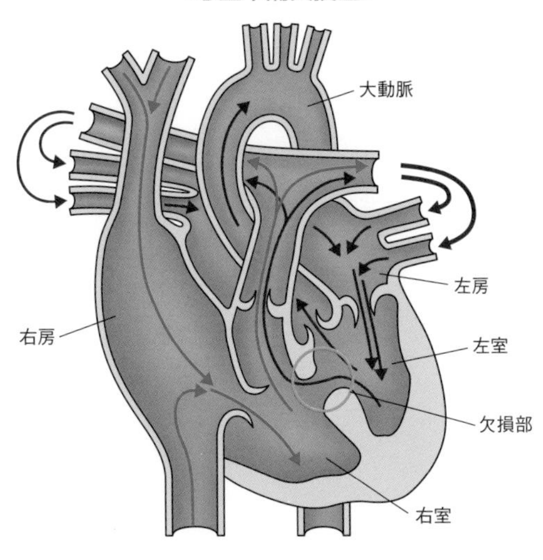

左心室と右心室の間の壁に小さい孔が開いている．血液は一部，左心室から右心室へ逆流する

<動脈管開存症>

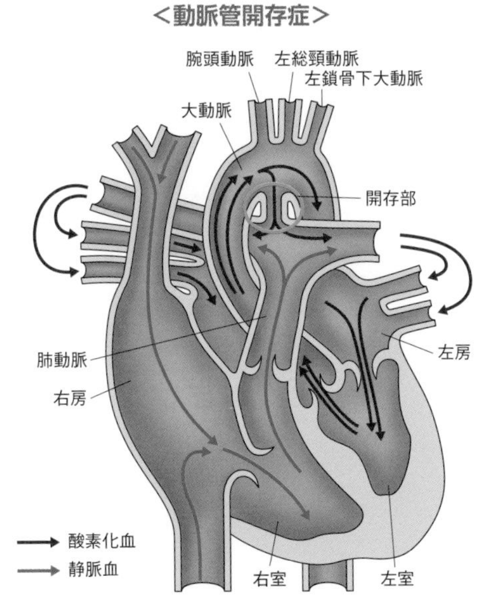

大動脈と肺動脈の間に連絡（ボタロー管）がある．血液は一部，大動脈から肺動脈へ逆流する

<ファロー四徴症>

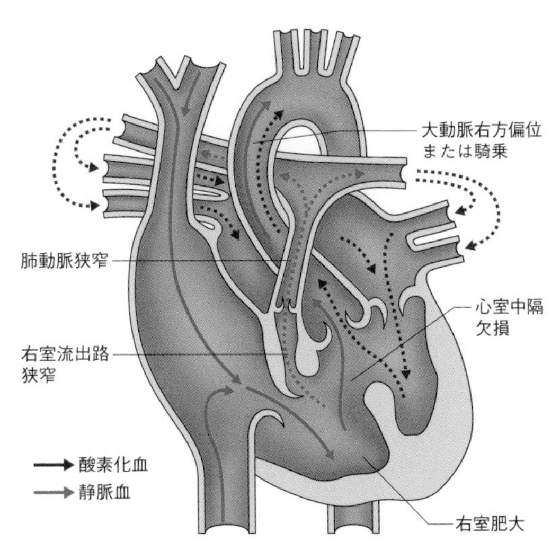

大動脈が，左右の心室にまたがっていて，心室中隔の上部に，大きな孔がある．肺動脈が細い

• 先天性心疾患は，チアノーゼ性かどうかによって，以下に分類される．

分類	チアノーゼとの関係	具体的な疾患
チアノーゼ性心疾患	静脈血が動脈系に流れ込んで混ざり，動脈血の酸素含量が少なくなる ➡この血液が全身に流れ，チアノーゼを引き起こす	ファロー四徴症，大血管転位症， 総肺静脈環流異常症， 両大血管右室起始症， アイゼンメンゲル症候群など
非チアノーゼ性心疾患	動脈血が静脈系に流れ込んで混ざり，動脈血の酸素含量に変化はない． ➡チアノーゼは引き起こされない	心室中隔欠損症，心房中隔欠損症， 動脈管開存症，肺動脈狭窄症， 大動脈縮窄症など

■チアノーゼ

チアノーゼとは，末梢血で**還元ヘモグロビン**量が5g/dL以上(酸素不飽和度6.5vol% 以上)の状態をいう．

• チアノーゼでは，皮膚の粘膜が**紫色**，暗青色または暗藍色にみえる．

• 「呼吸器疾患」「循環障害」および「異常ヘモグロビン」が原因．

• 肺や心臓の病気の多くは，血液中の酸素濃度低下の原因となり，血管や心臓に先天的異常があれば，肺から戻り心臓に向かうべき血液が直接静脈や左心室に流入してしまい，チアノーゼを起こす．

分類	中心性チアノーゼ	末梢性チアノーゼ
病態	• 動脈血酸素飽和度(SaO_2)の低下 • ばち状指，多血症	• 血流遅延によって組織での酸素飽和度が低下するため，静脈血の還元ヘモグロビン量が増加 • 動脈血酸素飽和度(SaO_2)は正常
原因	• 心臓の異常 (先天性心疾患による**逆シャント**) • 肺機能異常(肺胞低換気状態など) • ヘモグロビン異常 (メトヘモグロビン)	• 心不全による心拍出量の低下 • 閉塞性動脈硬化症 • 血栓性静脈炎，静脈瘤 • 寒冷による末梢血管の収縮
観察部位	**口唇**・口腔粘膜，**爪床**	四肢末梢，顔面

※貧血だけでチアノーゼは起こらない．
※多血症はヘモグロビン量が多くなる分，還元ヘモグロビン量も増えるので，チアノーゼの原因となることがある．

●合併症

心不全	心収縮機能低下	薬物治療 心臓再同期療法
	肺動脈弁狭窄・逆流	肺動脈弁置換術
	三尖弁逆流	三尖弁形成術
	瘢痕化心筋	心筋切除術
不整脈	心房粗動・心房細動 心房頻拍・心室細動	薬物治療 植え込み型除細動器 カテーテルアブレーション 不整脈手術

●心内膜修復後の合併症の種類と原因

合併症	原因
心不全	左右短絡の遺残，弁逆流の遺残・続発， 弁狭窄の遺残・続発，心筋障害の遺残・続発，
感染性心内膜炎	
不整脈・突然死	伝導障害の遺残・続発，頻拍回路の遺残・続発 心不全による心筋障害
チアノーゼ	左右短絡の遺残
脳腫瘍	
血栓塞栓症	
肺高血圧	左右短絡の遺残，弁逆流の遺残・続発，弁狭窄の遺残・続発

- 手術療法によっても完治せず，以下のような症状・問題が成長してからあらわれる場合もある．

- 不整脈
- 心不全
- 立ちくらみ
- 足の浮腫
- 再手術

虚血性心疾患

■ 狭心症

虚血性心疾患は，心筋に酸素を供給している冠動脈の血流が不足することにより，心筋が一過性に虚血状態となって生じる．

- 胸痛発作が短時間でおさまり，冠動脈血流が再開したものを狭心症，冠動脈が閉塞して心筋壊死が生じたものを心筋梗塞という．

■ 急性冠症候群

アテローム の破綻が起こり，その場所に急激に血栓が生じ，冠動脈内腔が閉塞ないし，不完全閉塞する．**不安定狭心症**と**心筋梗塞**に分類される．

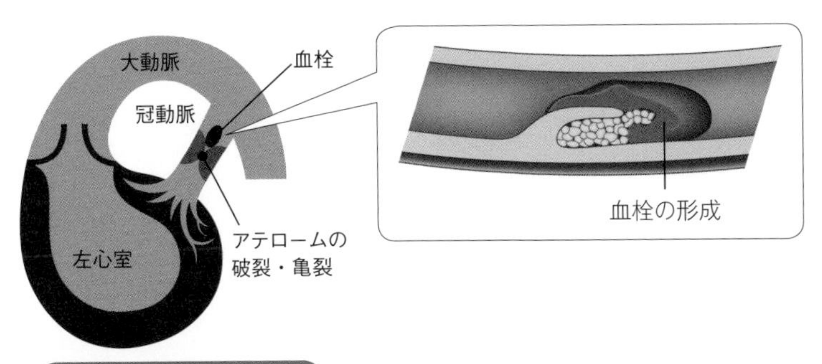

● **虚血性心疾患の危険因子**

• 加齢	• 性別(男性に多い)		• コレステロール代謝異常	
• 高血圧	• 喫煙	• 肥満	• 飲酒	• 糖尿病

• 狭心症の心筋虚血は可逆的で心筋壊死は生じない．冠動脈の血流不足の原因は，動脈硬化などによる器質的な冠動脈の狭窄である．

• 狭心症は，症状が1か月未満で悪化している(不安定である)か，1か月以上ではあるものの安定しているかで，**不安定狭心症**，**安定狭心症**と分けられる．

• 安定狭心症はさらに，安静時に生じる**安静狭心症**，運動時などの体に負担がかかったときに生じる**労作性狭心症**に分けられる．

● **労作性狭心症の冠動脈**

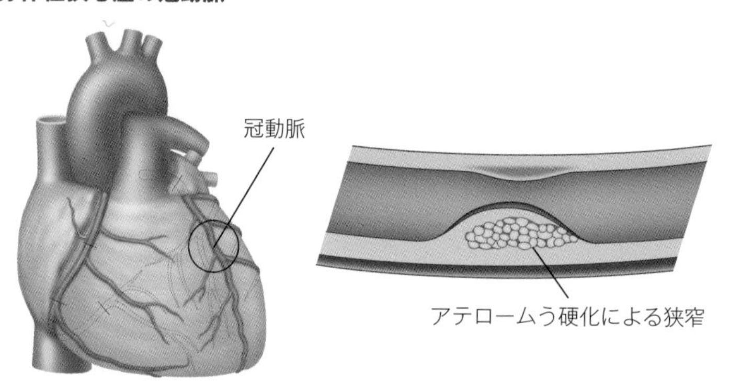

症状

心筋が一過性の虚血状態となり，胸の症状(痛み・圧迫感など)が出現するが，狭心症と心筋梗塞の違いに注意する必要がある．

● **狭心症と心筋梗塞の症状**

	不安定狭心症	心筋梗塞
症状の起こり方	突然	突然，前駆症状なし
症状	胸痛，心窩部痛，放散痛など	狭心症同様だが，強い症状
症状の持続時間	30分以内	30分～数時間
ニトログリセリンの効果	(多くは)著効	無効
心電図変化	ST低下，T波平坦	ST上昇，異常Q波
血液データの変化(CPK,CPK-MB,WBC)	変化なし	上昇
不整脈，心不全ショック	通常はない	しばしば合併する 三大合併症

検査

問診	典型的な狭心症であれば，70～80%が問診で診断できる
ホルター心電図	日常生活におけるどのような動作(労作)時に胸部症状と心電図の変化があるのかを，24時間連続して記録する
12誘導心電図	狭心発作による心電図の変化を観察する
運動負荷試験	• 狭心症は症状がない安静時には心電図に変化がないため，トレッドミルなどで運動負荷をかけて，心電図の変化や症状が出現するかを観察する • 原則として，安静時心電図が正常なときに行う
冠動脈CT	• 心電図と同期させてCTを撮影し，冠動脈の狭窄がないか確認する • 検査の結果，冠動脈の狭窄があり，狭心症が疑われる場合には心臓カテーテル検査を実施する • 非侵襲的で簡便であるが，頻脈や不整脈があると正確に評価できない場合がある
心臓カテーテル検査(冠動脈造影：CAG)	• 正確な診断のために必要不可欠な検査であり，造影剤とX線で冠動脈の形態を詳細に評価できる • カテーテルを大腿動脈や橈骨動脈から心臓まで挿入するため，出血などの合併症もある

●マスター2段階法

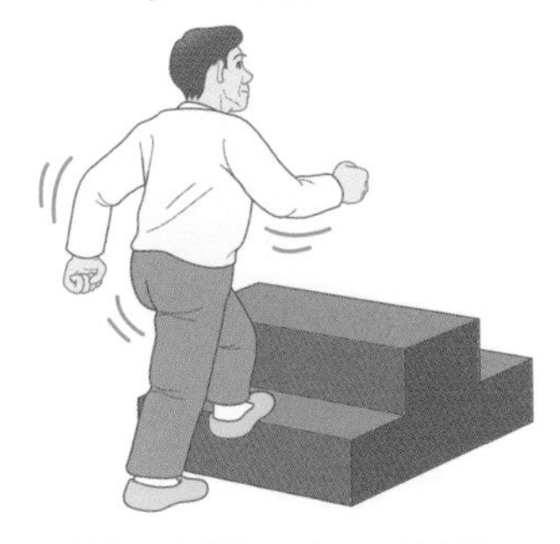

2段の階段を決まった時間と回数の分，昇降する

●トレッドミル法

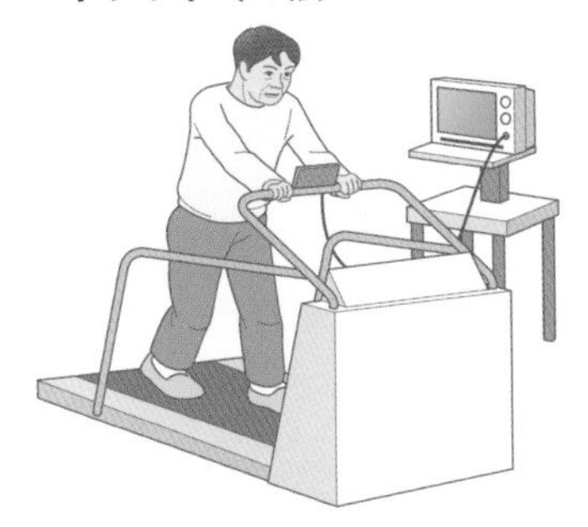

傾斜や速度の変わる歩行ベルトの上を歩く

●エルゴメーター法

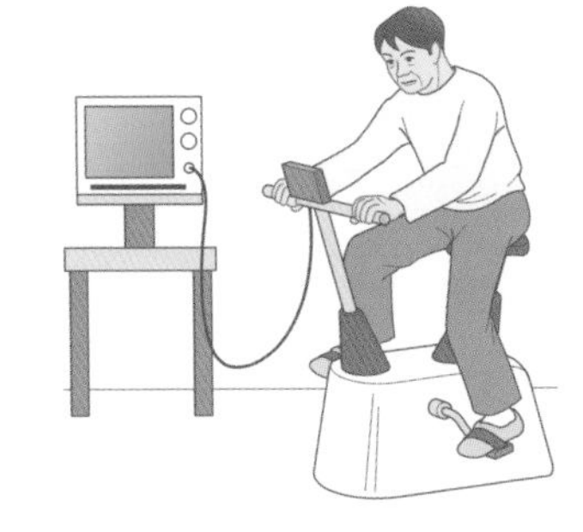

ペダルに一定の負荷を与えた自転車をこぐ

• 冠動脈CT：
心電図と同期させてCTを撮影し，冠動脈の狭窄がないか確認する．非侵襲的で簡便であるが，頻脈や不整脈があると正確に評価できない場合がある．検査の結果，冠動脈の狭窄があり，狭心症が疑われる場合には心臓カテーテル検査を実施する．

• 心臓カテーテル検査(冠動脈造影：CAG)：
正確な診断をするためには必要不可欠な検査であり，造影剤とX線で冠動脈の形態を詳細に評価できる．カテーテルを大腿動脈や橈骨動脈から心臓まで挿入するため，出血などの合併症もある．

CAG：Coronary Angiography (冠動脈造影)

治療

1.急性期

- 全身管理，安静，薬物療法（硝酸薬，抗血小板薬，抗凝固薬，強心薬など）

●薬物療法に使用する薬剤

血管を拡張させる薬	硝酸薬，カルシウム拮抗薬
血液をサラサラにする薬	抗血小板薬
心臓の負担を軽減させる薬	β遮断薬
コレステロールを下げる薬	スタチン
狭心症の症状が出現したときの薬	ニトログリセリン，硝酸イソソルビド

- 手術においては，経皮的冠動脈インターベンション（PCI），冠動脈バイパス術（CABG）が行われる．

①経皮的冠動脈インターベンション（PCI）：
心臓カテーテル検査で冠動脈に狭窄が見つかった場合，その部位の血管をバルーン（風船）やステントという金属で拡張させる治療．
- PCIはPTCA（Percutaneous Transluminal Coronary Angioplasty：経皮的動脈形成術）ともいう．

PCI：Percutaneous Coronary Intervention（経皮的冠動脈インターベンション）

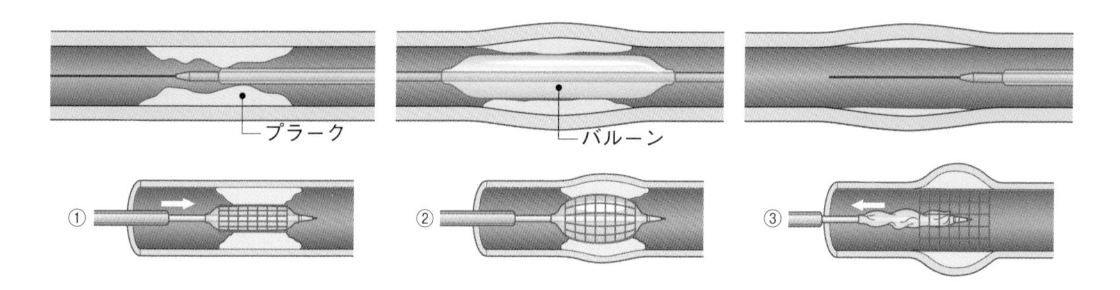

②冠動脈バイパス術（CABG）：
薬物療法やカテーテルによる治療が困難な場合に実施する．冠動脈の狭窄した部位よりも先に別の血管（グラフト）をつなげ，血流が少なくなっていた狭窄部位に多くの血液を流すことを可能にする．

CABG：coronary arterial bypass grafting（冠動脈バイパス術）

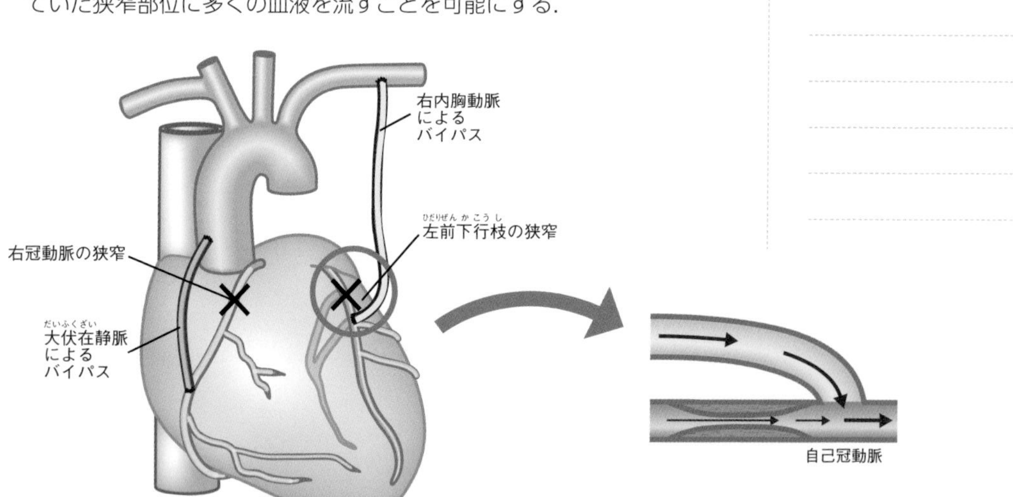

2. 回復期・慢性期(リハビリ期)

- 心臓リハビリテーション：
  - 医学的な評価, 運動プログラムの処方, 冠状動脈疾患の危険因子の是正, 教育, カウンセリングからなる長期的で包括的なプログラムである.
  - バイタルサインや心電図所見, 自覚症状の有無などを確認しながら, 安静度を上げていく.

- 再発予防：
  - 危険因子である脂質異常症, 高血圧, 糖尿病を増悪させないよう生活習慣を改善していく.
  - 喫煙や肥満に対しては目標値を定め, コントロールする.

- 虚血性心疾患を発症した患者について, 考慮すべきLDLコレステロールの目標値は70mg/dLとされる.

心筋症(肥大型心筋症, 拡張型心筋症)

- **心筋症**とは, 心臓の筋肉に病変があるため, 全身へ血液を送り出すための心臓のポンプ機能が低下してしまう疾患である.

- 明らかな原因疾患がわからない「特発性心筋症」と何らかの疾患に関わっているという原因が特定できる「特定心筋症」に分かれるが, 一般的に心筋症とは特発性心筋症のことを示す.

●心筋症の分類

特発性心筋症	特定心筋症
肥大型心筋症, 拡張型心筋症, 拘束型心筋症 不整脈源性右室心筋症, 分類不能型心筋症	虚血性, 弁膜症性, 高血圧性, 産褥性 全身疾患(自己免疫疾患, サルコイドーシス等) 筋ジストロフィ, 神経・筋疾患, 中毒性疾患(薬物等), アルコール性

●特発性心筋症の特徴

拡張型心筋症	•左室の拡張を認める •心室の収縮不全が生じる •うっ血性心不全を生じやすい
肥大型心筋症	•しばしば非対称性の中隔肥厚を認める •拡張障害がある •左室流出路閉塞を伴うことがある(閉塞性肥大性心筋症) •左室収縮機能良好
拘束型心筋症	•繊維化あるいは浸潤した心筋を認める •左室硬化 •拡張障害を伴う •左室収縮機能正常 •心肥大を伴わない

症状

- 無症状のこともあるが，心機能が低下している場合は，心不全症状である息切れ，呼吸困難，動悸，浮腫，易疲労性などがみられる.
- 肥大型心筋症では，動悸，胸部圧迫感などを訴えることがあるが，非閉塞性肥大性心筋症では，明らかな自覚症状はなく，健診などの心電図あるいは胸部X線画像から診断されることがある.

検査・診断

- 身体所見および心電図，胸部X線画像によって心筋症が疑われる場合には，心エコーによって心筋の厚さ，内腔の拡大の程度，心筋の収縮力などを比較的短時間に診断する.
- より正確な診断のためには，心臓カテーテル検査，心筋生検が行われる.
- 最近では心臓MRIも診断に有効とされている.
- 合併症として重症心室性不整脈による心臓性急死がみられることがあるため，ホルター心電図などによる不整脈に対する検査も重要である.

治療

- 心不全症状の治療を目的とした薬物治療が選択されることが多い.
- 拡張型心筋症で心不全治療を目的とした薬物治療を行っても重症かつ難治性心不全状態が続く場合には，心臓再同期療法が適応になることがあり，これらの治療を施しても改善しない場合，補助人工心臓・心臓移植などの外科的治療も考慮される.
- 拘束型心筋症では，対症療法が無効な場合には心臓移植も検討される.

心不全（急性心不全，慢性心不全）

心不全は，心臓のポンプ機能が低下し，全身の臓器に十分な血液を送り出すことができず，呼吸困難や浮腫などの症状が出現する症候群である．

- 心不全は病気の名称ではなく，高血圧や弁膜症など心臓の病気によって引き起こされる症候群であり，その原因や症状は実に多様である．
- 現在，人口の減少と高齢化が進む日本では，心不全患者は増加傾向にあり，2030年には約130万人にまで達することが予測されている．
- 心不全は進行性の病態であり，急性増悪による再入院と寛解を繰り返すことで心機能は徐々に悪化してしまい，最終的には死に至る．

●心不全のしくみ

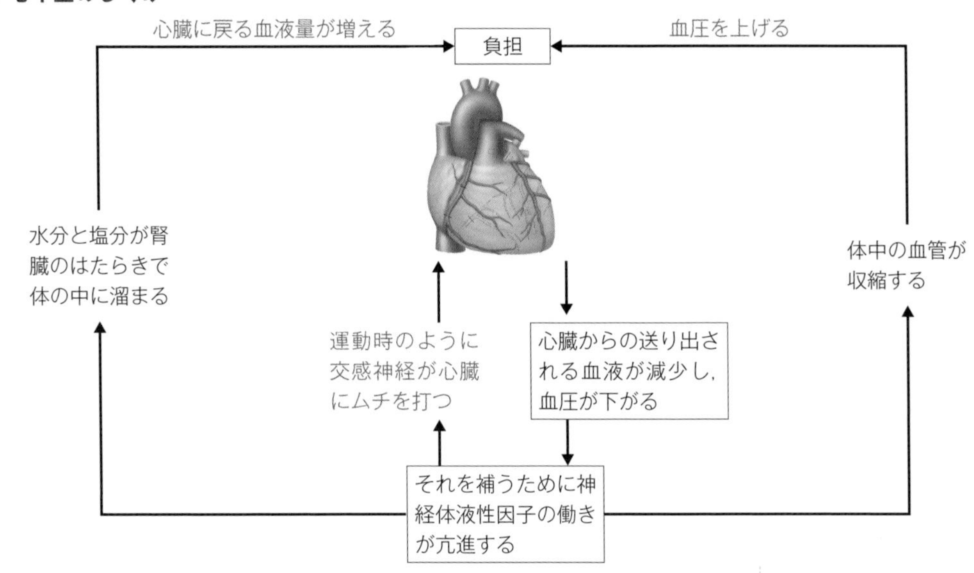

- ほとんどすべての心疾患が心不全に至る可能性を有する．
- 心不全では通常，左心不全が先行する（右心不全の最大の原因は左心不全である）．

●左心不全

循環血不足
肺うっ血
肺
肺
心拍出量低下
左心房・肺静脈うっ血
収縮機能または拡張機能低下
肝
循環血不足

●右心不全

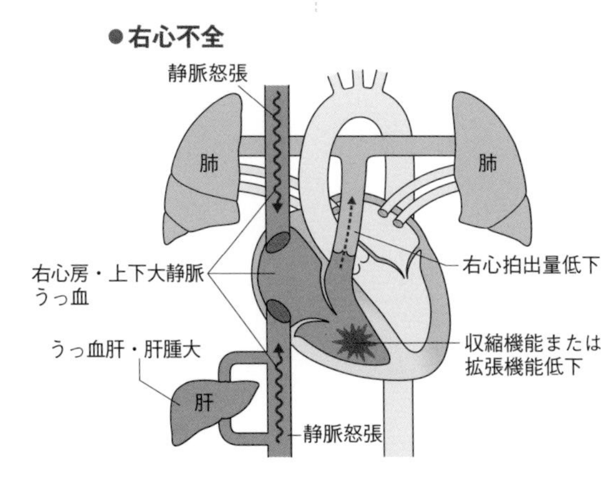

症状

- 息切れや呼吸困難(肺のうっ血による)
- 体重増加(腎臓の血流が減り，尿が減ることでの水分増加)
- 心拡大
- 食欲不振(胃腸の粘膜や肝臓の浮腫)
- すねや足の甲の浮腫

- おもな症状はうっ血によるものであり，左心不全，右心不全のそれぞれでうっ血による症状・所見は異なる．また，心拍出量の減少による症状・所見もそれぞれで異なる．

●左心不全・右心不全における症状・所見の違い

	病態	うっ血による症状・所見	心拍出量↓による症状・所見
左心不全	**左心室**の収縮力低下により，全身に十分な動脈血を送り出すことができず，左心房圧が上昇したために，肺に血液が貯留して，**肺うっ血**を起こした状態	動悸，息切れ 急性肺水腫 ➡労作性呼吸困難 夜間発作性呼吸困難 起坐呼吸 喘鳴(心臓喘息) 断続性呼吸雑音 血性泡沫様痰 (ピンク色の泡だらけの痰) 左房圧の上昇 肺動脈楔入圧の上昇 心係数(CI)2.8L/分/㎡以下	心拍出量の低下 ➡頻脈，チアノーゼ 全身倦怠感 腎血流量の低下 ➡乏尿 尿中Na排泄量減少
右心不全	**右心室**の収縮力低下により，肺に十分な静脈血を送り出すことができず，右心房圧が上昇したため，**体静脈系の血液が停滞**した状態 肺動脈圧上昇 ➡右心室圧上昇 ➡右心房圧上昇 ➡上・下大静脈圧上昇 ➡対循環系うっ血	上大静脈系のうっ血症状 (上大静脈症候群) 頸静脈怒張 顔面・上肢の浮腫 下大静脈系のうっ血症状 両下肢の浮腫 肝腫大 門脈圧亢進 胸水・腹水 タンパク漏出性胃腸症 体重増加 腹部膨満間	肺血流量の低下➡心拍出量の低下

・**急性心不全**の場合は以下のような症状があらわれる.

1. 急性右心不全症状

- 顔面浮腫
- 頸動脈怒張
- 胸水
- 食欲不振
- 悪心・嘔吐
- 肝腫大
- 腹水
- 便秘
- 腹部膨満感
- 下腿・大腿浮腫
- 体重増加

2. 急性左心不全症状

- 労作時の息切れ
- 起坐呼吸
- 夜間発作性呼吸困難
- 水泡音
- 喘鳴
- 血性泡沫様痰(ピンク色の泡だらけの痰)
- 動悸
- Ⅲ音・Ⅳ音の聴取
- 易疲労感

治療

心不全患者への治療は，大きく分けて薬物療法と非薬物療法がある.

1. 薬物療法

急性期には病態に合わせて治療方針が選択され，慢性期には予後を改善させるための内服療法が主体となる.

●急性心不全における薬物療法

肺水腫	血管拡張薬
体液貯留	利尿薬
低心拍出量	強心薬

●心不全治療薬

ACE 阻害薬 ARB	・アンジオテンシンⅡの産生を阻害することで，血管拡張やナトリウム利尿などの効果がある ・左室収縮機能不全患者の心不全の入院を抑制し，生命予後を改善させる
β遮断薬	・交感神経系やレニン-アンジオテンシン系の活動性を抑えることで，心保護作用を有する ・生命予後の改善効果がある
利尿薬	・貯留した体液の除去に効果がある ・ループ利尿薬単独で十分な効果が得られない場合は，サイアザイド系利尿薬の併用を試みる

2. 非薬物療法

突然死の予防や予後の改善を目的として治療が行われる.

●心不全患者への非薬物療法

治療薬	内容
運動療法	・運動耐容能の改善，骨格筋の筋肉量増加，骨格筋代謝の改善 ・自律神経機能異常の改善，不安や抑うつを軽減し，QOLも改善する
植込み型除細動器(ICD)	心不全に伴う心室頻拍や心室細動による突然死に対する治療
心臓再同期療法	・左心室の収縮における房室伝導障害に対する治療(左心室と右心室の両方をペーシングして収縮するタイミングを調節する)
呼吸補助療法	・心不全に伴う睡眠呼吸障害に対する治療 ・効果：肺うっ血の改善，左室の前負荷と後負荷を軽減，交感神経の抑制

心タンポナーデ

心タンポナーデとは，心嚢の中に滲出液や血液が貯留することで心臓が圧迫され，全身から戻ってくる静脈血の心臓への流入量(静脈還流)が減少する状態や，心臓の拡張が障害されることで心拍出量が減少した状態をいう．

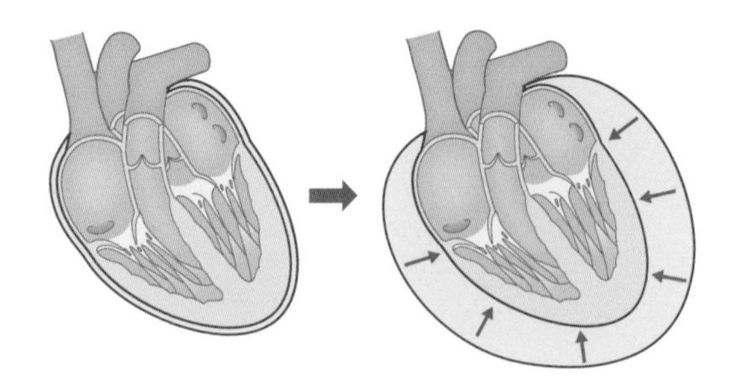

症状

心タンポナーデに特徴的に認められる症状として，血圧低下，静脈圧上昇(頸静脈の怒張)，心音微弱という**ベックの三徴**がある．

- ベックの三徴について，3つの症状が一度にあらわれることは多くないが，すべての症状をおさえて病態全体を把握する．
- また，奇脈(呼吸とともに脈拍の触知が強くなったり弱くなったりする．呼気時に脈拍が強く触知され，吸気時に脈拍が弱く触知される)，頻脈，呼吸困難も生じうる．

検査・診断

血圧低下，静脈圧上昇，頻脈などがある場合は，胸部レントゲンでの心拡大，心電図での低電位，心エコーと胸部CTで心嚢液貯留を確認する．

治療

- 治療では，補液，強心薬の投与，必要に応じてエコーガイド下で心膜穿刺(心臓の膜に針を刺して液を出すこと)によって，液を排出する．
- 穿刺困難な場合は，外科的に剣状突起下アプローチによる排液も行う．慢性の心嚢液貯留に対しては心膜切開(開窓術)を行うこともある．

不整脈

心臓の洞房結節で発生した電気的興奮が正しく反復され，心臓の拍動が一定のリズム(60～80/分)に保たれている状態を正常な洞調律(サイナス)といい，その洞調律から外れた状態を**不整脈**という．

不整脈は大きく分けて，期外収縮，頻脈，徐脈に分けられる．

期外収縮は，心室より上部の心房で異常な収縮が生じる上室性期外収縮と，心室で異常な収縮が生じる心室性期外収縮に分けられる．

期外収縮	正常な洞調律（サイナス）が乱れて脈が飛ぶ	上室性（心房性）期外収縮 心室性期外収縮
頻脈	脈拍が100／分以上に早くなる	洞性頻脈，発作性上室頻拍，心房細動， 心房粗動，心室頻拍，心室細動， WPW症候群など
徐脈	脈拍が50／分以下に遅くなる	洞性徐脈，洞不全症候群，房室ブロックなど

- **心房細動**は，心房が不規則に震えてけいれんし続けている状態で，RR間隔が不規則，基線が動揺，P波がないこともある．

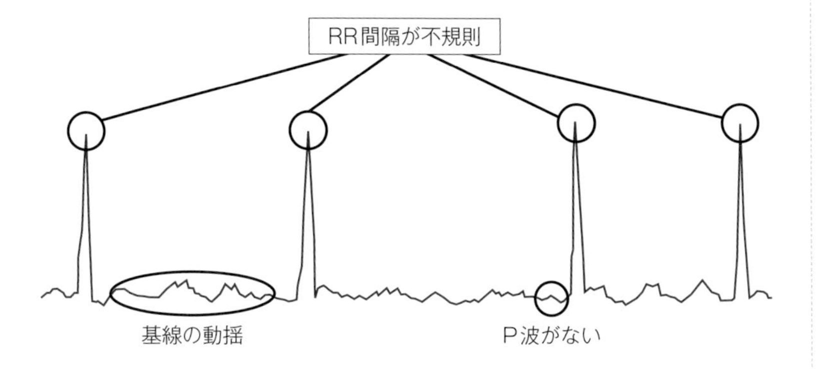

- 心房細動においては，送り出される血液の量が不均等になることが血栓の発生原因となるため，結果として**脳梗塞（心原性脳塞栓症）**を引き起こす可能性がある．

①生活習慣
- ストレス
- 急激な運動
- 飲酒
- 睡眠不足
- 過労など

②他の病気が原因
- 僧帽弁狭窄症
- 心不全
- 高血圧
- 糖尿病
- 甲状腺機能亢進症など

③他の不整脈からの移行
- 心房粗動
- 心房頻吐
- 早期興奮症候群など

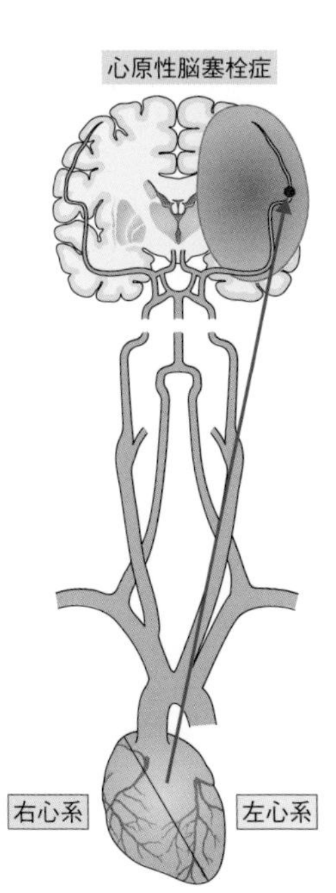

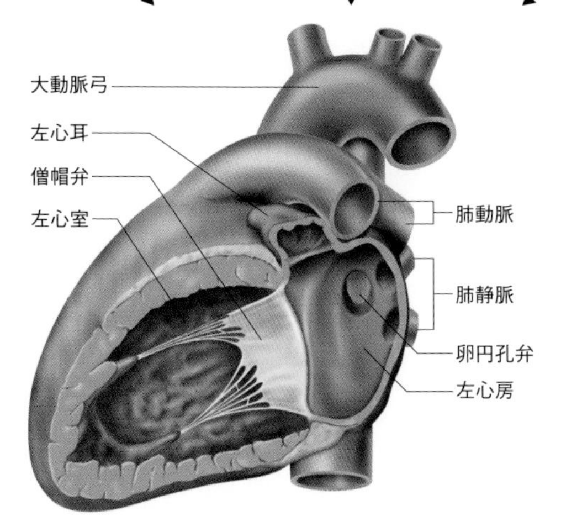

炎症性疾患(感染性心内膜炎, 心筋炎, 収縮性心膜炎)

■感染性心内膜炎

感染性心内膜炎は弁を含む心内膜の感染症であり，不明熱の重要な鑑別診断である．

- 外傷，手術，抜歯，出産などによって病原微生物が血液中に入って心内膜で成長し，疣贅，フィブリン沈着物，膠原線維などからなる病変をきたすもので，心臓弁膜症を起こし，病変部が破綻すると全身で塞栓症を起こす．

- 病原性微生物としては，グラム陽性球菌(黄色ブドウ球菌，腸球菌，α溶連菌;緑色溶連菌)が圧倒的に多く，リケッチア(Q熱)，真菌，ウイルスによる心内膜炎もある．

症状

- 非特異的な症状で，潜行性であり，間欠的な高熱または微熱，食欲不振，体重減少，関節痛などがみられる．

- 塞栓症による二次的な症状として，脳血管障害，心筋梗塞，腹痛(腹部内臓動脈の塞栓症状)，血尿(腎梗塞)，四肢の急性動脈閉塞，Osler結節，Roth斑などがみられる．

> Osler結節：
> 菌血症に伴う指趾掌蹠に生じる紅斑や紅色丘疹.
> 疼痛が先行し，数日で褐色斑となって消退する.
> 母指球部や小指球部に生じた無痛性の淡紅色斑をJaneway疹という.
>
> Roth斑：
> 眼底の出血性梗塞で，網膜上に綿花状のものとして認められる.

検査・診断

- 病原菌の**培養**による同定によって診断される．
- その他，心電図検査(房室ブロック，心室内伝導障害)，胸部X線検査(心拡大)，赤沈の亢進，心エコー(疣贅の観察)が行われる．

治療

- **起炎菌に対する抗菌薬**のほか，**外科治療**，**対症療法**が選択される．

● 心内膜に疣腫(ゆうしゅ)ができるまで

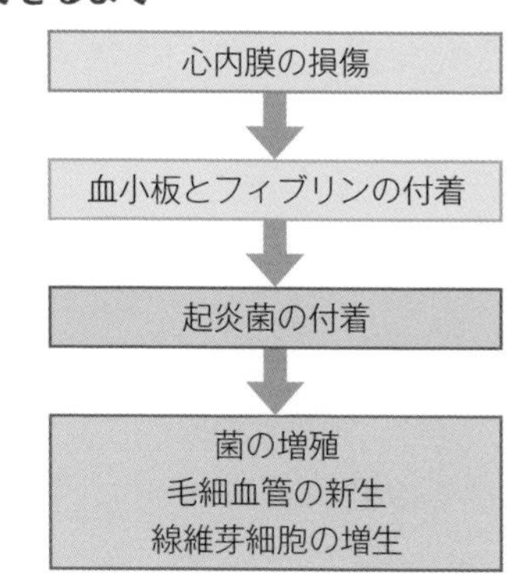

■ 急性心筋炎

急性心筋炎は，**ウイルス**や**細菌**，**薬剤など**による心筋障害である．急性の経過で胸痛，動悸，不整脈などの心症状をきたし，心筋に炎症細胞質順と細胞障害を引き起こす．

- 原因の多くは，**ウイルス（コクサッキーB群など）**や細菌などの感染だが，薬剤，放射線，熱などの物理的刺激や代謝・免疫の異常も含まれる．

症状

- 多くは**感冒様症状**や消化器症状が先行する．
- その後，数時間〜数日の経過で心症状（胸痛，動悸，失神など）が出現する．

検査・診断

原因となるウイルスや細菌などの探索のほか，以下の方法で検査を行う．

心電図	房室ブロック，心室内伝導障害，R波減高，異常Q波，ST-T変化，心室頻拍，心室細動など
心エコー	局所的あるいはびまん性に壁肥厚や壁運動低下がみられ，心腔狭小化や心膜液貯留を認める
血液検査	白血球増多，CRP上昇，CK-MBやトロポニンの上昇
心臓カテーテル検査	冠動脈疾患の除外，心内膜心筋生検（炎症細胞湿潤，心筋細胞の断裂，融解，消失，間質の浮腫）

治療

- 無症状から突然死まで幅広い経過をたどる.
- 軽症でも，入院のうえ安静，モニタリング，経過観察(自然軽快までの血行動態維持を行う)
- 急性期，心原性ショック，房室ブロック，心室頻拍，心室細動，心静止に陥ることもある．大動脈内バルーンパンピング(IABP)，経皮的心肺補助装置(PCPS)体外式ペースメーカー，除細動などをためらわない.
- 回復に時間がかかるときは，ステロイド短期大量療法，大量免疫グロブリン療法の有効性も注目されている.

■収縮性心膜炎

収縮性心膜炎とは，心膜の炎症が数か月以上をかけて徐々に進行した結果，心膜が癒着や線維化，石灰化して硬くなり，心臓の拡を妨げる状態が生じるものである.

- 心室の充満障害が起こり，心拍出量が低下する.

症状

- うっ血性心不全症状が徐々に生じる.

診断

- 心電図：低電位差，右軸偏位，心房細動
- 心エコー，CT，MRI：心膜液貯留

治療

- 心不全の治療：ジギタリス製剤，利尿薬
- 心膜切除術

弁膜症(大動脈弁疾患，僧帽弁疾患)

弁膜症は，心臓の弁が何らかの原因によって機能が低下する疾患の総称である.

- 成因には，先天性と後天性(リウマチ熱，動脈硬化，心筋梗塞，組織変性など)があるが，原因を特定できないものも多い.
- 弁膜症には，弁の開口が十分でなくなった狭窄症と，しっかりと閉じない閉鎖不全症があるが，とくに，僧帽弁狭窄症，僧帽弁閉鎖不全症，大動脈弁狭窄症，大動脈弁閉鎖不全症が多い.

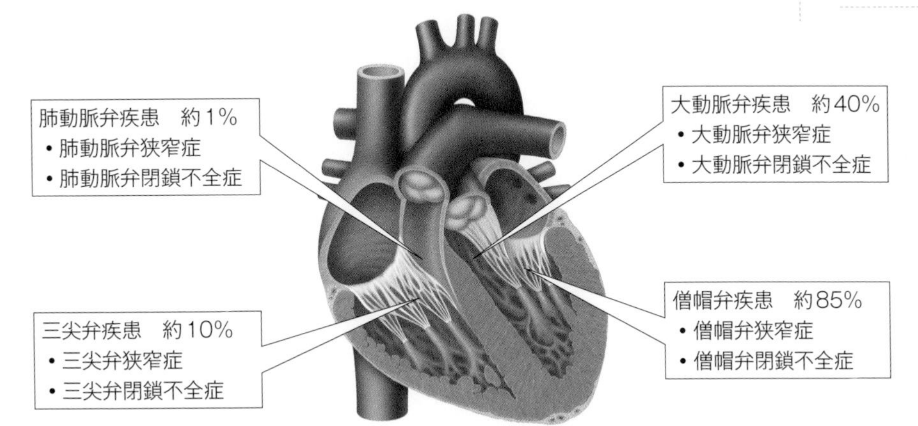

- どちらも左室圧の増加のため，左室肥大・拡大が生じ，左心不全となる.

■ **大動脈弁狭窄症・閉鎖不全症**

● **大動脈弁狭窄症**

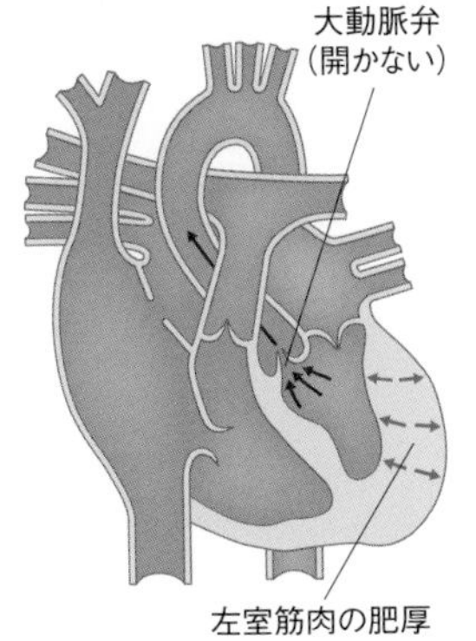

収縮期

狭窄した弁を経て大動脈へ血液が駆出するため，左室の後負荷が増大する

● **大動脈弁閉鎖不全症**

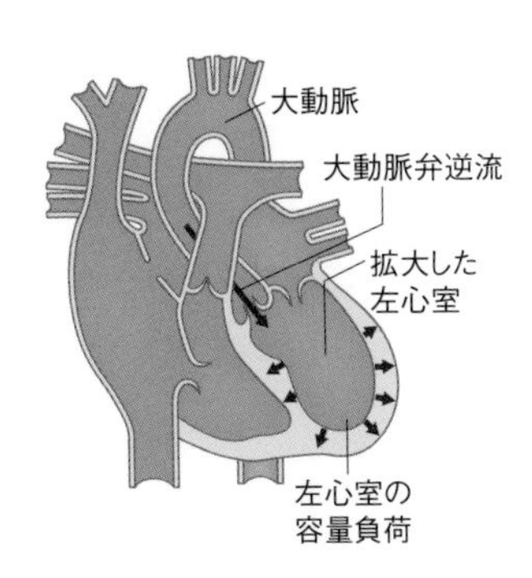

左心室から駆出した血液が逆流するため，左室の後負荷が増大する

症状

- 心拍出量の低下による失神
- 冠動脈血流減少による狭心痛
- 不整脈
- 心雑音
- 左心不全による呼吸困難
- 脈圧の増大

検査・診断

心電図	左室肥大
胸部X線検査	左四弓拡大(左室肥大)
心エコー検査	狭窄症:弁運動の低下，弁口面積の減少，圧格差の同定 閉鎖不全症:逆流の評価
心臓カテーテル検査	狭窄症:左室大動脈圧格差 閉鎖不全症:大動脈造影で造影剤の左室への逆流

治療

内科的療法	心不全の予防(ジギタリス製剤，利尿薬，抗不整脈薬) 心房細動に対する抗血栓療法(ワルファリン)
カテーテル治療	経カテーテル大動脈弁留置術(TAVI)
外科的療法	交連切開術，大動脈弁形成術，大動脈弁置換術

■僧帽弁狭窄症・閉鎖不全症

- かつて多かったリウマチ熱の後遺症によるものは，抗菌薬の普及により減少傾向であるが，近年の高齢化の進行とともに，加齢に伴う弁の変性や石灰化による心臓弁膜症が増加している.
- **僧帽弁狭窄症**では，左房室間にある僧帽弁が狭くなって血流が左室に入りに入りにくくなって左房に留まり，狭くなり，**僧帽弁閉鎖不全症**では僧帽弁が完全に閉鎖しないために左室の血液が左房に逆流する結果，左心房圧が上昇し，肺うっ血が生じて心拍出量が減少するため，左心不全となる.

● **僧帽弁狭窄症**

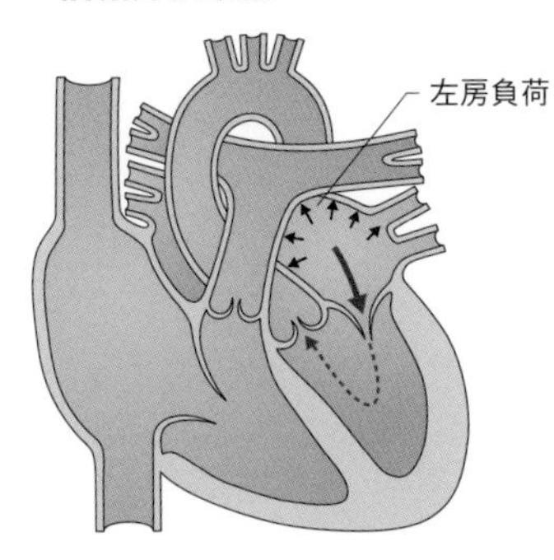

左房から左室への血液流入が障害されることにより，左房負荷と心拍出量の低下が起こる

● **僧帽弁閉鎖不全症**

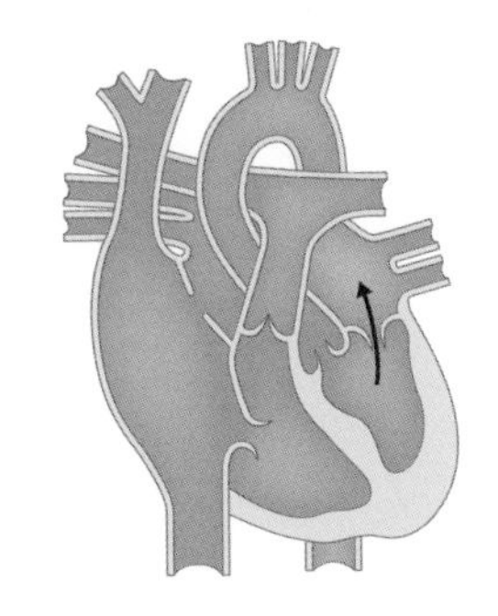

左房から左室へ駆出されるべき血液の一部が左房に逆流してしまい，左室が容量負荷により拡張する

症状

- 肺うっ血による労作性呼吸困難
- 心拍出量の減少による易疲労性
- 夜間発作性呼吸困難
- 心雑音
- 左心房拡大・肥大による**心房細動**：
  血栓塞栓による**心源性脳塞栓症**のリスク
- 左心不全～両心不全

検査・診断

心電図検査	僧帽性P，心房細動，右室肥大(狭窄症)，左室肥大(閉鎖不全)
胸部X線検査	心拡大，肺うっ血・肺水腫
心エコー検査	弁の形状(石灰化，癒着や肥厚の程度)，弁口面積， 左心房内の血栓の有無
心臓カテーテル検査	狭窄症：左房圧，肺動脈圧，左室圧の上昇，拡張期左房-左室圧格差 閉鎖不全症：左室造影で**左心房への逆流**

治療

内科的療法	心不全の予防(ジギタリス製剤，利尿薬，抗不整脈薬) 心房細動に対する抗血栓療法(ワルファリン)
カテーテル治療	経皮経静脈的僧帽弁交連裂開術(PTMC)
外科的療法	直視下交連切開術，僧帽弁人工弁置換術

	影響と臓器障害	
圧迫の解除による筋肉への血液再灌流	ミオグロビンの流出	腎不全
	カリウムの流出	不整脈，心停止
	出血・体液の喪失	循環血液量減少性ショック
	組織内圧の上昇	神経障害

MEMO

6. 循環機能／B. 血管系の疾患の病態と診断・治療

大動脈瘤・大動脈解離

■ 大動脈瘤

大動脈瘤は，大動脈の一部の壁が動脈硬化や外傷などにより拡大，脆弱化し，その部分が瘤状に突出している状態である．

- 発生部位により，胸部では胸部大動脈瘤（TAA），腹部では腹部大動脈瘤（AAA），また胸部と腹部に連続する部位では胸腹部大動脈瘤（TAAA）とよばれ，分類される．

TAA: Thoracic Aortic Aneurysm（胸部大動脈瘤）

AAA: Abdominal Aortic Aneurysm（腹部大動脈瘤）

TAAA: Thoracoabdominal Aortic Aneurysm（胸腹部大動脈瘤）

● 大動脈瘤の発症部位による分類

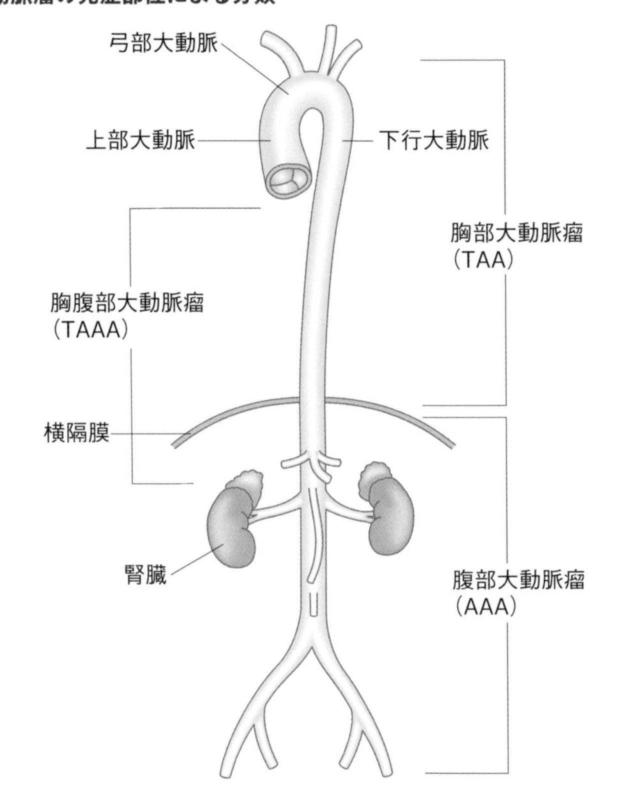

- 瘤径が大きいほど，瘤の拡張が速いほど破裂や急性解離が起きやすい．大多数は無症状であり，最終的には破裂して致命的となる．
- 無症状であることが多く，大動脈瘤が拡大し，周囲の組織が圧迫されるようになり，はじめて症状があらわれる．

1.胸部大動脈瘤(TAA)

胸部大動脈瘤(TAA)とは，動脈硬化などの原因で胸部の大動脈壁が脆弱化し，内圧に負けて全周または限局的に拡張・瘤化した状態である．

症状

●胸部大動脈瘤による圧迫症状

圧迫の部位	症状
上大静脈	顔面浮腫
交感神経麻痺	ホルネル症候群(縮瞳，眼瞼下垂，眼球陥凹など)
左反回神経麻痺	嗄声
気管・肺	咳嗽
食道	嚥下困難，嘔気・嘔吐

- 胸部や背部などの疼痛は切迫破裂のサインであり，最も注意し，緊急に対応する必要がある．

検査

胸部X線	大動脈陰影の拡大の有無がわかる(瘤のある部分が突出して見える)
造影CT	瘤の位置や大きさ，範囲，瘤壁の石灰化や状況，周辺臓器との関係がわかる
心エコー(体表・経食道)	瘤の大きさ・形や血流，内腔・周囲の性状がわかる
血液検査	白血球，C反応性タンパク(CRP)，ヘモグロビン，Dダイマーの異常の有無がわかる

CRP：C-reactive Protein(反応性タンパク)

治療

- 手術適応：瘤の直径が50～60mmを超える場合，または急速な拡大傾向(4mm/年以上)．
- 人工血管置換術もしくはステントグラフト内挿術(血管内治療)を行う．

①人工血管置換術：

胸部を切開し，胸部大動脈瘤の前後を一度遮断し，人工血管に置き換える方法である．大動脈瘤の外科治療の基本となる．

②胸部大動脈ステントグラフト内挿術(TEVAR)：

- 鼠径部の小さな切開創から，血管腔内にステント(金属を網目状の筒に加工したもの)をつけた人工血管を，大動脈瘤の中枢側から末梢側まで挿入し，固定する．
- 大動脈瘤内の血流を遮断して減圧すると同時に，ステントグラフトを挿入したことにより，ステントの外側がかさぶたで固まり，瘤の破裂を防ぎ，血行を再建する．
- 人工血管置換術に比べ，侵襲が明らかに小さいことから，近年，広く実施されている．

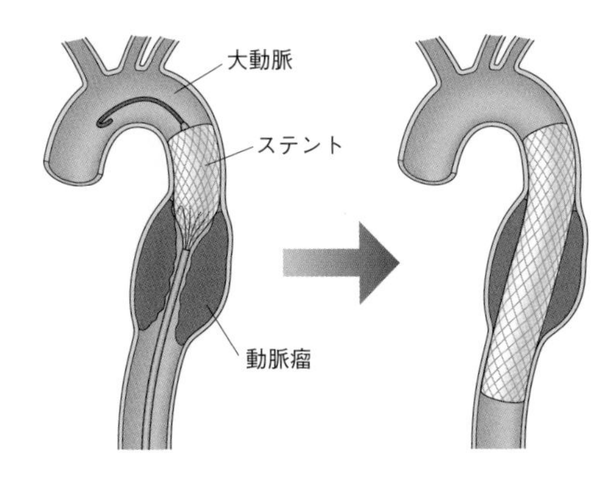

2.腹部大動脈瘤(AAA)

腹部大動脈瘤は，腹部の大動脈の壁が弱まり，瘤状に膨らんだものである.

- 大動脈が正常の太さの1.5倍以上に膨らんだ状態(腹部の大動脈の正常な直径は20mmであり，30mm以上に膨らんだ状態)と定義される.
- 原因の多くは動脈硬化で,ほかには,感染症,炎症(ベーチェット病など),外傷，先天性の病気(マルファン症候群など)などが知られている.
- 大動脈瘤の拡大が進むと，瘤壁が脆弱化し，破裂する確率が高くなる.

●腹部大動脈瘤

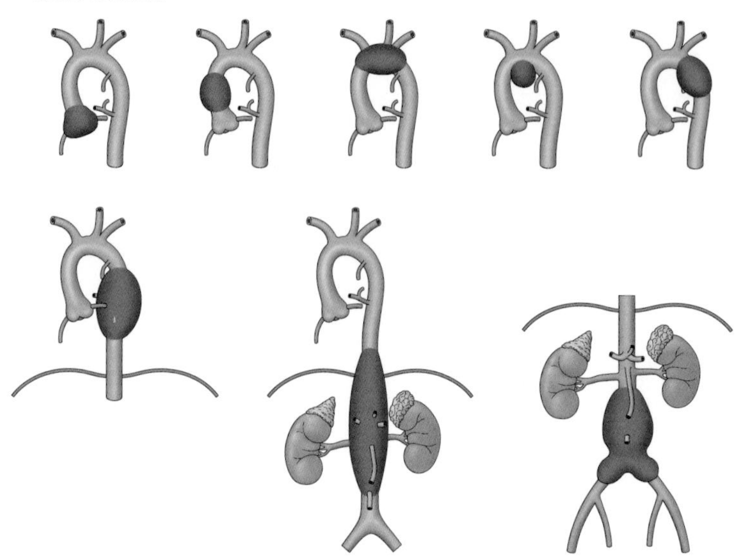

症状

- 瘤が破裂し,疼痛が出たりショック状態となるまで無症状の場合が多い.
- やせ型の患者においては腹部に拍動性の腫れを自覚することがあり，視覚的にも拍動が観察できる場合がある.
- 瘤が徐々に大きくなり周囲の臓器を圧迫した場合に，腰痛や腹痛を自覚することもある.

検査・診断

- 腹部エコーや腹部CTによって調べられる．腹部CTでは，腹部大動脈瘤の正確な大きさが測定できるため，手術の必要性が判断できる.
- 消化器症状での受診時に,腹部の触診で拍動に偶然気がつくこともある.
- 他の疾患に対する検査や検診時に偶然発見される場合が多い.

治療

- 瘤が手術適応となる大きさまで拡大していない患者に対しては，拡大を抑える治療を行う.
- 現在明らかに有効な治療薬はない．生活習慣の改善と血圧コントロールに加え，動脈硬化を進める要素をいかに減らせるかが重要である.
- 手術適応となった際，胸部大動脈瘤の場合と同様に，人工血管置換術とステントグラフト内挿術の大きく2つの治療法がある.

■大動脈解離

大動脈解離とは，大動脈壁が中膜レベルで二層に剥離し，動脈走行に沿って，ある長さを持つ二腔になった状態で，大動脈壁内に血流もしくは血腫が存在する疾患である．本来の動脈内腔（真腔）と，新たに生じた壁内腔（偽腔）から成り立つ.

- 大動脈は体循環をつかさどり体内で一番太いため，解離を生じることで，重要臓器への血流が障害され臓器障害をきたす．解離の範囲によって症状が異なるため，大動脈解離はさまざまな臨床症状を呈する.
- 大動脈解離は，解離の範囲や偽腔の血流状態によって分類される．大動脈弓部に解離が及ぶ場合，下行大動脈に解離がある場合でそれぞれ治療が異なる.
- 大動脈解離は重大な合併症が多く，急性期には偽腔の血流状態が変化する可能性がある.

症状

- 突然の激しい胸背部痛が代表的であるほか，意識障害や心窩部痛，胸膜刺激症状（大きな呼吸がしにくい），腰痛などがある.
- 特徴となる症状はさまざまで，解離による障害部位によって異なる.
- 急激に重篤化しやすいため，症状の変化への注意が重要である.

●**大動脈解離で起こりやすい合併症とその症状**

	合併症（症状）
上行大動脈に解離がある場合	①心タンポナーデ（➡血圧低下，意識障害）
	②大動脈弁逆流（➡心不全症状）
	③狭心症・心筋梗塞（➡胸痛，胸部不快感）
	④縦隔血腫（➡胸痛，胸部圧迫感，背部痛）
	⑤上大静脈症候群（➡頭や腕などの浮腫）
	⑥脳虚血（➡意識障害，脳神経症状）
	⑦嗄声・嚥下障害
	⑧上肢虚血（➡上肢血圧左右差）
下行大動脈に解離がある場合	⑨胸腔内出血（➡呼吸困難）
	⑩対麻痺
	⑪後腹膜血腫
	⑫腎不全（➡尿量減少）
	⑬腹腔，腸管出血（➡腹痛，腹部膨満・緊満）
	⑭麻痺性イレウス（➡腹痛，腹部膨満，腸蠕動音の減弱・消失）
	⑮下肢虚血（➡下肢血圧左右差，下肢痛，動脈触知の低下）

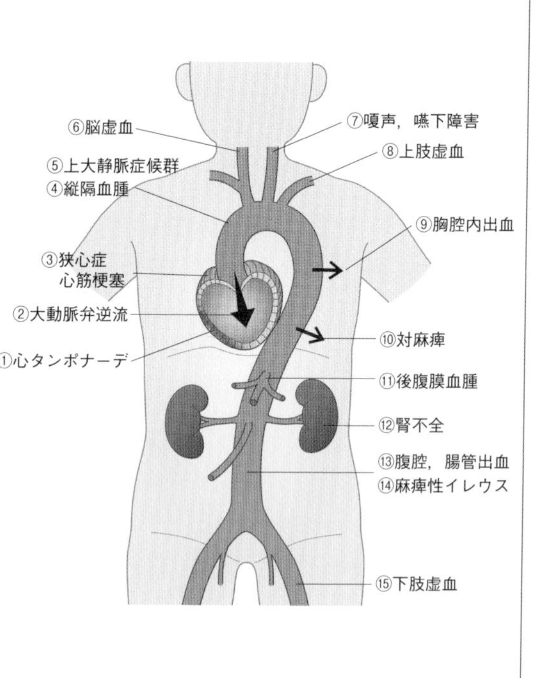

●**解離の範囲からみた分類**

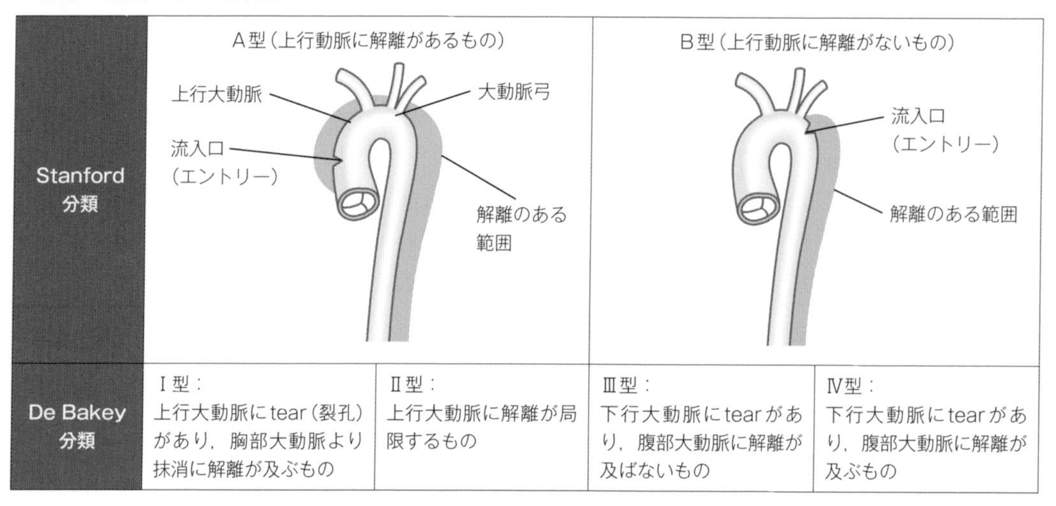

Stanford分類	A型（上行動脈に解離があるもの）		B型（上行動脈に解離がないもの）	
De Bakey分類	Ⅰ型： 上行大動脈にtear（裂孔）があり，胸部大動脈より抹消に解離が及ぶもの	Ⅱ型： 上行大動脈に解離が局限するもの	Ⅲ型： 下行大動脈にtearがあり，腹部大動脈に解離が及ばないもの	Ⅳ型： 下行大動脈にtearがあり，腹部大動脈に解離が及ぶもの

治療

解離の範囲や偽腔の血流状態による分類によって，それぞれ治療が異なる．

- 大動脈弓部に解離が及ぶ場合：生命の危機に至る可能性が高いため，緊急に外科的処置が必要となる．
- 下行大動脈に解離がある場合：多くの場合，保存的治療が選択される．

閉塞性動脈硬化症（ASO）

閉塞性動脈硬化症（ASO）は，上・下肢や腹部の血管内側の壁にコレステロールなどが付着して血管が硬くなり，内腔が狭くなる動脈硬化症の一種である．

ASO: Arterio-Sclerosis Obliterans（閉塞性動脈硬化症）

- 閉塞性動脈硬化症の原因には，高脂血症，糖尿病，高血圧症などが多い．
- 肥満，ストレス，運動不足なども原因となり，とくに喫煙は悪化の一因子となる．
- 60歳以上の男性に多く，とくに下肢に多い．
- 血液の流れが悪くなり栄養や酸素が行き届かなくなることで，手足にさまざまな障害を生じさせる．

症状

	おもな症状
冷感・しびれ感	•手足が冷たい，しびれる •手足の指が青白い
間歇性跛行	•一定距離を歩くと，おもにふくらはぎなどが締め付けられるように痛くなり，休まなければならない •階段をのぼるのは特につらい
安静時疼痛	•じっとしていても手足が痛み，夜もよく眠れない •刺すような痛みが常に持続している
潰瘍・壊死	•手足に治りにくい潰瘍ができる •壊死部は黒くなる

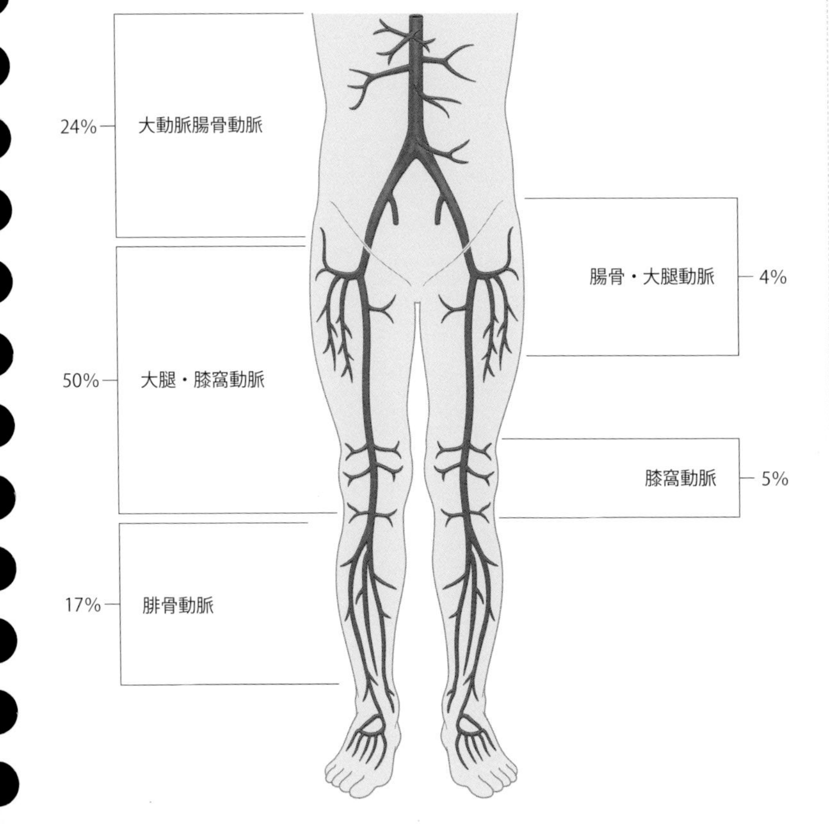

治療

ASOの手術には，以下のようなものがある．

種類	方法や特徴
血栓内膜摘除術（TEA）	閉塞部の血管が太く，短い範囲の場合には，血管を切開し，閉塞部の動脈硬化病変（血栓）と肥厚した内膜を取り除く．
バイパス術	• 閉塞部位を迂回するために血管を移植する方法であり，血管が完全に閉塞し，カテーテルによる治療が困難な症例に行われる． • 代用血管には，ポリエステルやテフロンなどでできた人工血管と，体内の取り除いても支障がない血管を用いる自家代用血管がある．
交感神経切除術	• 交感神経を切除することで，血管の拡張を促し，血流を改善させる． • 症状の改善は一時的なものであるため，TEAやバイパス術での血行再建が困難な症例に使う．
下肢切断	• 下肢の壊死が重症で，内科的治療や外科的治療による血行再建が不可能な場合に，救命を目的として切断が行われる． • 切断後は日常生活動作やQOLの低下が著しく，生命予後も悪いことから，早期の適切な治療と管理による下肢切断の回避が重要である．

TEA: Thrombo Endarterectomy（血栓内膜摘除術）

下肢静脈瘤，深部静脈血栓症

深部静脈血栓症（DVT）は，四肢（通常は腓腹部または大腿部）または骨盤の深部静脈で血液が凝固する病態で，肺塞栓症（PE）の第1の原因である．

- DVTは，静脈還流を阻害する病態，内皮の損傷または機能不全を来す病態，または凝固亢進状態を引き起こす病態によって発生する．

DVT: Deep Vein Thrombosis（深部静脈血栓症）

症状

DVTは無症状の場合も，四肢に疼痛および腫脹が生じる場合もある．

●肺塞栓症（PE）

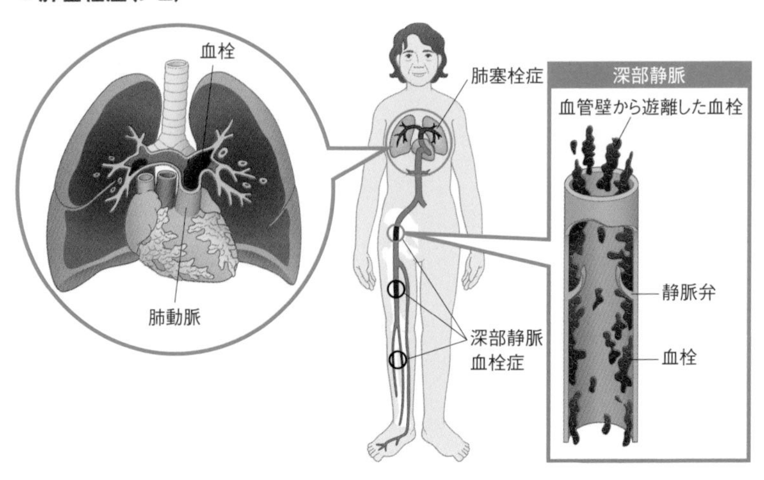

●ホーマンズサイン

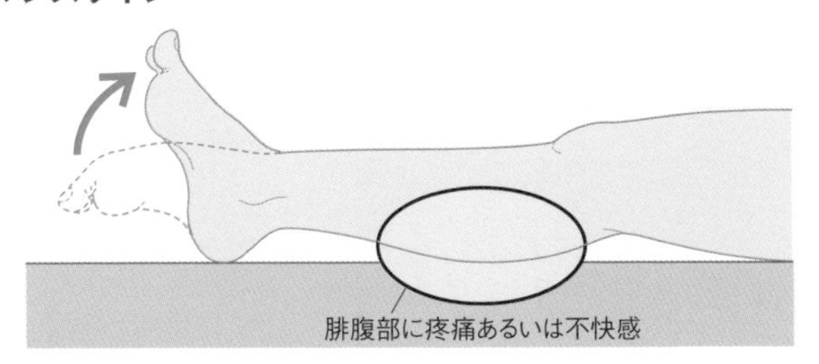

●深部静脈血栓症(DVT)と肺塞栓症(PE)

	症状
深部静脈血栓症(DVT)	疼痛，腫脹(末梢にまで至る)，発赤，熱感 ホーマンズサイン(足の背屈で腓腹部に疼痛)
肺塞栓症(PE)	突発的な胸痛，呼吸困難，血痰・喀血 ショック，意識消失，無症状のことも多い

- 長期合併症として静脈不全症があり，これに静脈炎後症候群を伴う場合もある.

検査・診断

- 診断は病歴聴取と身体診察で行われ，客観的検査法(超音波検査)により確定される.
- DVTが疑われる場合，Dダイマー検査が用いられる.
- Dダイマー検査において，陰性の結果はDVTを除外する上で有用であるが，陽性の結果は非特異的であり，DVTの確定診断を得るにはさらなる検査が必要となる.

治療

- 抗凝固薬により行われる.
- 十分な治療を迅速に行った場合の予後は一般に良好である.

●血栓性静脈炎と深部静脈血栓症の違い

疾患	(表在性)血栓性静脈炎	深部静脈血栓症
病態	炎症ののち，二次的に血栓	血栓ののち，炎症
罹患血管	表在静脈	深部静脈
原因	静脈流，外傷 ※原因不明も多い	長期臥床，悪性腫瘍， 先天性及び後天性凝固異常など
症状	表在静脈の発赤，疼痛， 肺塞栓は合併しない	下肢腫脹，疼痛 肺塞栓はしばしば合併する
治療	局所療法，消化鎮痛薬， しばしば抗生剤 ※抗血栓療法は不要	抗血栓療法

挫滅症候群(クラッシュシンドローム)

挫滅症候群(クラッシュシンドローム)は，家屋や車体などの重量物による長時間の圧迫が原因で生じる，おもに骨格筋の虚血や損傷，圧迫の解除による再灌流である.

- 重量物に2～4時間以上挟まれると発生するといわれるが，実際には1時間程度の圧迫で生じるケースもある.
- 筋肉量の多い若い男性は重症化しやすく，一般的に，全身の骨格筋の30％以上が障害されると重症度が高くなる.
- 圧迫による知覚・運動麻痺は脊髄損傷と混同されやすいため，肛門反射の確認も重要である.

症状

下肢の腫脹・水疱，患肢の知覚・運動低下，ショック，黒色から褐色の尿(ポートワイン尿)，急性腎不全，高カリウム血症などが生じ，死に至る.

●挫滅症候群による臓器障害

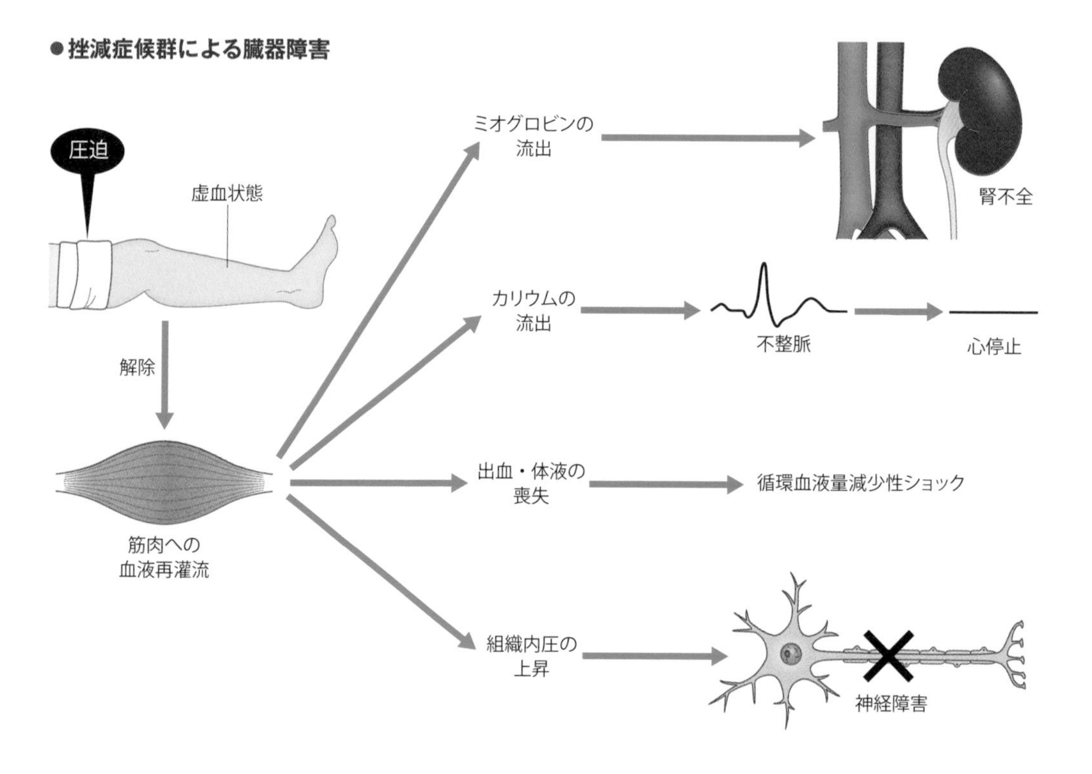

6. 循環機能／C. 血圧異常の病態と診断・治療

動脈硬化症

- **動脈硬化症**は，動脈壁の**内膜**に病変が起こり，動脈壁が硬くなる動脈硬化が生じる疾患である．

- 動脈硬化は，冠動脈，頸動脈，椎骨・脳底動脈，腹部大動脈，総腸骨動脈に好発する．

- 動脈壁の病変により，①粥状動脈硬化症（アテローム性動脈硬化症），②メンケベルグ硬化症（中膜石灰化），③細小動脈硬化症に分類される．

●動脈硬化症の分類

粥状動脈硬化症（アテローム性動脈硬化症）	•大～中型の動脈に生じる限局性病変で，動脈硬化で最も多い •内膜に**コレステロール**が沈着することが特徴である
メンケベルグ硬化症（中膜石灰化）	•中膜にカルシウム沈着を伴う中膜動脈硬化である •動脈内腔に病変はみられず，予後は良好
細小動脈硬化症	•直径1㎜以下の動脈硬化病変 •高血圧や，長期の糖尿病により起こりやすいとされている

- 動脈硬化によって血管壁の柔軟性が低下すると，血管抵抗性が上昇するため，高血圧の発症や進行の原因となり，高血圧による血管への過剰な圧力は，動脈硬化自体を進行させる．

- 動脈硬化が進行すると，血管が破裂したり，狭窄や血栓による閉塞などを起こす．

- 高血圧は大動脈瘤や脳動脈瘤の破裂の危険を高める．

●アテローム性動脈硬化によって引き起こされる疾患

疾患	内容
閉塞性動脈硬化症	•手足の末梢動脈が狭くなり，血行が悪くなる疾患 •手足のしびれや冷えを感じ，痛みが徐々に強くなっていく
腎動脈硬化症	•腎臓の動脈が詰まり，尿の生成のためのはたらきが低下する •進行すると腎不全を起こし，人工透析が必要な場合もある •高血圧が急に悪化することもある
脳梗塞	•動脈硬化のため，血小板が固まる（脳血栓症） •心臓にできた栓子が脳の血管をふさぐ（脳塞栓症）
大動脈瘤	•大動脈の一部の壁が動脈硬化や外傷などにより拡大，脆弱化し，その部分が瘤状に突出する •瘤は大きくなると破裂する可能性もある
虚血性心疾患	•心筋に酸素を供給している冠動脈の血流が不足することにより，心筋が一過性に虚血状態となり，胸の症状（痛み・圧 迫感など）が起こる（狭心症） •狭心症同様だが，冠動脈が完全にふさがり，心筋の一部が壊死する（心筋梗塞）

正常な圧反射による血圧調節

一般的に，起立時の血圧および心拍数の変化は最小限かつ一過性である．

1．急激な起立に伴って重力負荷が生じると，下肢および体幹の静脈に血液が貯留（0.5 ～ 1L）する．
2．続いて，静脈還流量が一時的に減少し，心拍出量が低下し，その結果として血圧が低下する．
3．この血圧低下に反応して，大動脈弓および頸動脈洞の圧受容器が自律神経反射を亢進させることで，血圧は速やかに正常化する．
4．交感神経系により心拍数と心収縮力が亢進し，容量血管の血管運動緊張が上昇する．
5．同時に起こる副交感神経（迷走神経）抑制も心拍数を増加させる．
6．立位を維持すると，レニン-アンジオテンシン-アルドステロン系の活性化とバソプレシン（ADH）の分泌により，ナトリウム・水貯留と循環血液量の増加が起こる．

本態性高血圧・二次性高血圧

高血圧は，2019年の日本高血圧学会の指針では，収縮期血圧が140mmHg以上，または拡張期血圧が90mmHg以上と定められている．高血圧は**本態性高血圧**と**二次性高血圧**とに分類される．

■本態性高血圧症

原因不明の高血圧症を**本態性高血圧症**とよぶ．

- 原因は不明だが，遺伝的要因と環境要因が関与すると考えられている．
  - 環境要因の例：食塩の過剰摂取，肥満，ストレス，慢性のアルコールの過剰摂取，血行動態の変化

症状

- 本態性高血圧自体の症状はなく，二次的合併症が出現すると症状があらわれる．
- 高血圧が重篤な場合や急激に血圧が上昇した場合，激しい頭痛，悪心・嘔吐，意識障害，神経巣症状が出現する（高血圧性脳症）．
- 小動脈，大動脈，心臓における合併症を引き起こすおそれもある．

検査

二次的合併症が出現するとさまざまな検査所見があらわれる．

- 眼底検査：高血圧による動脈硬化所見（動脈狭細化，動静脈較差減少，出血，乳頭浮腫）
- 心電図検査・胸部X線検査：心肥大の所見など．

治療

- 生活習慣の改善
- 降圧薬の使用：カルシウム（Ca）拮抗薬，アンジオテンシン受容体拮抗薬（ARB），アンジオテンシン変換酵素（ACE）阻害薬，β遮断薬，α遮断薬，利尿薬
- 高血圧緊急症の場合は，ただちに降圧治療を開始する．

■二次性高血圧症

原因が明らかな高血圧症を**二次性高血圧症**とよぶ．

- **副腎系疾患**と**糖尿病性疾患**が原因になることが多い．

症状

1.副腎系の例

- 副腎もしくは副腎に命令を出す場所に腫瘍ができると，副腎から出るホルモン(アドレナリン，ノルアドレナリン)が過剰となる．腫瘍によりこれらが過剰に出ると，高血圧・高血糖・頭痛・多汗・代謝亢進が起きる．
- 副腎皮質に腫瘍ができると，原発性アルドステロン症やクッシング症候群が起こる．鉱質コルチコイド(代表的なものとしてはアルドステロン)は，血圧を上昇させるレニン - アンギオテンシン - アルドステロン系の一部である．

2.糖尿病性の例

- 糖尿病性は，腎機能障害によるものである．
- 糖尿病の三大合併症(網膜症・腎症・神経障害)において腎臓がうまく働けなくなると，アルブミン尿(タンパク尿)が出てくる．

起立性低血圧

低血圧は，WHO (世界保健機関)による世界共通の基準として，収縮期血圧が100mmHg以下，拡張期血圧が60mmHg以下と定められている．

- 低血圧それ自体は問題ではないが，立ちくらみや眩暈などの自覚症状があり，原因となる病気がある場合，疾患としての解決が必要となる．
- 注意すべき低血圧には，**起立性低血圧**，食事性低血圧，症候性(二次性)低血圧がある．

■起立性低血圧

起立性低血圧は，立位をとった際に生じる過度の血圧低下である．

- 20mmHgを上回る収縮期血圧の低下，10mmHgを上回る拡張期血圧の低下，またはその両方であるとき，起立性低血圧だといえる．
- 起立性低血圧は，さまざまな病態に起因する血圧調節異常のあらわれであり，特定の疾患ではない．

症状

- 意識の遠のき，ふらつき，めまい，錯乱，霧視などが，起立後数秒から数分以内に起こり，臥位により速やかに消失する．転倒，失神，さらには全身痙攣を起こす場合もある．
- 運動または大食が症状を増悪させることもある．
- その他に併発する症状・徴候のほとんどは，原因に関連したものである．

6.循環機能／D.ショックの病態と診断・治療

ショックとは急性の全身性の循環障害であり，血圧が維持されず，重要臓器の血流が維持できなくなる．
急激な血圧低下(収縮期血圧90mmHg以下)を指標とすることが多く，典型的には頻脈などの症状を伴う．

●ショックの5P

1. 蒼白(pallor)
2. 虚脱(prostration)
3. 冷汗(perspiration)
4. 脈拍触知不能(pulselessness)
5. 呼吸不全(pulmonary deficiency)

●ショックの分類

1. 血液分布異常性ショック	敗血症性ショック，アナフィラキシーショック，神経原性ショック	CVP 下降
2. 循環血液減少性ショック	出血性ショック，体液喪失ショック	
3. 心原性ショック	心筋性，機械性，不整脈性	CVP 上昇
4. 閉塞性(拘束性)ショック	心タンポナーデ，肺塞栓症，緊張性気胸	

- **CVP** (Central Venous Pressure：中心静脈圧)は，右心房に血圧が流れてくる力(右心房圧)の指標となる．

1.血液分布異常性ショック

血液分布異常性ショックとは，循環系内の血液の総量は変わらないものの，末梢血管が拡張して血液がうっ滞し，心臓への環流血液量が減少しているものをいう．

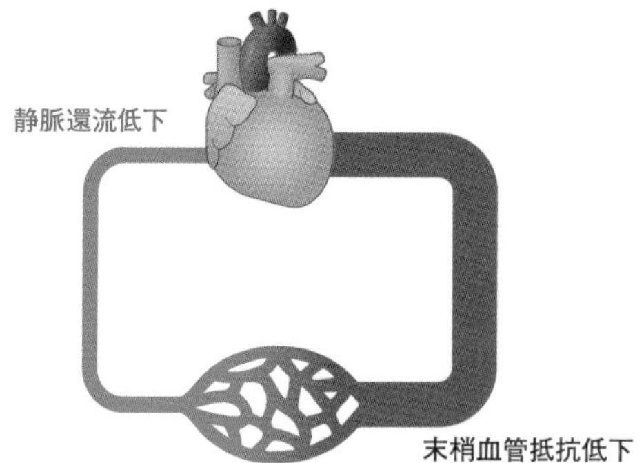

例：敗血症性ショック（エンドトキシンショック）

- 感染症において，全身症状を伴うものを**敗血症**という．
- 敗血症の際のショックは**敗血症性ショック**とよばれる．
  - 感染症の初期においては，エンドトキシンが，好中球，単球などのさまざまな経路を経て炎症性サイトカインを感染部の周囲に放出させ，全身の血流に炎症が及ぶ菌血症の状態になる．

    ※菌血症と敗血症が異なることに注意が必要である．
  - 血管拡張物質が大量に産生されるが，血圧が低下しても，後負荷の軽減によって心拍出量が保たれている間は末梢循環が維持され，発熱が生じるために四肢末梢は温かいままで，ウォームショックとよばれる．
- 敗血症性ショックにおいては，**内毒素**と**外毒素**の違いを覚えておくことも重要である．

●内毒素と外毒素の違い

	内毒素	外毒素
別名	エンドトキシン（endotoxin）	エクストキシン（exotoxin）
由来	グラム陰性菌の細胞壁線分	菌体内で産生された毒素が菌体外へ分泌される
成分	LPS（リポ多糖）	タンパク質，ポリペプチド
抗原性	弱い	強い
発熱作用	強い	弱い
毒性	弱い	強い
熱感受性	耐熱性	易熱性（60℃で無毒化）
無毒化	できない	できる
特異性	非特異的	臓器特異的
作用	発熱，エンドトキシンショック，補体の活性化，シュワルツマン反応，敗血症，DIC など	神経毒，腸管毒，溶血毒など
細菌	大腸菌，コレラ菌，緑膿菌，サルモネラ菌，赤痢菌，チフス菌，ペスト菌，百日咳菌，ピロリ菌など	破傷風菌，ボツリヌス菌，ジフテリア菌，ウェルシュ菌，黄色ブドウ球菌，MRSA など

DIC: Disseminated Intravascular Coagulation（播種性血管内凝固症候群）
MRSA: Methicillin-resistant *Staphylococcus Aureus*（メチシリン耐性黄色ブドウ球菌）

2. 循環血液減少性ショック

循環血液量減少性ショックとは，出血や脱水のために，循環系内を流れる血液の総量が減少しているものをいう.

- 血圧低下に対して最初から血管収縮傾向に傾く.

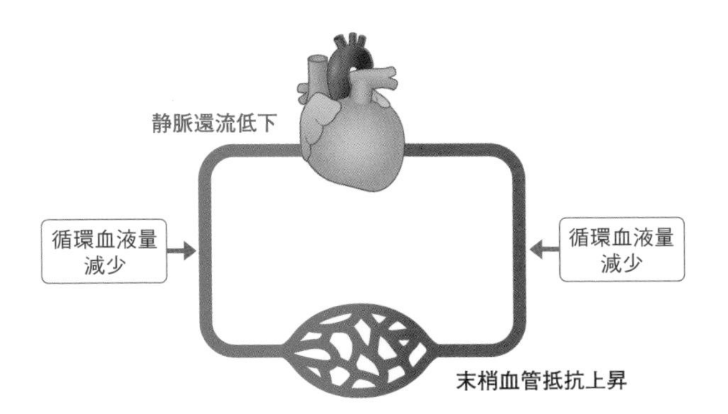

例：出血性ショック

- 循環血液量減少性ショックは，外出血や内出血，脱水などで，循環器系を流れる血液の総量が減少しているために生じる.
- 心臓への環流血液量が減少するため，心拍出量は減少し，血圧低下と頻脈が生じる.
- 交感神経の興奮が生じ，末梢血管が収縮するため，顔面蒼白，四肢冷感，冷汗，呼吸促進が生じ，腎血流は減少するため乏尿がみられる.

●循環血液量のショックの指標となる症状例

- 血圧低下（収縮期血圧90～100mmHg以下）
- 脈圧減少　• 微熱
- 表在性静脈虚脱（顔面蒼白，四肢冷感）
- 呼吸促迫
- 乏尿（25mL/時以下）

3. 心原性ショック

心原性ショックとは，心臓が障害されたために，収縮や拡張をして血液を送り出しているポンプ機能が低下または不全となり，血液を送り出せないとともに，心臓に戻ってきた血液を受け止められないことをいう．

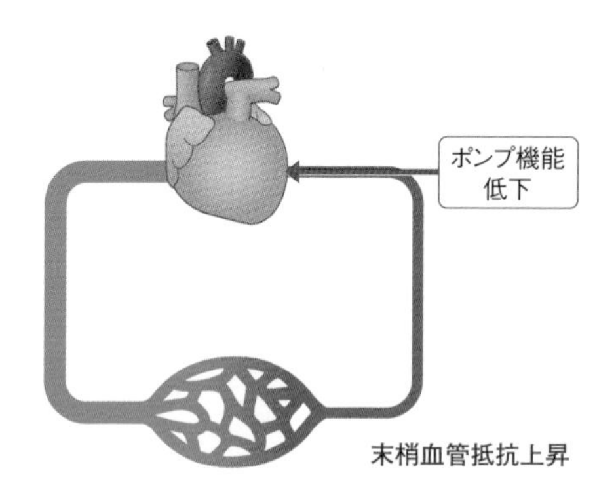

- 心原性ショックにおけるα作用とβ作用の内容を理解し，適切な薬剤を選択できる必要がある．
  例：β作用の際に，強心作用のあるカテコラミン(第一選択薬は**ドブタミン**)を選ぶ．

●おもな強心薬・昇圧薬とその作用

おもな強心薬・昇圧薬	おもな作用	
アドレナリン	α作用	心筋収縮力の増大，心拍数の増加，血管拡張，肝脾血流の増大，組織・細胞代謝の増大
ノルアドレナリン		
ドパミン		
ドブタミン	β作用	血管収縮による血圧の上昇，後負荷増大による血流減少，圧反射による心拍数現象，脳血流の増大，腎・肝脾血流の減少
イソプロテレノール		

4. 閉塞性(拘束性)ショック

閉塞性(拘束性)ショックとは，心臓自体に障害はないものの，心臓外からの圧排などで心臓の収縮拡張が妨げられるためにポンプ機能が果たせない状態をいう．

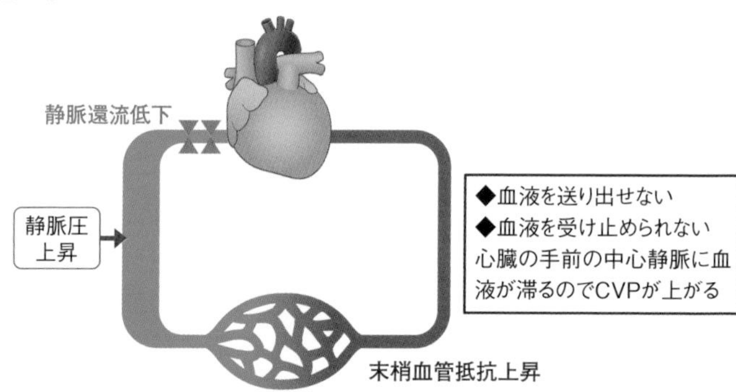

7. 栄養の摂取・消化・吸収・代謝機能／A. 口腔，咽頭の疾患の病態と診断・治療

炎症性疾患（咽頭炎，扁桃炎）

- **咽頭**のまわりを囲む**扁桃**には，口蓋扁桃，（舌根にある）舌扁桃，（咽頭部にある）咽頭扁桃がある．
- 咽頭や扁桃は鼻腔や口腔とつながっているため，外界からの病原性微生物と接しやすく，感染による炎症を起こしやすい部位である．

■ 急性扁桃炎

- 急性扁桃炎は，細菌などの感染によって扁桃が発赤・腫脹するもので，白苔や膿栓，潰瘍ができ激しく痛みがある．
- 溶連菌が原因の場合は，病巣となって全身の溶連菌感染症を起こすことがある（病巣感染）．

症状

慢性扁桃炎は，急性増悪時は急性扁桃炎とほぼ同じ症状であるが，慢性期に異常感（咽頭周辺の刺激感）が出る場合や，無症状の場合もある．

診断

- 細菌検査
- 溶連菌迅速試験

治療

- 薬物療法（抗菌薬，鎮痛薬）
- 扁桃周囲膿瘍の場合は，切開排膿．
- 扁桃炎を繰り返す場合は，扁桃摘出術．

う歯，歯周病

■う歯

う歯は，微生物（ミュータンス菌など）のつくった酸が，歯（歯質）を脱灰する（カルシウムを溶かす）することで生じる．これらの微生物が増殖して代謝物と一緒にまとまった固まりを歯垢（プラーク）という．

- 歯垢から出てくる酸を中和し，リゾチームやラクトフェリンなどの酵素で菌を分解するのが唾液である．

- う歯を放置すると，歯髄まで炎症を起こした歯髄炎になり，さらに放置すると根尖性歯周炎として，歯の根から顎の骨・血管へと炎症が進む．

■歯周病

- 歯槽膿漏に代表される**歯周病**は，う歯と同様に歯垢（プラーク）によって，歯肉が炎症を起こし（歯肉炎），歯肉は歯から離れ，食物などがはまり込む仮性ポケットができる．このポケットに食物残渣がはさまると微生物がさらに増殖し，歯肉や顎骨が破壊され，歯の周囲に真性ポケットができ，歯が抜けていく．

- 手術でポケットを切り取ることが必要となる．

腫瘍(舌癌，咽頭癌)

■舌癌

舌癌は口腔癌のなかでも最も頻度が高く，60％を占める．そのほとんどが**扁平上皮癌**である．

- 発症年齢のピークは50～60歳代で，男女比率は約2：1とされる．
- 好発部位は歯牙と接触する舌縁側で，舌背や舌尖部に発生することはまれである．
- 喫煙やアルコールが舌癌発生への危険性を高める要因として認識されており，歯や義歯による慢性刺激も発生の誘因にあげられる．
- 舌癌は口腔内やほかの頭頸部領域，さらに食道を中心とした上部消化管に重複癌を合併することが多く，30％近くの頻度といわれている．

症状

早期には無症状だが，舌の違和感やしこりの自覚，しみる感じなどの症状を感じて受診する場合がある．

- 進行に伴い疼痛や出血，摂食障害，発語障害，開口障害を伴う．
- 壊疽臭として口臭を伴う場合もある．
- 臨床所見は表在型，外向型，内向型に分けられ，進行するにしたがい，これらが複合した状態となる．

●臨床所見の分類

表在型	外向型	内向型
表在性の発育を主とした厚さ0.5cm以下のもの．	一般的な臨床像で，ほかの2つと比較して悪性度は低いとされている．	一見，通常の粘膜で覆われているが，深部に硬い腫瘤を呈する．悪性度が高く，早期から転移を示す場合も少なくない．

診断

- 病理検査による確定診断．
- 舌癌は重複癌を合併していることが多いため，病巣の進展範囲や所属リンパ節の転移の有無について，X線やCT，MRI，ガリウムシンチグラフィや骨シンチグラフィ，PETなどの検査を行い，確認していく．
- TNM分類(Tumor＜原発腫瘍＞，Node＜領域リンパ節＞，Metastasis＜遠隔転移＞から癌の進行度を決定するもの)を用いる．

治療

- 手術，放射線療法，化学療法を組み合わせた治療が一般的である．進行舌癌の手術においては，舌の切除により嚥下障害や構音障害が生じるため，治療の選択は慎重に行う必要がある．

- 初期癌では可動部舌部切(a)，可動部舌半切(b)が主だが，癌の範囲に応じて切除範囲も大きくなっている．

●舌癌の切除術式

a. 可動部舌部切

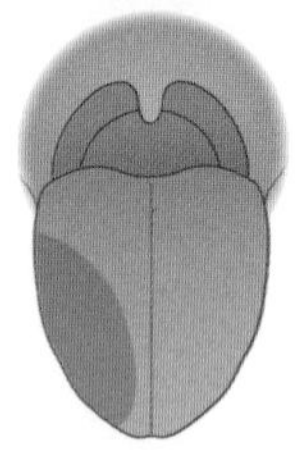

b. 可動部舌半切

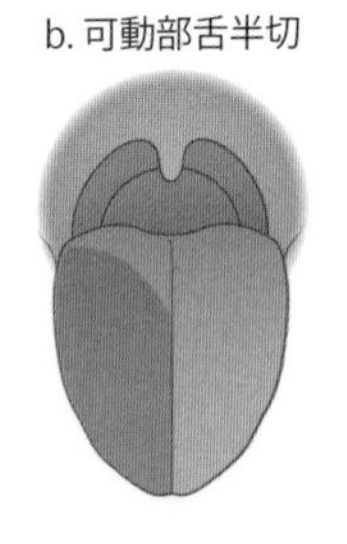

c. 舌半切

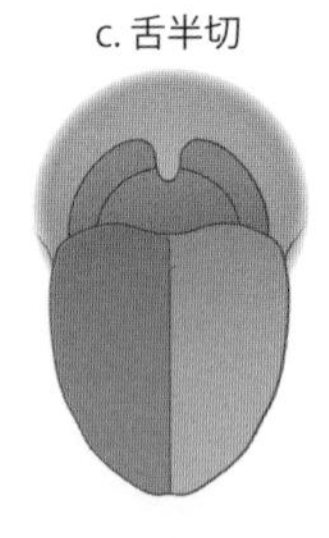

d. 可動部舌亜全摘

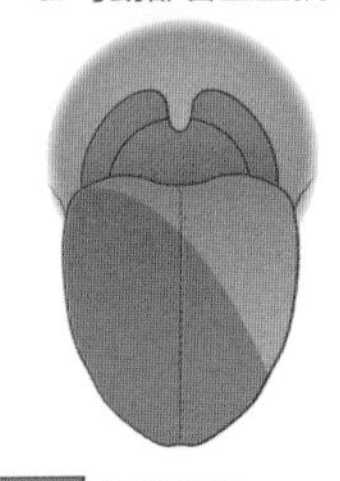

e. 舌亜全摘

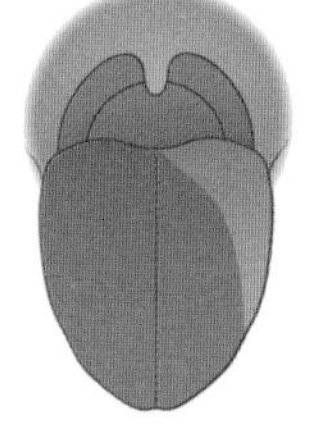

f. 舌全摘

切除部位

- 舌の半分以上を切除する場合は舌の浮腫が強く出るため，気管切開による気道確保を行う．2/3以上の切除では嚥下はかなり難しくなり，食事が摂れないだけでなく誤嚥が必発となる．

- 切除した部分はそのままでは欠損が大きく，機能障害が出現するため，体のほかの部分から採取した遊離皮弁(移植する組織を血管付きで完全に切り取って行う皮弁)を血管吻合により欠損部に移植する．

- 用いられる皮弁としては，前腕皮弁，腹直筋皮弁，大腿外側皮弁などがある．再発や放射線治療により確保できない場合は，胸三角筋部皮弁，大胸筋皮弁と行った有茎皮弁(移植する組織を完全には切り離さず，栄養血管がつながったままのもの)を用いる．

- いずれの皮弁の場合でも頸部の安静が必要である．遊離皮弁では1週間程度，有茎皮弁では2週間程度の間は血行不良に伴う皮弁壊死に注意が必要である．

■咽頭癌

咽頭癌は，場所によって上・中・下に分かれている．

1. 上咽頭癌

- 上咽頭癌では悪性リンパ腫と扁平上皮腫が多く，腫瘍が大きくなると，上気道と耳管の狭窄が起こるとともに，早くから頸部リンパ節転移が起こることが特徴である．

症状

- 上気道狭窄によって鼻閉や鼻漏が起き，口呼吸やいびきが出現する．腫瘍から出血しやすいため，鼻出血や咽頭出血もみられる．
- 耳管狭窄(閉塞)は，滲出性の中耳炎を起こし，耳閉感や伝音性難聴の原因となる．

治療

- おもに放射線療法と化学療法.
- 放射線治療では，放射野がかなり広く，そのため各種の細胞障害が広範囲に出現する．とくに，口腔内粘膜のダメージにより，痛みによる食事摂取障害，味覚障害，唾液分泌障害などが出現する．

2. 中・下咽頭癌

- 中・下咽頭癌は，扁平上皮癌が大部分を占め，アルコールやタバコの影響を受けやすく，男性に多い．
- 転移は頸部リンパ節が多い．
- 下咽頭癌での5年生存率は30 ～ 40％程度である．

症状

- 咽頭の違和感やつかえ感から始まり，開口障害，嚥下障害，嗄声，呼吸困難へとつながる．

治療

- 放射線療法と化学療法の併用.
- 外科的切除の場合には，切除部位の関係で声が出なくなる可能性がある．
- 発声・構音・嚥下に対してはリハビリテーションを行う．
- 放射線療法後は粘膜炎が出現する．

炎症性疾患

上部消化管のおもな炎症性疾患には，**逆流性食道炎**，**急性胃炎**，**慢性胃炎**などがある．

■逆流性食道炎

逆流性食道炎は，食道に逆流した胃酸の刺激により，食道に炎症が起こったものである．

- 原因は，下部食道括約筋の機能低下，肥満などによる腹圧の上昇，胃酸過多などがあるが，高齢化や食生活の変化，ストレスによる影響が示唆されている．

症状

呑酸（口腔内へ胃液が逆流するため苦味や酸味を感じる），胸やけ．

診断

- 内視鏡検査
- PPI（プロトンポンプ阻害薬）テスト

治療

薬物療法：PPI（プロトンポンプ阻害薬），P-CAB（カリウムイオン競合型アシッドブロッカー）

- 生活習慣の改善例
  - 運動時や日常での荷物重量について，腹圧を上げないよう注意する．
  - 就寝前，食後すぐ（1～2時間以内）には横になることを避ける．なお，上半身をやや高くして寝ると，楽になる．
  - 刺激を避け，脂肪を減らして，ゆっくり少しずつ食べるようにする．

■急性胃炎

急性胃炎は，食事，薬，ストレス，細菌や寄生虫など，さまざまな原因で生じる．

●急性胃炎の原因

食事	アルコールや香辛料などの刺激物
薬	非ステロイド性抗炎症薬（NSAIDs） ➡脂肪酸のアラキドン酸からできるプロスタグランジン（炎症物質）を抑える
寄生虫	アニサキス，スピロヘータ（梅毒トレポネーマ）など
ストレス	胃の血管が攣縮し，細胞が酸素不足になり炎症が起こる

症状

腹部不快・膨満感といった軽度のもの，心窩部痛，悪心から嘔吐，吐血，下血が起きるものまで幅がある．

治療

- 原因の除去と安静
- 制酸剤の投与

■慢性胃炎（ヘリコバクター・ピロリ感染）

慢性的な胃炎（**慢性胃炎**）が続く場合，原因は**ヘリコバクター・ピロリ**による感染，また自己免疫性のものに分かれ，原因が不明な場合もある．

- ヘリコバクター・ピロリは，胃炎，胃潰瘍，ポリープ，癌やリンパ腫にまで関係するため，すぐに除菌が必要となる．
  - 胃潰瘍の70%，十二指腸潰瘍の90%が，ヘリコバクター・ピロリのせいと考えられている．
- 自己免疫性慢性胃炎では，内因子をつくる組織が萎縮し，ビタミンB12の吸収不全が起こることがある．

診断

- 上部消化管内視鏡検査：
  - 胃粘膜の観察（発赤，白色粘液の付着，ひだの肥厚で感染を疑う）
  - 胃粘膜の組織片採取とヘリコバクター・ピロリの同定
  - 迅速ウレアーゼ試験
- 尿素呼気試験法（迅速ウレアーゼ試験）
- 血液検査：抗体測定
- 便中ヘリコバクター・ピロリ抗原検査

治療

- 薬物療法：プロトンポンプ阻害薬＋アモキシシリン＋クラリスロマイシン

潰瘍性疾患

■胃潰瘍・十二指腸潰瘍

胃潰瘍とは，胃液の攻撃因子(胃酸，ペプシンなど)と胃の粘膜の防御因子(粘液，血流，HCO_3^-，プロスタグランジンなど)とのバランスが崩れ，攻撃因子に傾き，粘膜下層より深く損傷する粘膜欠損をいう．

- 胃潰瘍の原因は，おもに**ヘリコバクター・ピロリ菌**の有無と**非ステロイド性抗炎症薬(NSAIDs)**である(ロキソニンやアスピリン，バファリンなど市販薬も含む)．長期服用や服用方法の間違いなどにより潰瘍形成が起こりやすくなる．なお，坐薬のNSAIDsでも消化性潰瘍を形成するリスクは変わらない．
- 胃潰瘍は無症状で自然回復することもあるため，正確な発生頻度は不明だが，40～50歳代に多く発症し，男女差はないといわれている．

●潰瘍の深さによる分類

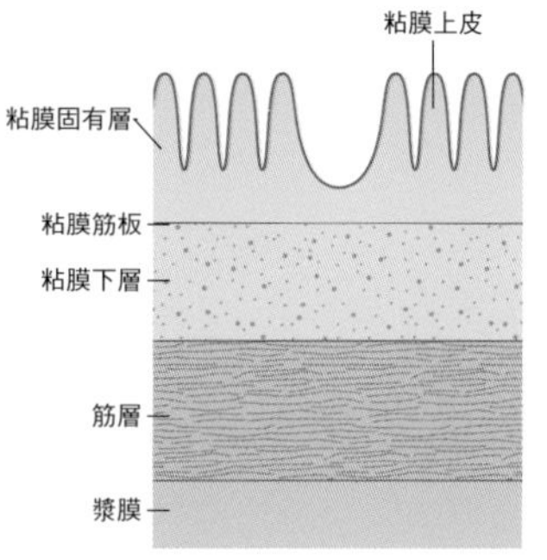

①UI-Ⅰ：粘膜の欠損があるものの，粘膜筋板まで達しておらず，粘膜固有層内まで．びらんである

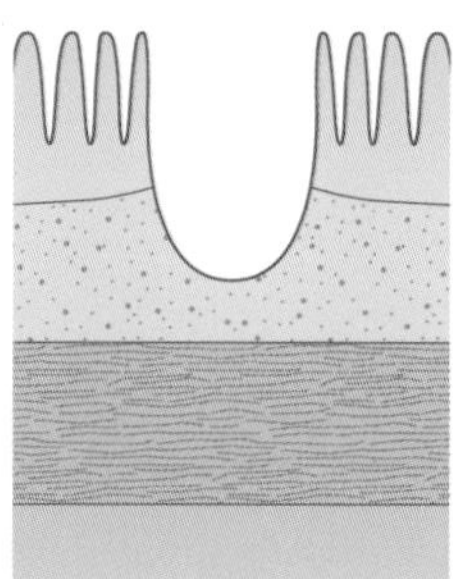
②UI-Ⅱ：組織欠損が粘膜筋板を越えるが，粘膜下層までである

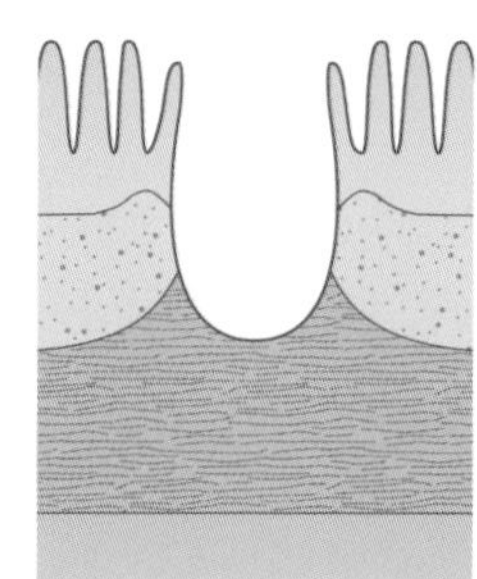
③UI-Ⅲ：組織欠損が粘膜下層を越え，筋層にまで及ぶ

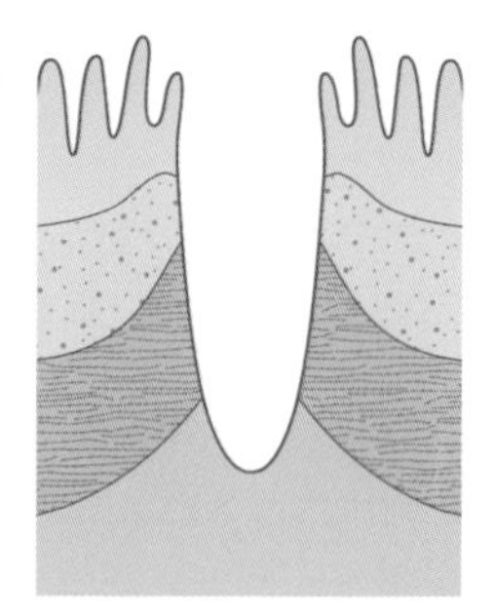
④UI-Ⅳ：組織欠損が漿膜まで達するもの．場合によっては漿膜を越え，穿孔を起こすものもある

症状

- 胃酸が潰瘍を刺激することによる心窩部痛(食後に出現しやすいといわれている)や，胃酸過多による胸焼けや呑酸(胃液が食道へ逆流することで起こる不快感)，胃蠕動低下や胃から十二指腸までの消化管が狭くなることにより食欲低下や嘔気，嘔吐がみられる．
- 潰瘍が粘膜内の血管に及ぶと出血を引き起こし，吐血や下血(タール便)が生じる．
- 潰瘍の深達度によっては胃穿孔を引き起こす．緊急を要する胃穿孔の合併症は，胃の内容物や胃液が腹腔内へ漏れ出ることで，腹膜炎を引き起こし，激しい腹痛があらわれる．

検査

- バリウム造影検査，上部内視鏡検査．
- 上部内視鏡の組織生検でヘリコバクター・ピロリ菌の有無が判明するが，侵襲度の低い検査として血液，尿，便や呼気からも判別できる．

治療

- 胃潰瘍に伴う合併症の有無，ヘリコバクター・ピロリ菌の有無，NSAIDs使用の有無で，治療方法が異なる．
- 出血性消化潰瘍に対して，機械的止血法，薬剤局注法（血管収縮剤局注法・硬化剤局注法），凝固法がある．日本ではこれらの方法をまず単独で行い，十分止血が得られなかった場合，追加治療として別の止血法が行われることが多い．

腫瘍

■ 食道癌

食道は咽頭と胃をつなぎ合わせている臓器で，日本人の成人で約25cmある．食道は上から頸部食道，胸部上部食道，胸部中部食道，胸部下部食道，腹部食道に分類され，これらの部位に発生する**上皮性悪性腫瘍**を**食道癌**という．

- おもに扁平上皮癌と腺癌の2つが生じ，日本では扁平上皮癌が90％以上である（欧米ではバレット食道に生じる腺癌が50％以上である）．
- 食道癌の発生部位は，50％以上が胸部中部食道である．食道の周りはリンパ節や血管が豊富であること，漿膜（胃や小腸などを包む腹膜に該当する膜）がないことから，リンパ節転移や血行性転移，食道周囲の臓器への転移が起こりやすい．
- 食道癌と新たに診断される人数は，1年間で10万人あたり17.9人であり，男女比は6：1と男性に多い．年齢別にみると50歳代から増加を始め，70歳代でピークを迎える．
- 食道癌の発生リスク因子として，高濃度のアルコール，喫煙，熱い食事，食道アカラシアなどがあげられる．とくにアルコールと喫煙の両方を常習することで相乗的に食道癌のリスクが高くなるといわれている．
- アルコールを代謝する過程でアセトアルデヒド（2日酔いの原因となる物質）を分解する酵素が弱い人は，正常な人に比べ食道癌のリスクが高いといわれている．

症状

- 早期では食道が「しみる」感じや，無症状であることが多い．
- 癌が進行すると食道狭窄による嚥下障害が生じ，食事摂取時につかえ感があらわれる．それに伴い，体重減少や，食道周辺臓器への浸潤による嗄声，胸部痛，咳嗽などの症状が出現する．

● **食道癌の発生部位**

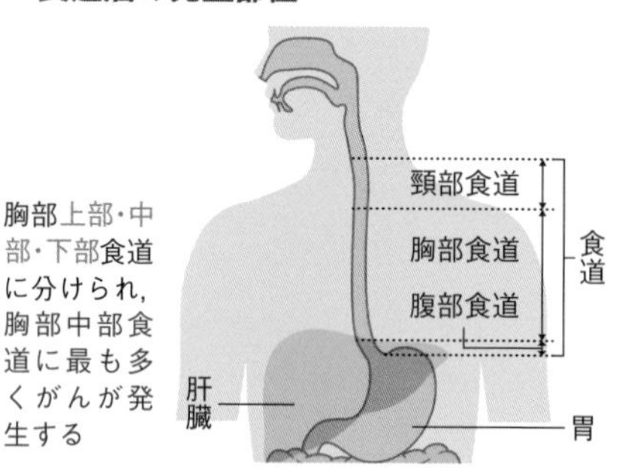

● **食道癌の特徴**

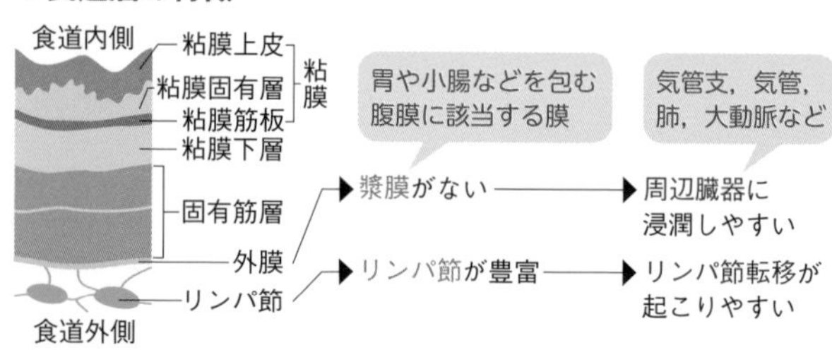

● **食道癌の症状**

	早期 ──→ 進行食道癌		
症状など	• 無症状 • 食道が「しみる」感じ	• 嚥下障害（固形物） • 体重減少	• 食道周辺臓器への浸潤 （反回神経，気管・気管支，大動脈） ➡嗄声，胸部痛，咳嗽

検査・診断

- 上部消化管内視鏡検査
- 超音波内視鏡検査
- 食道造影検査
- CT検査
- PET検査

- 腫瘍だけでなく，周辺臓器への浸潤，リンパ節転移や遠隔転移の有無を評価するために全身を検査する．

治療

- 内視鏡的治療
- 手術療法
- 化学療法
- 放射線療法
- 集学的治療

- 癌の進行度（ステージ）や壁深達度によって治療方針が決められる．

1. 内視鏡的治療

- 内視鏡的治療には，スネア（金属の輪）を用いて粘膜を切除する内視鏡的粘膜切除術（EMR）と，内視鏡で使用できるナイフを用いて粘膜を切除する内視鏡的粘膜下層剥離術（ESD）がある．
- 光線力学的治療（PDT）やアルゴンプラズマ凝固術（APC）が行われることもある．

2. 外科的治療

- 外科治療として食道を切除する手術が行われるが，腫瘍の部位やリンパ節の転移の位置，転移の有無によって術式が異なる．
- 食道を切除した分は，胃を細長くして頸部食道に吻合する食道再建術が行われる．
- 食道癌の外科治療は侵襲が大きく，手術後は一般的に集中治療室（ICU）に入室し，とくに呼吸機能・循環機能について3～4日間は治療管理する場合が多い．

3. 化学療法

- 切除不能進行・再発食道癌に対しては化学療法が行われる．術前・術後に化学療法が行われることもある．
- DTX（ドセタキセル），CDDP（シスプラチン），5-FU（フルオロウラシル）を2剤または3剤組み合わせた化学療法が主であり，患者の病期や状態を考慮した薬剤が選択されていく．

4. 放射線療法

- 放射線療法には，根治的治療と緩和的治療があり，根治的治療では化学療法との同時併用（化学放射線療法）が推奨されている．
- 緩和的治療では，全身状態により放射線療法単独，または化学放射線療法が選択される．食道癌の治療として，術前化学療法および外科手術が標準治療であるが，術前の化学放射線療法の導入も検討されている．

EMR:
Endoscopic
Mucosal Resection
（内視鏡的粘膜切除術）

ESD:
Endoscopic
Submucosal Dissection
（内視鏡的粘膜下層剥離術）

PDT:
Photodynamic
Therapy
（光線力学的療法）

APC:
Argon Plasma
Coagulation
（アルゴンプラズマ凝固術）

■胃癌

胃癌とは，胃の粘膜上皮から発生する悪性腫瘍である.

- 危険因子は喫煙，飲酒のほか，多量の塩分摂取や，ヘリコバクター・ピロリ菌感染などで胃の粘膜細胞が刺激を受けることとされている.
- 早期では症状があらわれないことが多く，検診などで発見される場合が多い.
- 進行癌は筋層より深く達したものを指す．出血により黒色便がみられ，運動時の息切れ，易疲労感などの貧血症状や腫瘍による狭窄で通過障害があらわれる.

症状

- 心窩部痛，上腹部不快感，胸やけ，嘔気，食欲不振があるが，初期で自覚症状が出ることは少なく，検診などで発見される場合が多い.
- 進行すると食事のつかえ感，体重減少，黒色便や易疲労感などの貧血症状などがみられる.
- 進行胃癌では腫瘍の増大に伴って腹部にしこりを触れたり，体重減少，食物の通過障害，閉塞症状があらわれることがある.

診断

- 胃部X線検査
- 内視鏡検査
- 血液検査
- 上部消化管造影検査
- CT・超音波検査などで他臓器への浸潤・転移などを診断する.

治療

1.内視鏡的治療

- 内視鏡的粘膜切除術(EMR)：
リンパ節転移の可能性がほとんどなく，腫瘍が一括切除できる大きさと部位にある病変(深達度の浅い表在癌)に用いられる．粘膜下層に液体を局注し，粘膜下層を厚くし鋼線のスネアをかけ，固有筋層を傷つけずに切除する方法である．

- 内視鏡的粘膜下層剥離術(ESD)：
深達度の深い表在癌に用いられる．粘膜下層に液体を局注し，ナイフによって，病巣周囲から粘膜下層を徐々に切りはがしていく方法である．

2.化学療法

- 手術を行っても非根治術やバイパス術に終わった場合や，当初から切除できない症例では，化学療法を行い，癌の縮小をはかる．
- 一次化学療法から行い，効果がない場合はレジメンを変更して二次・三次化学療法を行う．
- 一次治療：5-FU系，プラチナ系薬剤が多く選択され，組み合わされて用いられる．
- 二次・三次治療：タキサン系薬剤やイリノテカンが選択される．

3．手術療法

- 2/3以上の胃切除＋リンパ節郭清が標準とされている．腹腔鏡手術と開腹手術があり，腹腔鏡手術は低侵襲性，術後疼痛が少ない，腹腔内の癒着が軽度，傷が小さく美容上の利点が特徴である．
- 癌の進行度によって，再発予防目的に補助化学療法が行われる場合がある．

●治癒切除と非治癒切除

術式		切除範囲	例
治癒切除	縮小手術	2/3未満の胃切除．D1，D1＋リンパ節郭清	幽門保存胃切除術，噴門側胃切除術，胃局所切除術
	定型手術	2/3以上の胃切除，D2リンパ節郭清	幽門側胃切除術，胃全摘術
	拡大手術	癌浸潤部位を含む切除，D2を超えるリンパ節郭清	他臓器合併切除(肝・脾・膵・十二指腸など)
非治癒切除	緩和手術	出血や狭窄部位の切除	バイパス術，部分切除など
	減量手術	症状の出現を遅らせるために腫瘍量を減量	部分切除など

炎症性疾患

下部消化管の炎症性腸疾患の代表例には，**潰瘍性大腸炎**，**Crohn＜クローン＞病**がある．どちらも若い世代での発症が多く，腹痛や下痢，血便などさまざまな症状が起こる．

●潰瘍性大腸炎とクローン病の違い

	潰瘍性大腸炎（UC）	クローン病（CD）
好発年齢	若年者，中高年層	若年者
男女比	1:1	2:1
好発部位	全大腸，とくに直腸	全消化管，とくに回盲部 ※直腸病変はまれ
連続性	直腸より口側に連続性	非連続性（skip lesion），区域性
発病・経過	• 比較的浅い炎症 • 再燃と寛解を繰り返す • 癌化（長期経過の例）	• 粘膜下まで及ぶ炎症が多い • 再燃と寛解を繰り返す • 癌化（長期経過の例）
主症状	下痢　腹痛　粘血便　発熱 倦怠感　下血	発熱　腹痛　下痢　体重減少 全身倦怠感　腫瘍触知
合併症	中毒性巨大結腸症　結節性紅斑 大量出血　原発性硬化性胆管炎 壊疽性膿皮症　大腸癌	肛門部病変（難治性痔瘻など） 瘻孔狭窄穿孔関節炎・関節痛栄養吸収障害，痔瘻の癌化
治療	薬物療法　手術	栄養療法　手術　薬物療法

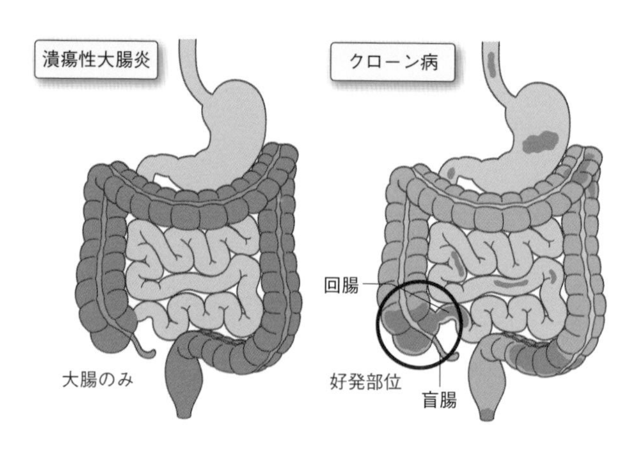

■潰瘍性大腸炎

潰瘍性大腸炎は，大腸の粘膜に炎症が起こり，びらんや潰瘍を形成する炎症性腸疾患である．炎症の広がりの程度によって直腸炎型，左側大腸炎型，全大腸炎型に分類される．

- 好発年齢は10～30歳代であり，進学，就職，結婚，妊娠などのライフイベントが多いため，退院後も患者が服薬や定期的な受診を継続し，体調やストレスを自己管理できるよう援助が必要である．

- 家族や友人，職場の病気に対する誤解によって患者の心理的ストレスが増大することもあるため，周囲の理解が得られるように支援する．

症状

下痢，腹痛，粘血便が主症状であり，発熱，易疲労感，倦怠感，貧血，体重減少などの全身症状があらわれることもある．

- 皮膚病変（結節性紅斑，壊疽性膿皮症など），眼病変（虹彩炎，角膜炎など），関節痛（膝，踵，肘，手根関節など）といった，腸管外合併症を伴うことが多い．

- 罹病期間が長期に及び，炎症が大腸の広範囲にわたる場合は，大腸癌のリスクが高まる．

- 原因は不明であるが，食生活や遺伝因子，心理的ストレスなどが複雑に関与し，免疫学的異常を引き起こすと考えられている．

- 病状は，比較的症状が落ち着いている寛解と炎症が悪化する再燃とを繰り返すことが多く，寛解の導入と維持が治療の目標となる．

検査

- 注腸X線検査
- 大腸内視鏡検査
- 生検

治療

以下の治療法がある．

- 薬物療法：5-ASA製剤，副腎皮質ステロイド薬，抗菌薬，免疫抑制薬，抗TNF-α抗体製剤

- 血球成分除去療法：顆粒球吸着療法，白血球除去療法

- 手術療法：大腸全摘＋回腸嚢肛門（管）吻合術，大腸全摘＋回腸瘻（ストーマ）造設術

■クローン病

クローン病は，非連続性に分布する浮腫や線維症，縦走潰瘍などの全層性肉芽腫病変を伴う消化管の炎症性疾患である．

- さまざまな症状がある状態を活動期，治療により症状が治まった状態を寛解期といい，クローン病はこの活動期と寛解期を繰り返しながら長期間にわたり進行性に経過する．
- 潰瘍性大腸炎とともに炎症性腸疾患(IBD)として総称されるが，潰瘍性大腸炎とは異なり，クローン病は口腔から肛門まで全消化管のどの部位でも病変が生じるといわれている．

IBD: Inflammatory Bowel Disease (炎症性腸疾患)

- 好発部位は小腸，大腸(とくに回盲部)，肛門周囲といわれており，病変のみられるおもな部位から小腸型，大腸型，小腸大腸型に分類される．

●クローン病の病変がみられるおもな部位

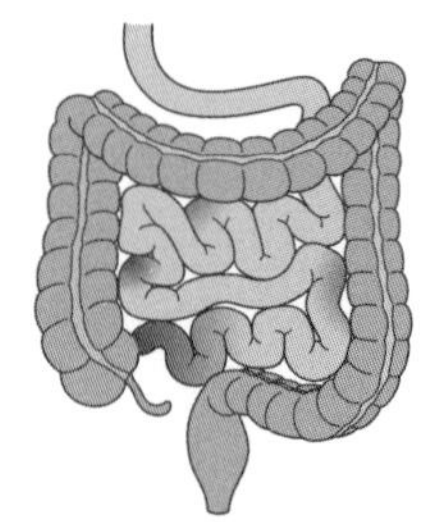
小腸型：病変が小腸のみに存在するもの

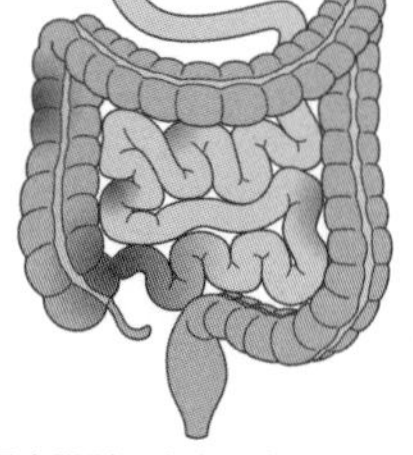
小腸大腸型：病変が小腸と大腸に存在するもの

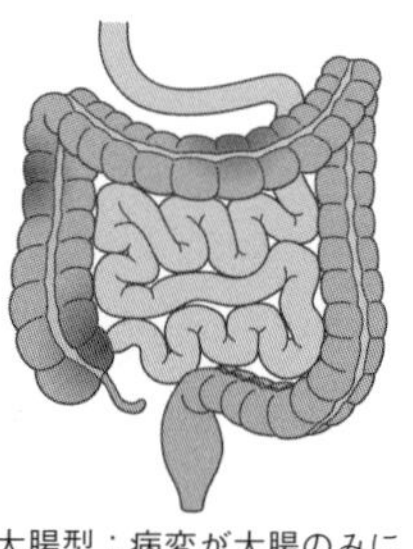
大腸型：病変が大腸のみに存在するもの

- クローン病の原因は解明されていないが，免疫異常や腸内細菌の影響，遺伝などさまざまな要因が関与しているといわれている．

●クローン病の病態と治療目標

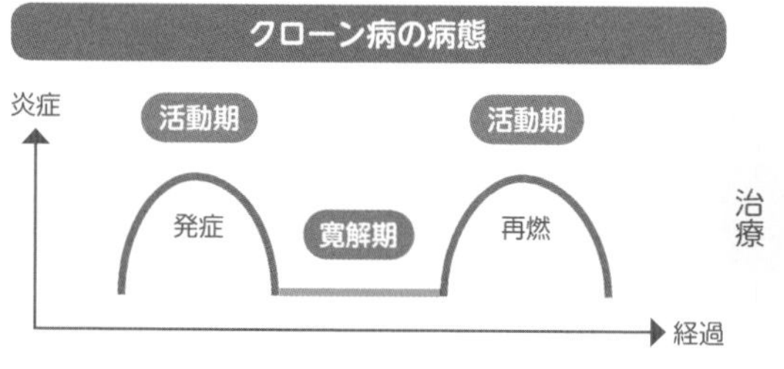

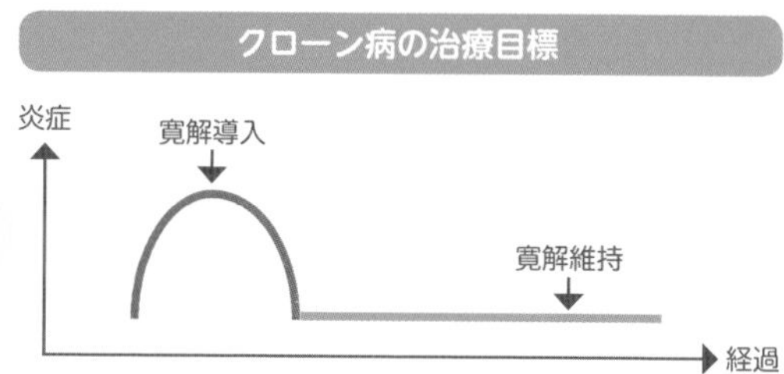

- クローン病患者は約4万人に達し，増加傾向にある．男女比は2：1で男性が多い．
- 好発年齢は10代後半～20代といわれている．就学や仕事，結婚，子育てなどのライフイベントの中で患者は病気や治療とつきあっていかなければならない．

症状

主症状として，腸管の炎症に伴う発熱，腹痛(炎症や下痢による腸蠕動亢進)，消化・吸収障害に伴う下痢，体重減少がある．

- 血便や消化吸収能低下・炎症などによる貧血が起こることもある．
- 肛門潰瘍や裂孔，痔瘻，肛門周囲膿瘍などの肛門周囲症状は約半数の患者にみられるといわれている．

●クローン病の腸管合併症

- 狭窄，癒着，腸閉塞
- 瘻孔(内瘻：腸-腸瘻，腸-膀胱瘻，腸-腟瘻外瘻：腸-皮膚瘻)
- 膿瘍　• 穿孔
- 出血　• 癌化

診断

以下の方法で検査を行う．

- 便培養：他の腸炎との鑑別を行う．
- 血液検査：炎症所見(CRP，WBC，ESR)，低栄養所見(TP，Alb，TC，ChE)，貧血所見(Hb，RBC，Ht)など．
- その他：内視鏡検査(上部・下部・小腸，カプセル)，消化管造影検査(注腸造影，小腸造影)，CT・MRI，腹部エコー，病理組織検査など．

治療

根治的治療は確立されておらず，腸管の炎症を抑えて症状を鎮め，寛解に導く(寛解導入)とともにその長期的な維持(寛解維持)が治療目標とされる．

- 活動期の治療は病変部位と疾患パターン(炎症型，狭窄型，瘻孔型)，重症度によって選択される．

● クローン病の治療法

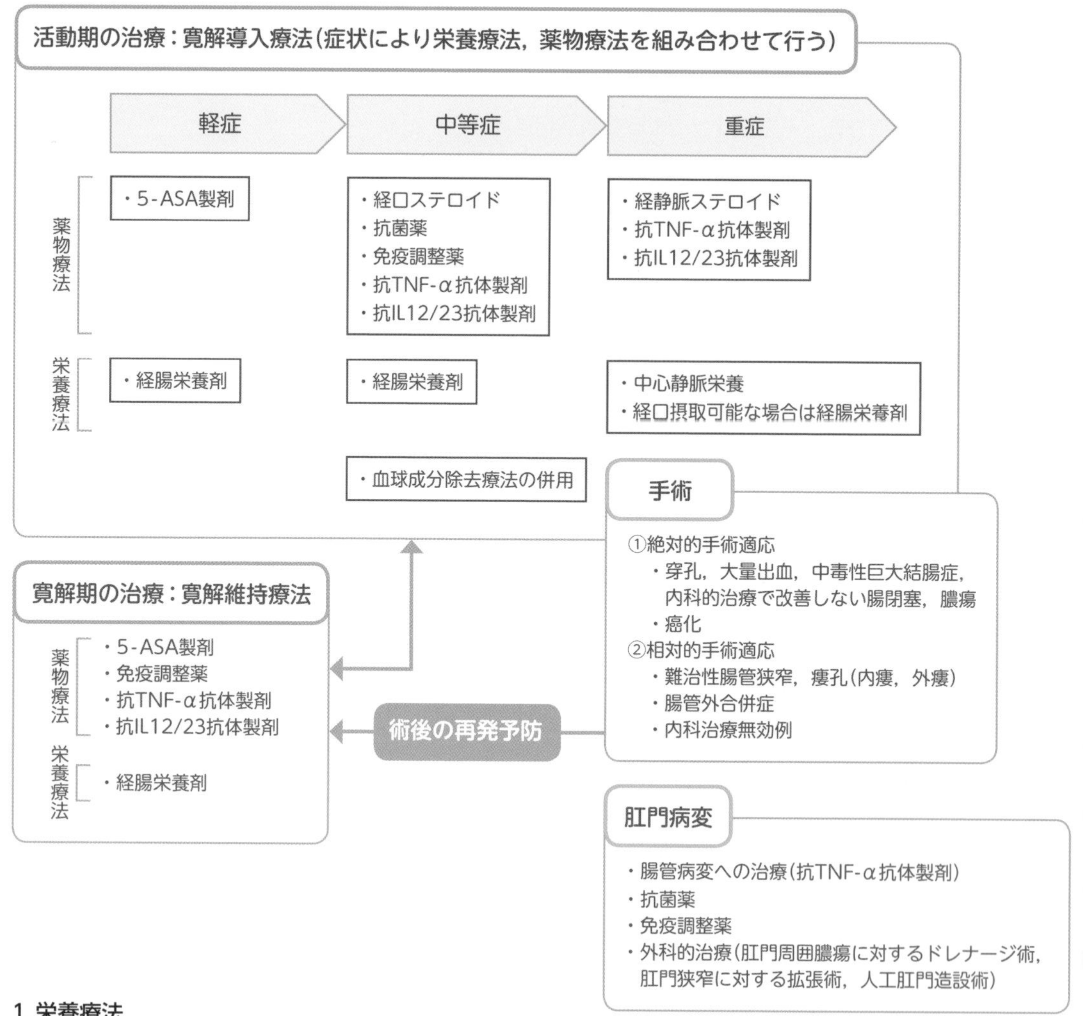

1. 栄養療法

- 絶食による腸管安静の維持と食事抗原因子の除去，栄養状態の改善による免疫能の是正がおもな目的となる．
- 腸管が使用できる場合は，絶食のうえ成分栄養剤（経腸成分栄養剤（1-1））や消化態栄養剤を経口もしくは経管投与する．
- 腸管が使用できない場合は，絶食のうえ中心静脈栄養を行う．

2. 薬物療法

- 炎症を抑え，症状を軽減させる目的で行う．使用される薬剤は重症度や治療効果によって異なる．

●クローン病の薬物療法

製剤	使用方法や特徴など
5-ASA製剤	•軽症～中等症の場合に用いられ，腸の病変部に直接作用して炎症を抑える •小腸型，大腸型など作用させたい部位により選択される薬剤は異なる
副腎皮質 ステロイド薬	•5-ASA製剤の無効・不耐時や中等症～重症の場合に用いられ，全身性の抗炎症作用，免疫抑制作用が得られる •長期服用で副作用がみられるため，効果が得られれば徐々に減量していく •寛解維持効果はないため，寛解維持療法には用いられない
免疫調整薬	•副腎皮質ステロイド薬の減量・離脱が困難な場合に用いられる •腸管免疫異常に対し，免疫調整薬として作用する •寛解維持療法にも用いられる
抗TNF-α抗体製剤， 抗IL12/23抗体製剤	•TNF-α，IL12/23（クローン病において過剰に作られる炎症を引き起こす生体物質）を中和する薬剤 •これまでの治療薬で効果が得られない場合や外瘻がある場合に用いられる
抗菌薬	副腎皮質ステロイド薬で効果がみられない場合や，肛門病変を有する場合に用いられる

3. 血球成分除去療法

- 末梢血液を体外循環装置に通すことで，活性化した顆粒球と単球を吸着除去する治療法である．
- 栄養療法や薬物療法で効果が得られない場合，また，これらの治療が行えない中等症の大腸病変が適応となる．

4. 外科的治療

- 内科的治療が基本となるが，狭窄や瘻孔などの腸管合併症を有する場合は，外科的治療も考慮される．

●機能的端々吻合術

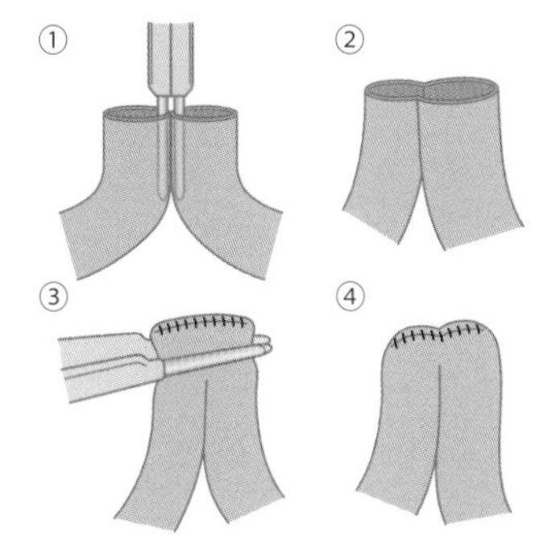

- クローン病の術後再発が吻合部口側に多いことから，吻合部の口径を大きくする工夫がされている
- 腸管の吻合方法には，手縫いや器械による端々吻合や端側吻合，側端吻合などがある

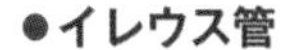

●イレウス管

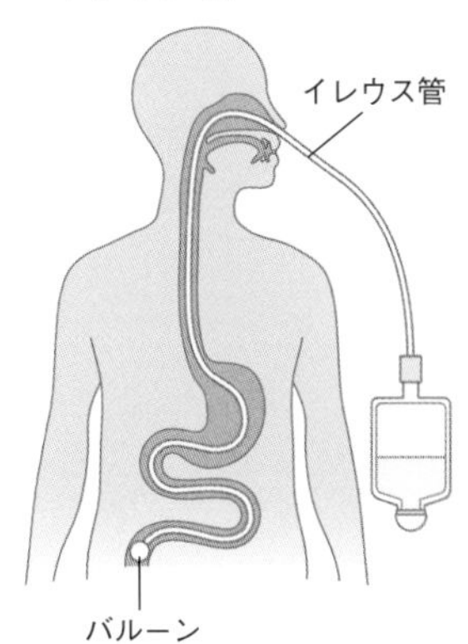

閉塞部位より口側の腸管に貯留した内容物を吸引し，腸管の減圧を計る

- 長期的な予後では，炎症による狭窄や瘻孔などで手術が必要となる患者の場合が発症後5年で33.3％，10年で70.8％と高く，さらに手術後の再手術率も5年で28％と高率であり，経過とともに外科的治療が必要になることが多いのが現状である．

■ 虫垂炎

虫垂炎とは，虫垂内腔の閉塞が発生の原因であると考えられる虫垂の炎症であり，腹痛，発熱．嘔気などの症状をもたらす．

- 閉塞により，腹部膨隆，腸内細菌異常増殖，虚血，炎症が起こる．無治療では，壊死，壊疽，穿孔が起こる．穿孔が大網で被覆されている場合，虫垂膿瘍が生じる．

- 虫垂内腔の閉塞の原因は，典型的にはリンパ組織過形成である．ときに糞石，異物，さらには寄生虫によってもたらされる．

●虫垂の位置

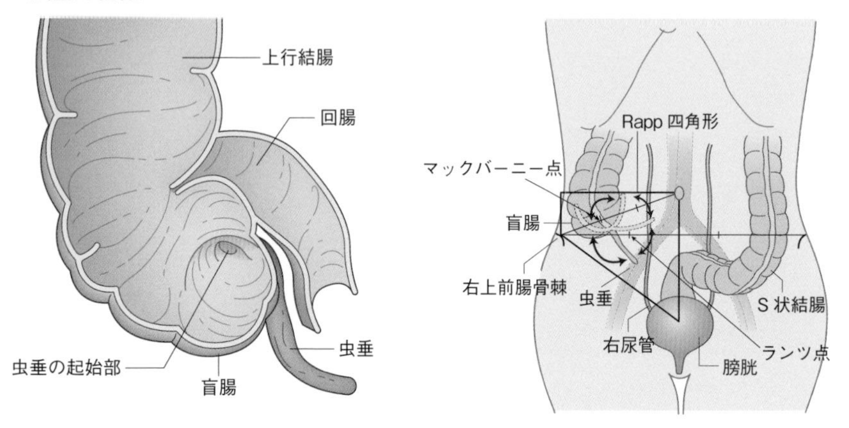

- 腹部の触診において，急性虫垂炎の場合は腹部の痛みを訴えるとともに，**マックバーニー点**(臍と右上前腸骨棘を結んだ線を3等分にし，臍より2/3の点)の圧痛をみとめる．

●虫垂炎の圧痛点(マックバーニー点)

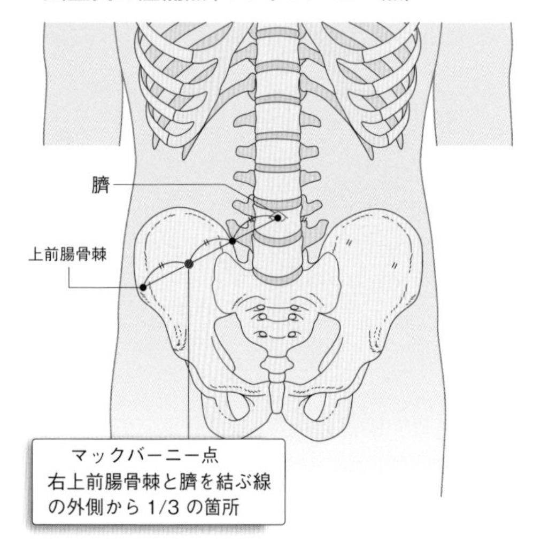

症状

- 炎症によって，**腹膜刺激症状**があらわれる．代表的なものに，**筋性防御**と**反跳痛**(**Blumberg徴候**)がある．

1. 筋性防御

- 腹壁を押し下げ，痛みが出現するときに起こる腹筋の緊張である．
- 炎症が起きているところを押すので，痛くて筋が収縮する．
- 腹膜炎が高度の場合は「板状硬」となり明確に判断できるが，指先の抵抗感を注意深く察知することにより，軽度でも診断可能なことが多い．

●筋性防御

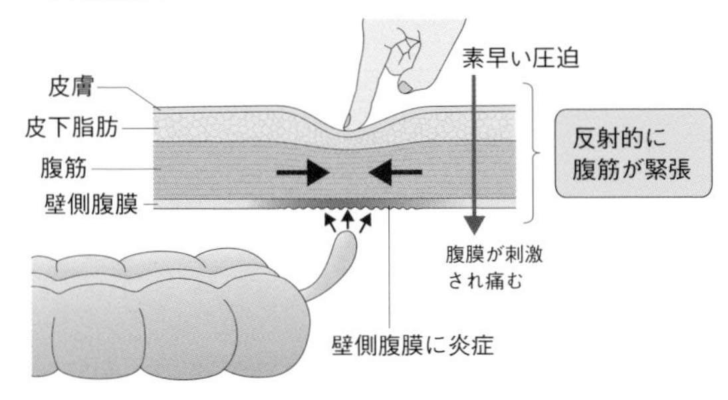

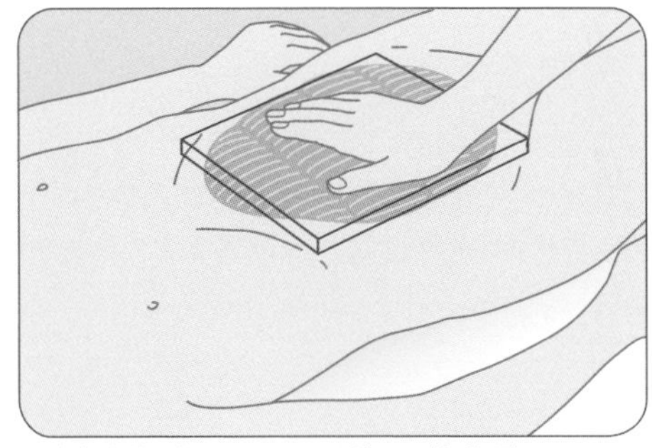
腹部全体が板のように硬く触れる（板状硬）．

2．反跳痛（Blumberg徴候）

- 腹壁を圧迫した時よりも手を離す瞬間に鋭い痛みを感じる．
- 炎症の及んでいる腹膜が急に動かされ，痛覚がより刺激されるために反跳痛が生じる．

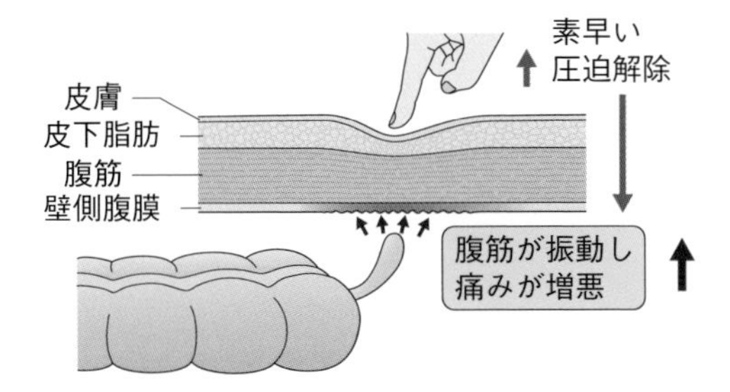

検査・診断

以下の方法で，腹膜炎を疑う．

踵落とし試験	つま先立ちから急に踵を落とす．これによって腹部の痛みがあれば腹膜炎が疑われる
咳嗽試験	咳をしたときに腹部に痛みが出れば，腹膜炎が疑われる
その他	①血液検査：炎症反応と白血球数の上昇がみられる ②CT検査，腹部超音波検査

■痔瘻

痔瘻とは，肛門腺の細菌感染により肛門周囲に形成された膿瘍が排膿して瘻管と瘻孔が形成されたものである．

- 痔瘻の発症した部位が肛門括約筋に広がる場合には便失禁が起こりやすくなる．
- クローン病によって肛門周囲膿瘍や痔瘻をきたすことがある．
- 痔瘻は慢性化し，自然治癒することはない．放置すると悪性化して痔瘻癌が発生することもある．

症状

肛門周囲膿瘍で肛門周囲における突然の痛みを伴う腫脹と発赤，発熱が生じ，痔瘻になると持続的な膿の排出が起こり，出血も伴うことがある．

診断

- 直腸内指診
- 肛門鏡（排膿口の確認）

治療

- 瘻管の切開開放術
- 括約筋温存術
- 痔瘻結紮療法

●肛門疾患の発生箇所

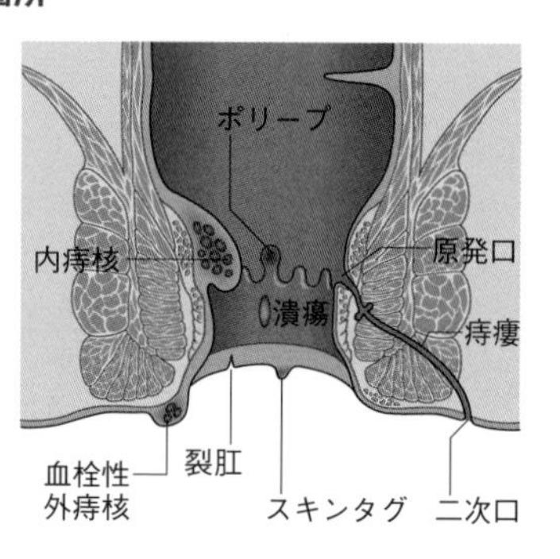

腸閉塞，イレウス

■腸閉塞，イレウス

腸閉塞と**イレウス**は，ともに腸管内要物の通過障害が起こり，腸液や内容物・ガスなどが停滞し，腹部膨満や腹痛を起こす病態であり，通過障害の結果，腸での吸収が阻害される．

- 以前は腸閉塞とイレウスは同じとされていたが，現在は区別されている．

●腸の通過障害の分類

機械的腸閉塞	単純性閉塞性腸閉塞（血流障害を伴わない）	腸管の器質的変化：先天奇形，腫瘍，瘢痕 腸管壁外からの圧迫・牽引：腸管外の腫瘍，腹膜癒着・腸管癒着等 腸管内腔の狭窄閉塞：結石（胆石，胃石），寄生虫，誤飲した異物
	複雑性閉塞性＝絞扼性腸閉塞（血行障害を伴う）	腸軸捻転 腸重積 ヘルニア嵌頓
機能的腸閉塞	麻痺性イレウス	腹膜炎，急性膵炎，脊髄損傷，術後の腸管麻痺
	痙攣性イレウス	鉛中毒，精神的ストレス
	腸管虚血	腸管の虚血により腸蠕動が障害（麻痺性イレウスに含むこと有）

- 腸閉塞の三大要因は「**癒着・ヘルニア・大腸癌**」である．
- **イレウス**は**小腸麻痺**であり（大腸麻痺の代表は偽性腸閉塞症＜Ogilvie症候群＞），**術後イレウス**は手術で腸蠕動が回復するまでの過程であり，アクシデントとしての術後合併症には含めていない．

症状

- イレウスと腸重積で共通した症状：**嘔気，嘔吐，腹痛，腹部膨満感，排ガスの停止**
- 通過障害の結果，腸での吸収が阻害され，脱水や電解質異常が生じる．
- **機械的腸閉塞**では，腸蠕動音が亢進し**金属音**(カラコロ，ペチペチなどの音)が聴取される．
- 複雑性腸重積では発熱や炎症所見がみられることがある．
- 麻痺性イレウスでは腸蠕動音は停止する．
- 悪化すると閉塞した腸管内の内容物により腸管圧が亢進し，血流障害が起こる．
- 血流障害が起こると腸管は浮腫状態となり，腸液やガス・内容物の吸収能が低下する．その結果，腸管内の細菌が増殖し，毒素を産生して最終的に敗血症になることがある．
- 浮腫や膨満した腸管により横隔膜が挙上され，呼吸機能の低下や腹部大動脈の圧迫により循環障害を生じる．

検査・診断

- **腸閉塞**の三大要因である「**癒着・ヘルニア・大腸癌**」を探るため，問診，診察，検査のそれぞれでの注意深い観察が大切である．
  - 問診：開腹歴の有無から**癒着性小腸閉塞**の可能性を探る．
  - 診察：**鼠径部**の視触診から，**鼠径・大腿ヘルニア**の可能性を探る．
  - 検査：**腹部単純写真**を用いて臥位で坐骨まで撮影し，大腸ガスが主体の場合には**閉塞性S状結腸癌**を疑う．
- **絞扼性腸閉塞**を示唆する所見には，強い腹痛，持続性の腹痛，不穏や冷汗，頻脈や頻呼吸，圧痛を伴う腫瘤の触知，叩打痛や反跳痛，白血球増加・CRP上昇・アシドーシスがあるが，決定的なものはなく，迷うときは**腹部造影CT**(腎障害に注意)が有用である．
- 日常診療においては，輸液と減圧で治癒する単純性腸閉塞(内科的腸閉塞)と緊急手術が必要な絞扼性腸閉塞(外科的腸閉塞)を鑑別する必要がある．イレウスは腸管麻痺に限定して腸閉塞と区別するのが実践的である．

- 代謝性アルカローシス，赤血球数・ヘモグロビン・白血球数・BUN・クレアチニンの上昇のほか，機械的腸閉塞では，X-Pにて**ニボー像**(**鏡面像**)がみられる.

●ニボー像(鏡画像)

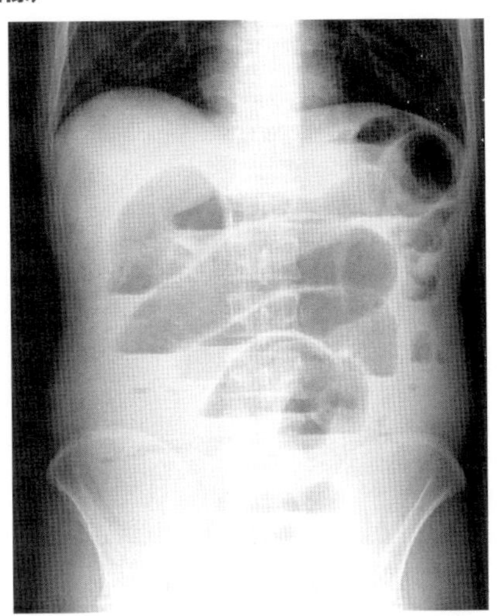

第104回看護師国家試験　午前38

●ニッシェ

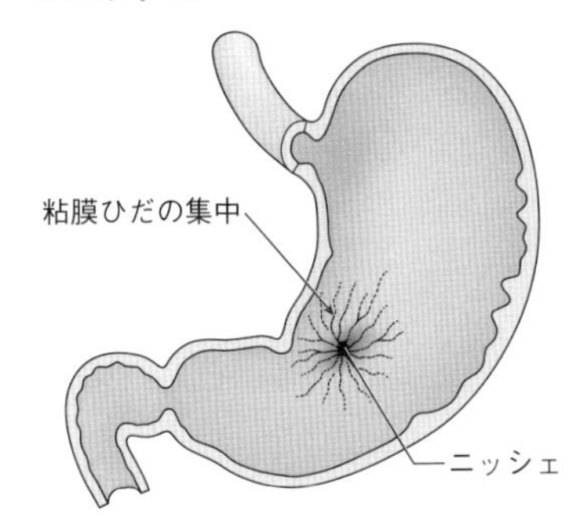

●アップルコアサイン

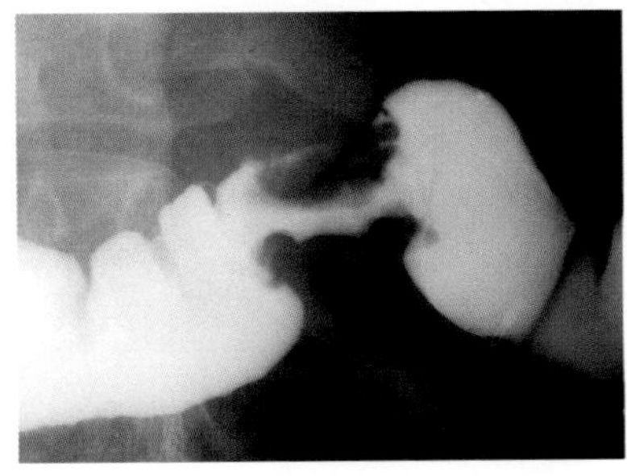

- 全身麻酔による開腹手術の場合にみられやすい腸の通過障害が，術後早期に生じる**麻痺性イレウス**と，開腹手術後数か月経過してからみられる**癒着性閉塞**である.

●麻痺性イレウスと癒着性閉塞

種類	特徴	治療
麻痺性イレウス	• 開腹手術を終えて72時間を過ぎても腸蠕動運動の消失が継続している場合は，術後イレウスが疑われる • 全身麻酔による開腹手術では，麻酔によって腸管の蠕動運動が一時的に止められるため，一時的に腸管運動の減弱，腸蠕動運動の消失，排ガスの停止といった症状があらわれ，生理的イレウスとよばれる	減圧を目的としたイレウスチューブの挿入と，腸蠕動の回復を目的としたネオスチグミンの投与を組み合わせた保存療法が行われる
癒着性腸閉塞	• 開腹手術後数ヶ月経過して腸の通過障害が生じた場合は，癒着が起こり腸閉塞を引き起こされた癒着性腸閉塞が疑われる • 癒着性腸閉塞の予防は，消化の悪い食品を避け，食事はよく噛んで食べすぎず，便通を整えるなどである	絶食と点滴及び抗生物質の投与が基本で，イレウスチューブの挿入による減圧が行われることもあるが，保存療法で回復しない場合は開腹手術となる

腫瘍

■大腸ポリープ

大腸ポリープは，大腸表皮の粘膜層が隆起したもので，腫瘍性と非腫瘍性に分かれる．

- 腫瘍性ポリープが集まると，**家族性大腸ポリポージス（FAP）**とよばれる．
- FAPはAPC 遺伝子の胚細胞変異を原因とし，大腸の多発性腺腫を主徴とする常染色体優性遺伝性の症候群である．
- FAPを放置すると，ほぼ100％の症例に大腸癌が発生する．

■大腸癌（結腸癌・直腸癌）

大腸癌は，わが国における癌の部位別の罹患数では，男女の合計では第1位である（男女別で見ると，男性は第3位，女性は第2位となる）．その要因は，食生活の欧米化や高齢化が関連しているといわれている．

- 大腸癌罹患者の高齢化もあり死亡数は上昇傾向で，男性で第3位，女性は第1位となっている．
- 大腸癌は，**結腸癌**（盲腸癌，上行結腸癌，横行結腸癌，下行結腸癌，S状結腸癌）と**直腸癌**に分類される．なお，直腸は，直腸S状部（RS），上部直腸（Ra），下部直腸（Rb）に分けられる．
- 大腸癌は，S状結腸癌と直腸癌が大腸癌全体の約60％を占め，盲腸癌と上行結腸癌は合わせて全体の約20％といわれている．
- 大腸癌の予後は，全体の累積5年生存率は約70％であるが，癌が進行するにつれて予後不良となる．早期発見・早期治療が非常に重要である．

● **大腸がんの発生部位と部位別頻度**

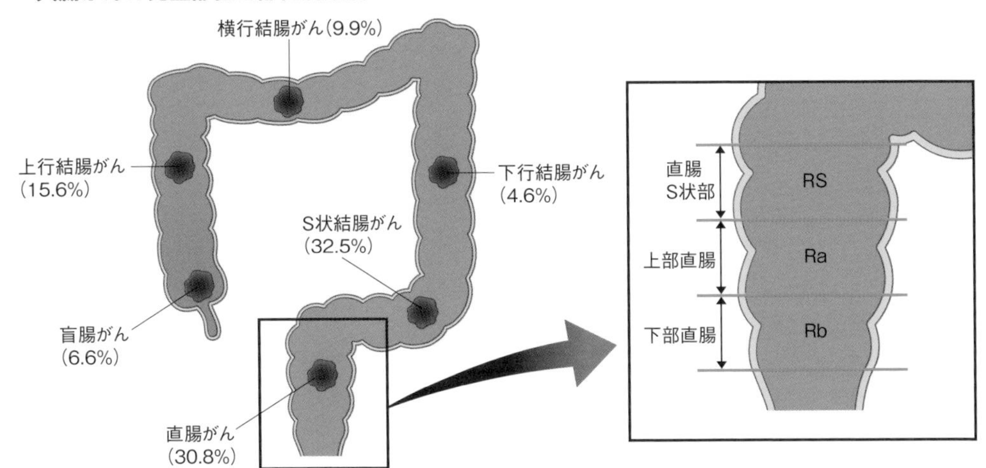

症状

- 早期癌の場合には自覚症状はほとんどない.
- 進行すると，便秘や下痢のほか，粘膜表面に潰瘍が生じての出血が便と大腸を通過する過程で混合し，血便などの症状が出現する.

- 大腸癌の部位によって出現する症状は異なる．大腸の右側(盲腸，上行結腸，横行結腸)で生じた癌では，自覚症状は乏しく，腹部の腫瘤や貧血が生じてから発見されることが多い.
  - 回盲部や上行結腸で狭窄などが生じても通過する便自体が柔らかいため，出血があったとしても，その後通過する腸管が比較的長いことで，血便に気づかないことが原因である.
  - 一方，下行結腸，S状結腸，直腸で生じた癌では，血便や便柱狭小などの症状で受診されることが多いといわれている.

● **大腸癌の症状**

盲腸・上行結腸・横行結腸	下行結腸・S状結腸・直腸
腫瘤，貧血	下血，血便，便秘，下痢，便が細くなる(便柱狭小)
腹痛・腸閉塞	

診断

- 大腸癌は，腫瘍の大きさ，リンパ節転移の有無，遠隔転移の有無の組み合わせにより病期を判定する．この病期をもとに治療が選択される.

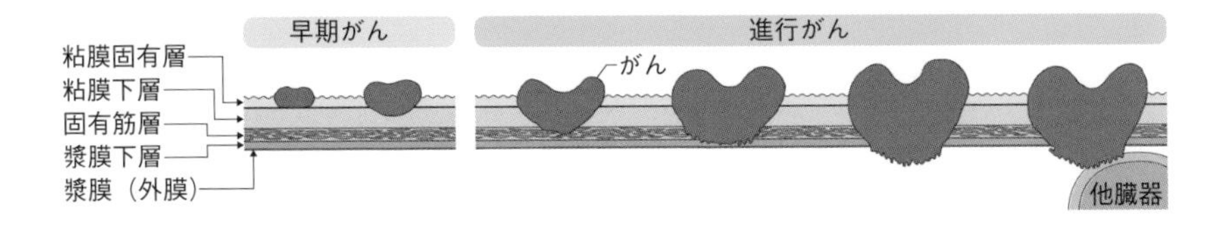

さらに，以下の方法でも検査・診断が行われる．

1.潜血反応

- 肉眼的に見えない便中の血液を検出する方法である．
- 進行癌でも，血便を自覚しないケースが多く，大腸癌の発見のためには重要なスクリーニング検査である．

2.画像検査

検査	内容
注腸造影検査	大腸壁の陰影欠損，腸管の狭窄（apple core sign（アップル コア サイン））を認めたときには癌を疑い，追加検査を行う
大腸内視鏡検査	大腸全体の観察を行う．癌の局在を確認し，大きさ，深達度や生検による診断が可能となる
腹部超音波検査	肝転移の確認を行う
胸部X線検査	肺転移の確認を行う
CT	大腸癌病変の周囲臓器との関係，リンパ節転移や遠隔転移などの有無を評価する
PET	遠隔転移の有無を評価する
MRI	骨盤MRIは必須である．腫瘍深達度，浸潤範囲の正確な診断に加え，直腸間膜リンパ節，側方リンパ節の腫大を評価する

3.腫瘍マーカー検査

CEAやCA19-9を用いる．肝転移や局所再発の指標となるが，早期発見は困難とされている．

4.直腸診

術前の直腸診で，肛門括約筋の上縁と腫瘍下縁の位置関係を把握する．また，患者に肛門括約筋を締めてもらい，肛門括約筋機能を把握する．

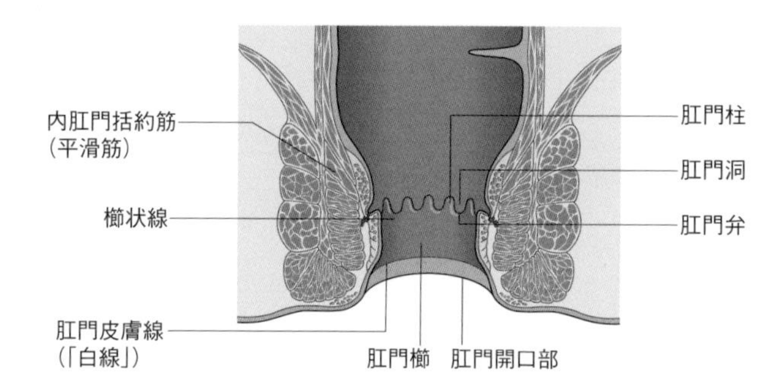

5．直腸内圧検査

- 術後，排便障害が生じる可能性があるため，術前に肛門括約筋の評価を行っておく．
- 外肛門括約筋の最大収縮圧は，80～120cmH_2Oが正常値となる．
- 術後，排便障害が長く続く場合には，再度，外圧門括約筋の検査を行う．術前と比較して低値あるいは80～120cmH_2Oより低値であれば，肛門括約筋の異常の可能性が示唆される．

治療

大腸癌に対する治療方針は，おもに内視鏡的治療，外科的治療，化学療法，放射線治療の選択肢があるが，その選択は病期によって異なる．

- 手術の方法には，開腹手術と腹腔鏡下手術がある．

1．内視鏡的治療

- ステージ0，ステージⅠといった早期癌に行われる．
- 粘膜下層癌であった場合には約12％にリンパ節転移を認めるため，内視鏡的治療後の追加治療が必要かどうか判定する．

2．外科的治療

- 内視鏡的治療で完全切除できない早期癌と進行癌に対して，手術を行うことが原則である．
- 手術治療は，原発巣の切除と，進行度に応じたリンパ節郭清と腸管膜全切除が適切に行われることが大前提である．

●直腸癌前方切除術の範囲

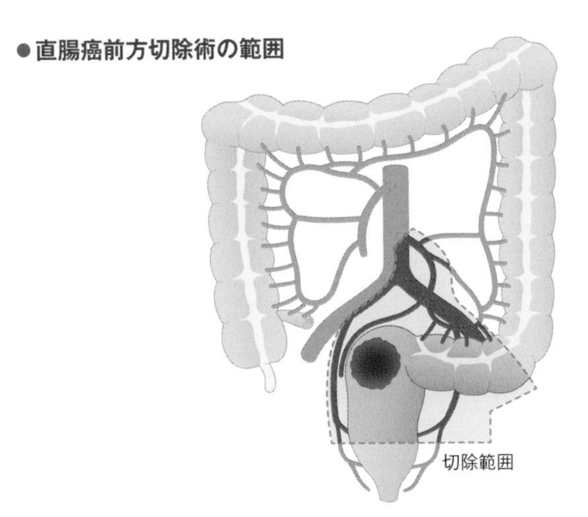

- 癌は近くにあるリンパ節から転移していく．リンパ節郭清は，以下の3つに分類される．

●リンパ節郭清の範囲

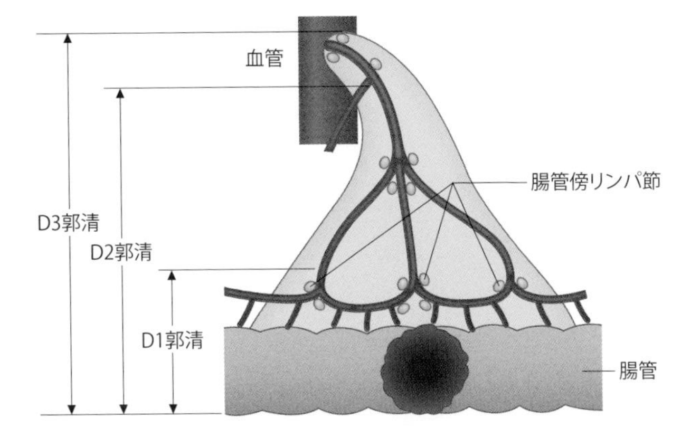

3．化学療法

①術前化学療法

- 切除不能な進行癌，血行性転移を認める患者を対象に，術前に全身化学療法として行う．
- おもに病勢コントロールや機能温存のために行うが，腫瘍縮小効果により，切除不能な腫瘍が手術適応になることもある．
- 代表的なレジメンはFOLFOX療法（持続静注フルオロウラシル/ホリナートカルシウム＋オキサリプラチン），FOLFIRI療法（持続静注フルオロウラシル/ホリナートカルシウム＋イリノテカン塩酸塩水和物）で，分子標的薬である，ベバシズマブやセツキシマブ，パニツムマブを加えることもある．

②切除不能進行・再発癌に対する化学療法

- 切除不能進行・再発癌の予後は，無治療群では6～8か月とされる．治療進歩に伴い，生存期間は30か月を超える症例も報告されている．
- 切除不能進行・再発癌に対する化学療法では，ガイドラインに示されている治療薬を選択し，副作用の管理をしながら，生存期間の延長が目的である．同時に，QOLの向上を目指した治療戦略が重要とされている．

③補助化学療法

- 根治手術がなされた，リンパ節転移を伴う，ステージⅢa～Ⅲbの患者やステージⅡのハイリスク患者に対し行われる．
- 化学療法の期間は，6か月が標準治療として推奨されている．病理診断に基づき，術後4～8週の間に開始される．

②放射線治療

- 主として，手術による癌の切除が困難な場合に行われる．
- 直腸癌で術前の腫瘍を減量し，人工肛門を避ける目的や，切除不能進行再発癌に対する延命治療目的として選択される場合もある．

治療（術後）

- 術後は，起こりうる生活上での障害に注意が必要である．
- 結腸癌の手術はリンパ節転移の状況にもよるが，通常 20 ～ 30cm 程度の結腸を切除し，大腸を吻合して終了する．この程度の範囲の結腸切除であれば，機能障害は生じない．
- しかし，肛門に近ければ近くなるほど，周辺の骨盤神経叢を損傷することにより，さまざまな機能障害のリスクが高まる．
- S 状結腸および直腸切除術後の機能障害には，①排便障害，②排尿障害，③性機能障害がある．

●骨盤神経叢

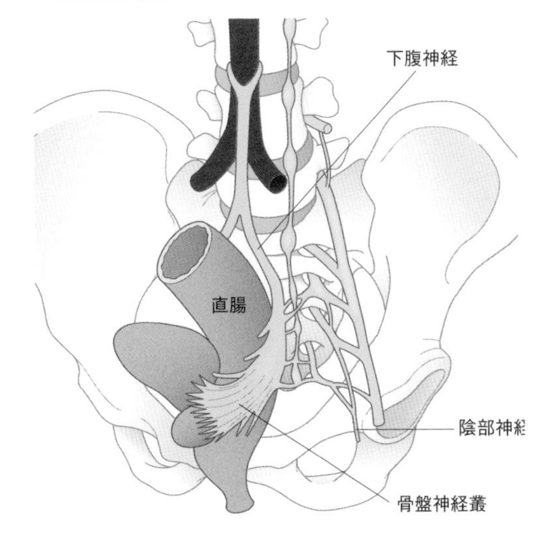

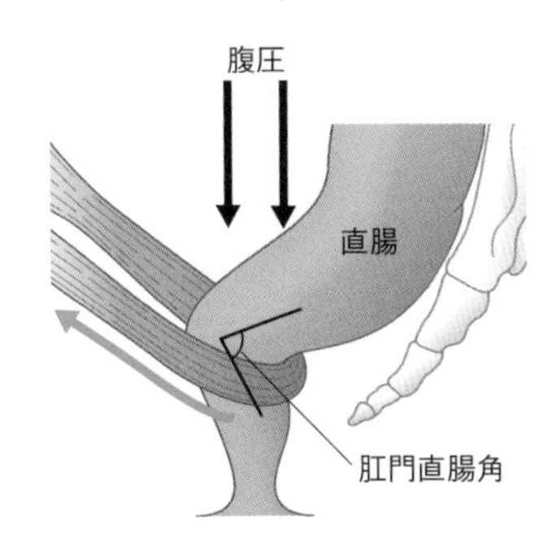

- 外肛門括約筋が緊張すると肛門上部は前方へ，下部は後方へ引っぱられ，直腸と肛門の間に一定の角度（肛門直腸角）ができる．肛門直腸角は通常90°であり，そのまま保たれていれば，強い腹圧がかかっても肛門の長軸方向に直接腹圧がかからず，肛門直上で肛門を閉鎖するので，便が漏れにくい．
- しかし，直腸切除によって直腸角が保たれないことで，頻便や失禁などがみられることがある．

排便障害（便秘・下痢）

- **排便障害**は，以下のように分類される．

<table>
<tr><td rowspan="3">便が漏れる
（便失禁）</td><td>我慢できずに漏れる
（蓄便障害）</td><td>• 括約筋のゆるみ，下痢（腹圧性便失禁）
• 下痢（切迫性便失禁）</td></tr>
<tr><td>出にくいので漏れる
（排便障害）</td><td>• 便があふれ出る（溢流性便失禁）
• 敢入便が溶けて流れでてくる（疑似性下痢）</td></tr>
<tr><td>環境が悪いので漏れる
（環境障害）</td><td>• トイレが遠くて間に合わないで漏らすなど
（機能性便失禁）</td></tr>
<tr><td>水様の便が出る</td><td colspan="2">便の水分が多くなり，便の形がなくなった状態（下痢）</td></tr>
<tr><td>便が出ない</td><td colspan="2">便が固い，出すのに苦労する，何日も出ない（便秘）</td></tr>
<tr><td>排便の回数が多い</td><td colspan="2">トイレの回数が多い（頻便）</td></tr>
</table>

●排便障害が患者に及ぼす影響

身体的側面	• 排泄がない場合：食欲不振，嘔気嘔吐，腹痛，膀胱炎などの感染症 • 排泄が多い場合：下痢，夜間頻尿 • 失禁が続く場合：皮膚の汚染やただれ，悪臭
心理的側面	• 不快感，不満足感，不安感，羞恥心，自尊心が傷つく • 孤独，怒り，失禁にたいする恐怖，うつ状態
社会的側面	排泄行動の自立困難，社会的適応困難，尊厳の喪失

●便の色と形状

<table>
<tr><td></td><td>水溶状</td><td>泥状</td><td>半練り状</td><td>バナナ状</td><td>固くコロコロした形状</td></tr>
<tr><td>茶色</td><td>下痢</td><td>過敏性腸症候群</td><td colspan="2">健康</td><td>便秘
（機能性）</td></tr>
<tr><td>灰白色</td><td>腸結核
膵臓癌</td><td colspan="2">膵臓の疾患
脂肪の消化不良</td><td>肝臓の疾患
胆石症，胆道癌</td><td>便秘
（バリウム）</td></tr>
<tr><td>緑色</td><td>食中毒
急性腸炎</td><td colspan="2">溶血性黄疸
食品や薬の色</td><td>健康</td><td>便秘
（色素沈着）</td></tr>
<tr><td>黒色</td><td colspan="4">食道・胃・十二指腸・小腸からの出血</td><td>便秘
（出血，薬の色）</td></tr>
<tr><td>赤色</td><td>赤痢，コレラ，食中毒
潰瘍性大腸炎，大腸癌</td><td colspan="2">潰瘍性大腸炎，
大腸癌，その他</td><td colspan="2">直腸癌，痔</td></tr>
</table>

■ 便秘

・**便秘**は，大腸内の糞便の通過が普通より遅れ，腸内に停滞し，排便に困難を伴い，排便後にすっきりせず，不快感を自覚する状態と定義される．

●自覚する不快感の例

- ３～４日以上排便がない
- 固く乾燥した糞便
- 排便時の強度な努責と苦痛
- 腹痛や腹部圧迫感，
- 直腸充満感
- 排便後の残便感

●便秘の分類

機能性便秘	弛緩性便秘： 便の水分が減り，硬くなり詰まる 痙攣性便秘： ストレスなどで腸が麻痺し，狭くなることで便が通過できない 直腸性便秘： 排便を我慢するなかで、排便反射が鈍り，腸の蠕動運動が起きない 食事性便秘： 食物繊維が不足し，腸の運動が鈍る	大腸の働きの異常
器質性便秘	腸管の腫瘍，瘢痕，癒着による腸管の狭窄・捻転・重積・閉塞(機械的通過障害) ➡急性便秘を起こしやすい	痔核，肛門裂傷，肛門周囲膿瘍による排便の疼痛を回避したことによる閾値の上昇

・腸管以外の疾患による器質的便秘もある．
例：ヒルシュスプルング病，全身性硬化症(強皮症)，神経系障害，
　　内分泌障害，代謝性・中毒性障害

・**ストレス**を受けると精神だけでなく身体の方も影響を受けて腸にも症状があらわれ，便秘をしたり，下痢をしたりする過敏性大腸症候群とよばれる症状があらわれる．

・便秘と下痢を交互に繰り返す場合もある．

・健康人を調査したところストレスなどで大腸が痙攣を起こしたとき，若い男性では下痢が多く，若い女性では便秘の症状が起きやすい．

症状

●便秘の随伴症状

消化器症状	腹部膨満感，食欲不振，下腹部不快感，放屁，鼓腸，腹痛，嘔気・嘔吐，舌苔，口臭など
全身症状	不安，不眠，イライラ，集中力や意欲の低下，頭重感，頭痛など

- 以下の二つの原因が考えられている．
  - ①自家中毒説：長時間の便の停滞による有毒アミンなどの有害物質の産生・吸収による．
  - ②反射説：腸内容による大腸の進展が機能的刺激となって反射性にこれらの症状が起こる．

●便秘が悪化した時の二次的問題

- 随伴症状（消化器，全身症状）の悪化による栄養摂取量の低下，睡眠障害，作業効率の低下
  ➡日常生活動作行動や社会活動の低下
- 強い努責と硬便の排泄による血圧上昇，肛門部亀裂，脱肛，痔核，ヘルニア，静脈瘤の悪化
- 糞塊停滞に伴う最近作用による二次性下痢
- 尿管や膀胱への糞塊の圧迫による尿閉
- 糞塊停滞による腸閉塞，結腸・直腸壁の潰瘍・壊死・穿孔，二次感染
- 下剤，浣腸，座薬などへの依存・習慣化と，それによる直腸性便秘悪化の悪循環

検査・診断

①診察

問診	•患者自身のなるべく客観的な判断を聞く •便通や排便の状況，下血，直腸圧迫感，腹部膨満感，腹痛，体重減少などの有無，生活習慣，食生活について聴取する
腹部の聴診	•腸蠕動の亢進があれば，腸閉塞を疑う •5分以上腸音聴取無しであれば，腸管麻痺を疑う
肛門視診	痔核・瘻孔などの肛門疾患
直腸診	内痔核の有無や腫瘤の触知

②検査

- 一般血液検査
- 腹部単純X線検査
- 糞便検査（便潜血反応）
- 内視鏡検査
- その他：注腸造影，腹部CT，MRI，腹部超音波検査

治療

- 規則正しい排便習慣の指導：
  便意を催したら必ず排便（排便反射を機能させる），起床時の水分摂取
- 食事療法：原則として十分な食物繊維と水分摂取
- 運動療法
- 理学療法
- 心理療法
- 薬物療法：下剤
- 排便浣腸，摘便
- 器質性便秘の場合，その原因・誘因となる疾患によっては外科的治療が行われる

■ **下痢**

- **下痢**は，糞便中の水分が増加し，泥状あるいは液状の糞便を排泄する状態である．
- 排便回数が多い場合は頻便という．
- 下痢の発生には，①腸の運動が活発なことで内容物が速く移動した，②腸内の水分分泌が過剰であること，③水分吸収能力が低下しているなどが作用する．

● **下痢の分類**

種類	滲出性下痢	蠕動運動性下痢	分泌性下痢	浸透圧性下痢
病態	腸管粘膜の炎症や潰瘍によって吸収障害や水の分泌亢進が生じるために起こる	腸管の蠕動運動の異常によって起こる	腸管粘膜からの電解質や水の分泌が異常に亢進して起こる	腸管内に高浸透圧の物質が入ることで，水が腸管内に引き込まれて起こる
原因	ウイルス性腸炎 細菌性腸炎（サルモネラ，カンピロバクター） 潰瘍性大腸炎 クローン病 感染性腸炎	亢進：過敏性腸症候群 低下：糖尿病，強皮症	エンテロトキシン コレラ菌，赤痢，O-157 内分泌腫瘍 カルチノイド症候群 ゾリンジャーエリソン症候群	乳糖不耐症 慢性膵炎 薬剤： 塩類下剤 ソルビトール ラクツロース

症状

● **下痢の随伴症状**

消化器症状	悪心・嘔吐，腹痛，腹部膨満，食欲不振，口渇，腹鳴，テネスムス（しぶり腹，裏急後重），肛門部の疼痛・びらん
全身症状	発熱，倦怠感，脱水，意欲の低下，不眠，頭重感，めまい，体重減少など

●下痢が悪化した時の二次的問題

- 下痢に伴う肛門周囲のびらんに伴う二次感染と出血
- 頻回な排便による睡眠障害，イライラ，不安
- 栄養状態の悪化・貧血に伴う消耗性疲労と，これらによる日常・社会生活の障害
- 水・電解質・酸塩基平衡の異常
  - 電解質異常：低カリウム血症，HCO_3^-・Cl^-の減少
  - 脱水：下痢に伴う水とNa^+の喪失による混合性脱水
  - 代謝性アシドーシス：HCO_3^-の減少による
  - 脱水と電解質異常によるショック
- 慢性下痢に伴うやせ，外観や用紙の変貌によるボディイメージの混乱，自尊感情の低下など

検査・診断

①診察

- 問診：発症までの経過(食べたもの，海外渡航歴，集団発生の有無，既往歴，薬物療法の有無，便の性状，排便回数，随伴症状など
- 腹部の触診・聴診：腸雑音の亢進を認めることが多い
- 視診：肛門周囲，皮膚・粘膜の乾燥状態など

②検査

- 便の検査：潜血反応，細菌培養，新鮮排泄便検鏡など
- 血液一般・生化学検査，血清学的検査など
- 尿検査：尿比重
- 大腸内視鏡，注腸造影
- 消化吸収機能検査

治療

- 安静療法と保温
- 食事療法(腸管を安静に保つ)：
  原則として，脂肪や繊維の多い食物，刺激物，アルコールは禁止
- 輸液療法(水・電解質の補正，栄養の補給)
- 薬物療法：止瀉薬，整腸薬

  ※感染性の下痢では止瀉薬の投与でむやみに下痢を抑えると病原菌や毒素の排泄を遅らせることがある.

- 器質的病変は，十分に検討したのちに外科的治療を行うことがある.

7. 栄養の摂取・消化・吸収・代謝機能／D. 肝臓・胆・膵臓の疾患の病態と診断・治療

炎症性疾患（肝炎，胆管炎，膵炎）

■ ウイルス性肝炎

ウイルス性肝炎とは，肝炎ウイルスの感染によって引き起こされる肝臓の病気である．A，B，C，D，Eの５つの型があり，**A型肝炎**，**B型肝炎**などと，それぞれの肝炎は「型」で区別される．

● ウイルス性肝炎の各型と感染経路および慢性化

型	感染経路	肝炎の種類	進行度
A型	伝染性肝炎（経口感染）	A型肝炎	急性肝炎
E型		E型肝炎	
B型	伝染性肝炎（血液感染）	B型肝炎	慢性肝炎
C型		C型肝炎	
D型		D型肝炎	

● 肝障害の進行

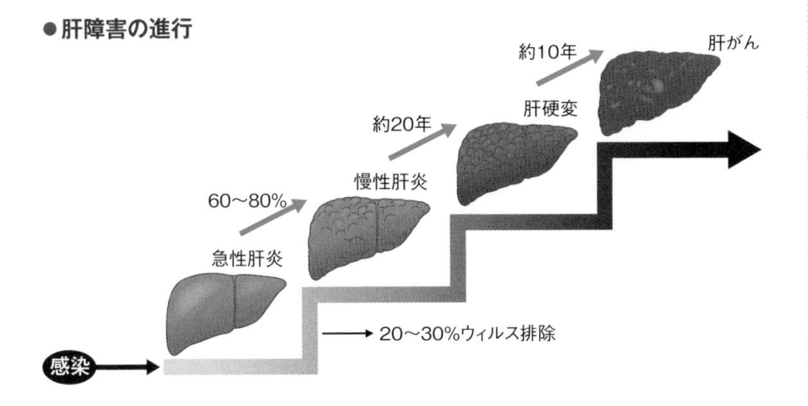

治療（ウイルス性慢性肝炎の場合）

ウイルス性慢性肝炎の治療は，肝炎ウイルスの増殖を抑制する抗ウイルス療法と，肝機能を正常化させることで肝炎の進行を抑える肝庇護療法の2種類に分かれる．

●ウイルス性肝慢肝炎の治療法

抗ウイルス療法	核酸アナログ製剤（内服薬）	• 対象は35歳以上の患者だが，進行度によって年齢を問わずに投与が可能である • 80%以上の高い有効率である • 投与を中止すると再発する可能性が高い
	インターフェロン療法（注射薬）	• 対象は35歳未満の患者
肝庇護療法	内服薬・注射薬	• 治療効果は決して高くない

例：インターフェロン療法
- インターフェロンは，生体内で産生されるサイトカインである．
- 免疫系にはたらき，**抗ウイルス作用**と**抗腫瘍作用**を併せもつ．
- **副作用**に，インフルエンザ用症状，白血球減少，血小板減少，脱毛，精神神経症状（うつ・自殺企図）がある．

■胆管炎

胆管炎は胆管が腫瘍や結石などによって狭窄や閉塞することにより，貯留した胆汁が細菌感染し，胆管が炎症を起こしたものである．
- 起炎菌は腸内細菌のグラム陰性桿菌（大腸菌，クレブシエラ菌）や，グラム陽性菌（エンテロコッカス）が多い．
- 胆嚢炎と胆管感染を合わせて胆道感染と言うが，閉鎖した空間に細菌が増殖しやすいので重症化しやすく，急性感染では短時間で致死的になってしまうことがある．

症状

- 上腹部痛
- 発熱

（上腹部痛・発熱：シャルコー四徴）

- 黄疸
- 意識障害
- 血圧低下

（上記すべて：レイノルズ五徴）

検査・診断

血液検査	胆道系酵素（ALP, γ-GTP）高値，直接ビリルビン高値，白血球増多，CRP高値
超音波検査	胆管の拡張，胆管壁の肥厚
MRCP（磁気共鳴胆道膵管撮影）	総胆管結石の検出

治療

- 抗菌薬
- 内視鏡的治療：内視鏡的逆行性胆管膵管造（ERCP）検査後，閉塞部位にプラスチックテントを留置して内視鏡的胆管ドレナージ（ERBD）細菌の増殖した胆汁を排膿する．
- 重症例では，経皮的経肝胆道ドレナージを行う．

●胆道ドレナージ

ENBD：内視鏡的胆道ドレナージ

食道
胆嚢
胃
狭窄部
乳頭部
十二指腸

ERBD：内視鏡的逆行性胆道ドレナージ

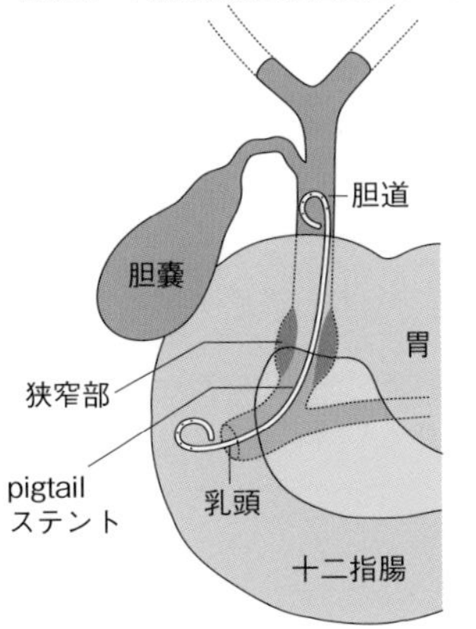

■急性膵炎

急性膵炎とは，主としてアルコールと胆石を原因とする膵臓の急性炎症で，他の臓器にまで影響を及ぼし得る．

症状

- 急性膵炎の最も多い症状は上腹部痛であるが，背部まで痛みが広がることもある．
- 嘔吐，発熱などの症状に加え，状態が悪化すると意識障害やショック状態など重症化の可能性もある．

診断

血液検査：血清アミラーゼ，尿中アミラーゼの上昇がみられる．

治療

薬物療法が行われる．

1. 鎮痛薬による疼痛対策

- 強く推奨される方法であり，精神的不安を除去するためにも，早期より十分な除痛が必要．
- 軽症から中等症ではブプレノルフィン塩酸塩（レペタン）を初回投与0.3mg静注，続いて2.4mg/日の持続静注が疼痛効果に優れている．

2. 抗菌薬の予防的投与

- 重症例では強く勧められるが，軽症例では推奨されない．
- 軽症と中等症では膵および膵周囲の感染症の発生頻度が低いので，抗菌薬の予防的投与は必要ない．重症では腸内細菌による感染症の合併は死に至るので，膵移行性がよく広域スペクトラムをもつイミペネム（チエナム）などの予防的投与が必要である．

3. タンパク分解酵素阻害剤の大量持続点滴療法（重症時に推奨）

- 重症例のみ，ガベキサートメルシ酸塩（FOY） 2,400mg/日の持続点滴静注を7日間，あるいは900-4,000mg/日を4-12日間投与することの有効性が認められている．
  ※保険診療上の用量は600mg/日までと設定されており，懸念される．
- メシル酸ナファモスタット（フサン） 20mg/日，ウリナスタチン（ミラクリッド） 50,000単位はガベキセートメルシ酸塩（FOY） 200mg/日に匹敵する．

肝硬変

肝硬変の原因は，日本では肝炎ウイルスによるものが多い.

- 原因の約**70％がC型肝炎ウイルス(HCV)感染**で，約20％がB型肝炎ウイルス(HBV)感染，またアルコールおよびその他の原因がそれぞれ5％である.

- その他には，胆汁うっ滞(原発性胆汁性肝硬変，原発性硬化性胆管炎，胆道閉鎖症)，自己免疫性肝炎，ヘモクロマトーシス，Wilson病，肝静脈・下大静脈閉塞によるBudd-Chiari症候群などがある.

症状

1. 肝機能低下に伴う症状

合成機能低下
- → 低A1b血症 → 浮腫，腹水，胸水，爪の乳白色化
- → 貧血
- → 凝固因子低下 → 出血傾向

異化低下
- → 黄疸 → 皮膚掻痒感，色素沈着
- → ステロイド代謝障害 → くも状血管腫，手掌紅斑，女性化乳房，毛細血管拡張
- → アンモニア上昇 → 精神異常 → 昼夜逆転，肝性昏睡，肝性口臭，羽ばたき振戦

2. 門脈圧亢進症状

- 遠肝性側副血行路 → 食道胃静脈瘤，腹壁静脈怒張，痔，腹水，高アンモニア血症
- 脾腫 → 血小板減少，汎血球減少
- 門脈圧亢進性胃症 → 消化管出血

3. その他

- 肝腎症候群 → 腎不全症状
- 肝肺症候群 → ばち指，チアノーゼ，起坐位で増悪し臥位で改善する呼吸困難

腫瘍

■ 肝癌

肝臓に関する癌は，原発性肝癌，転移性肝癌，肝内胆管癌の３つに分けられる．

1. 原発性肝癌

原発性肝癌の90％を，肝臓の細胞が悪性腫瘍となった肝細胞癌が占める．

- B型肝炎，または慢性C型肝炎などのウイルス性肝炎が最も多い原因だが，最近は非アルコール性脂肪肝炎（NASH）を原因とする症例も増えている．
- 男女比率は３：１で，発症年齢の平均は65～70歳とされる．
- 障害肝に発生した前癌病変から腺腫洋過形成，早期肝細胞癌に成長し，結節内結節を伴った進行肝細胞癌に至る．
- 多発病巣には異時性多中心性発生と肝内転移の病態に分けられる．肺や骨に遠隔転移をもたらす．

症状

肝臓は「沈黙の臓器」とよばれるほどであり，肝細胞癌特有の症状は少ない．

- 肝硬変や慢性肝炎に伴った全身倦怠感，黄疸，腹水貯留，出血傾向などの症状がむしろ顕著な場合がある．

検査・診断

- 画像診断：造影腹部超音波検査，造影CT，造影MRI，血管造影，PET
- 血液検査：胎児期の肝臓などで産生される糖タンパクである，αフェトプロテイン(AFP)と凝固活性をもたない以上プロトロンビンであるPIVKA-Ⅱの上昇
  ※症例の60％でみられる
- 分類は，肉眼及びTMN分類に基づく．

治療

肝障害の程度，腫瘍の数，腫瘍の大きさを考慮して，以下の治療法から選択される．
①肝切除，②ラジオ波焼灼療法(RFA)，③冠動脈科学塞栓療法，肝移植

2．肝内胆管癌，3．転移性肝癌

- 肝内胆管癌は原発性肝癌の10%を占める．肝内の胆管上皮から発生すると考えられてきたが，原因は不明であることが多い．
- 転移性肝癌は遠隔転移で発生する．原発巣には消化器癌，乳癌，肺癌など多岐にわたる．

症状

- 癌の進展に伴う肝障害や胆汁うっ滞(黄疸)がみられる．
- 初期には無症状である．病状の進行とともに疼痛や黄疸，腹水などの症状を来す．

検査・診断

- 超音波やCT，MRI，PET／CTといった画像検査：原発巣の検索
- 肝腫瘍生検

治療

肝切除	• 肝内胆管癌に対して，切除可能であれば，外科的処置を検討する • 転移性肝癌に対する肝切除は，原発巣によって適応が左右される
全身化学療法	• 切除不能または肝以外の臓器に転移が認められた場合に検討する • 転移性肝癌の場合，原発巣によってレジメンが大きく異なる
対症療法	• 胆管狭窄による閉塞性黄疸に対して，ステント留置を行う • 疼痛に対して，モルヒネを用いて鎮痛する

胆嚢癌，胆管癌，膵臓癌

■胆嚢癌，胆管癌

- 胆汁の流れる部位に発生する腫瘍を胆道腫瘍といい，悪性のものには**胆嚢癌，胆管癌**などが含まれる．
- 胆嚢癌は胆嚢に発生する癌であり，胆石を有する中高年の女性に多い．
- 胆管癌は端正に多く，発生する部位により，肝内胆管癌と肝外胆管癌に分けられる．
- 発生要因としては，胆石，胆嚢炎などの他，膵胆管合流異常が注目されている．
- 印刷工場で塩素系有機洗浄剤（主成分：ジクロロプロパン）を使用してきた作業員が高頻度で胆管癌を発症していることが報告されて社会問題となり，2013年から労災認定されている．

症状

- 黄疸，ビリルビン尿，灰白便，皮膚掻痒感
- 発熱
- 疼痛
- 全身倦怠感
- クールボアジェ徴候（痛みを伴わない胆嚢の腫大）

診断

- 血液検査：胆道系酵素（ALP，γ-GTP）高値
  腫瘍マーカー（CA19-9，CEA）陽性
- 腹部超音波検査：胆管の拡張，胆嚢内腫瘍の確認
- CT・MRI検査（MRCP）：
  癌の位置，大きさ，範囲，個数などを調べる際に効果がある．胆道癌の場合は造影剤を使用して検査を実施することがほとんどである．
- 内視鏡的逆行性膵胆管造影法（ERCP）
- 超音波内視鏡検査（EUS）

治療

胆管癌		肝切除に，肝外胆管，リンパ節郭清（転移のあるリンパ節を取り除く），胆道再建などが加わる
胆嚢癌	早期胆嚢癌	胆嚢摘出術
	進行期胆嚢癌	胆嚢摘出術に，胆嚢床（胆嚢と肝臓の接している面）の切除とリンパ節郭清が加わる

■膵臓癌

膵臓癌とは，ほとんどが膵管上皮に原発する悪性腫瘍で，脈管浸潤が強く発見が遅れるため予後が不良とされている．

- 膵臓がんの5年生存率は，切除例では約13％，非切除例を含めた全体では約3％である．

症状

膵臓癌は，早期発見が難しく発見時にはすでに進行癌であることが多く，特異的な初期症状はない．

- 腹痛（約40％）
- 黄疸（約15％）
- 消化不良，食欲低下
- 糖尿病の発症や悪化
- 腰背部痛
- 体重減少
- 無症状（約18％）

検査・診断

- 腹部超音波検査（US）
- CT黄疸（約15％）
- MRI，MR胆管膵管撮影（MRCP）
- 超音波内視鏡検査（EUS）
- 各種腫瘍マーカー：CA19-9，CEA，Span-1，Dupan-2　など
- ポジトロン画像（PET）
- 腹部血管造影
- 病理組織学的診断：細胞診，組織診
- 内視鏡的逆行性胆管膵管造影（ERCP）

治療

●膵臓癌に対する術式

病巣	術式
膵頭部にある場合	• 膵頭十二指腸切除術（PD） • 幽門輪温存膵頭十二指腸切除術（PPPD） • 亜全胃温存膵頭十二指腸切除術（SSPPD） • 十二指腸温存膵頭切除術（DPPHR）
膵体部または膵尾部にある場合	• 膵体尾部切除術（DP） • 膵分節切除／中央切除（SR）
膵全体におよんだ（あるいは膵切除後の残存膵臓に癌を生じた）場合	• 膵全摘術（TP）

脂肪肝，アルコール性肝炎

■脂肪肝

肝細胞の中に中性脂肪を主とした脂質が貯留し，重量として5％を超えた場合，または肝細胞の30％以上に脂肪が蓄積している場合に脂肪肝と診断される．

- 原因は，栄養の過剰摂取による太りすぎ（肥満），アルコールの過剰摂取，暴飲暴食，運動不足，高脂血症，糖尿病，ステロイド剤の服用，栄養不良による代謝異常などである．
- メタボリックシンドロームに合併しやすく，標準体重より20％以上の重い肥満では約20％～30％以上の方に脂肪肝が認められる．
- アルコール性脂肪肝は，アルコールの飲みすぎが原因の脂肪肝でアルコール性脂肪性肝炎（ASH）といい，肝硬変の前段階になる．
- 非アルコール性脂肪肝は，アルコールをほとんど飲まない人が多くみられる．肥満や糖尿病，脂質異常症（高脂血症），運動不足などによるものでインスリンの働きが低下し肝臓に脂肪がたまった状態あり，放置すると進行し，肝硬変や肝癌につながる非アルコール性脂肪性肝炎（NASH）になる可能性がある．

症状

- 倦怠感・易疲労性
- 腹痛
- 腹部膨満感
- 食欲低下

診断

血液検査	ChE（コリンエステラーゼ），TG（中性脂肪）， GOT（AST）・GPT（ALT）
腹部CT検査	脾臓の方が肝臓よりも明るい（白い）場合，脂肪肝を疑う，など
腹部超音波検査	脂肪肝があると明るく（白く）みえる

治療

- 生活習慣の改善
- 食事療法，運動療法
- 薬物療法（糖尿病などの基礎疾患の治療，脂質異常症改善薬）

■アルコール性肝炎

- **アルコール性肝炎**は，長期にわたり（通常は5年以上）過剰な飲酒を常習的に続けることによって起こる.
- 大量の中性脂肪やコレステロールを肝臓に蓄積したアルコール性脂肪肝が炎症を起こすとアルコール性肝炎となり，脂肪肝や肝炎が進行して肝臓内に繊維が蓄積されるアルコール性肝線維症になることがある.
- 重症化すると，アルコール性肝硬変やアルコール性肝がんに進行する.
- 主な原因は大量なアルコール摂取を長年続けること，栄養バランスの偏りや腸管から細菌成分を含めた炎症物質が吸収され肝臓に入ることがあげられている.

症状

- 食欲不振
- 倦怠感
- 発熱
- 右上腹部の鈍痛
- 黄疸

診断

- 血液検査：GOT(AST)・GPT(ALT)，γ－GTP上昇，高脂血症
- 腹部超音波検査
- 腹部CT検査，MRI検査

（腹部超音波検査・腹部CT検査，MRI検査）肝臓の大きさや表面の状態などを確認

治療

- 禁酒
- 食事療法
- 薬物療法（肝庇護剤，飲酒量低減薬，嫌酒薬）

●膵癌の徴候となる症状

髄膜刺激症状	項部硬直	仰臥位の患者の頭部を持ち上げると抵抗があること
	ケルニッヒ徴候	膝を曲げた状態で股関節を直角に屈曲し，そのまま膝を伸ばそうとすると抵抗がみられること
	ブルジンスキー徴候	頭部を前屈させると股関節及び膝関節の屈曲がみられること
腹膜刺激症状	ブルンベルグ徴候	腹部を手のひらで徐々に圧迫して，急に手を放すと，はっきりとした痛みを感じる症状
	筋性防御	胆管癌
上部消化管の疾患にみられる症状	クールボアジェ徴候	膵癌

胆石症

- **胆石**は，肝臓，胆嚢，胆管に生じる結石である.
- 発生した場所により肝内結石，胆嚢結石，総胆管結石に分類され，おもな構成成分からコレステロール結石とビリルビン(＋カルシウム)結石に分類される.
- 食生活が欧米に近い高脂肪食になったことや高齢化によって増加傾向にあり，とくに女性に多い.

症状

1.胆嚢結石症

- 胆嚢に結石を認め，無症状の場合もあるが，右季肋部の疝痛と，背部や右肩に広がる放散痛を伴うこともある.
- 痛みの原因としては，結石が胆嚢の出口にはまり込む嵌頓や，結石があるために生じた胆汁のうっ滞や感染が考えられる.

胆嚢結石
肝臓
総胆管
胆嚢
結石
十二指腸
ファーター乳頭

2.胆管結石症

- 総胆管結石は血液検査や画像検査などで偶然発見される無症状例もあるが，胆管に結石がはまり込むと，腹痛や黄疸などを認める.
- 結石が胆管を塞いで胆汁が感染すると胆管炎となり，心窩部痛，悪寒を伴う発熱，黄疸のシャルコー三徴や，これらに意識障害とショックが加わったレイノルズ五徴がみられることがある.
- レイノルズ五徴がみられる場合は，化膿性閉塞性胆管炎から感染が全身におよぶ菌血症・敗血症，多臓器不全症候群に陥る重篤な状態のことがあるため，迅速な対応が必要である.
- 結石が胆管の出口である十二指腸乳頭部を塞ぐと，急性膵炎を発症することもある.

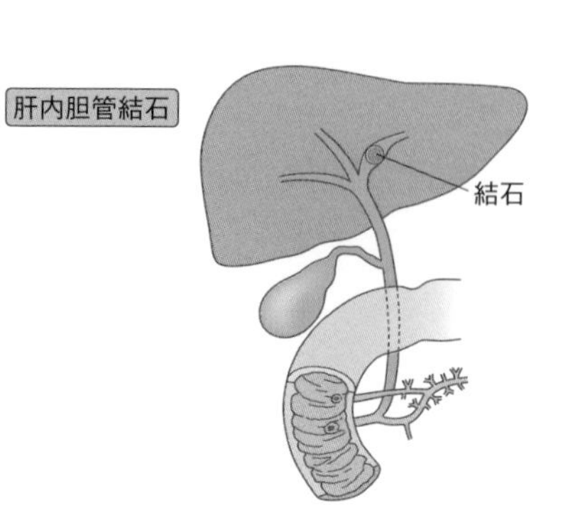

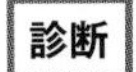

診断

<table>
<tr><th>血液検査</th><td>胆道系酵素（ALP，LAP，γ-GPT），肝酵素 GOT（AST）・GPT（ALT），CRP</td></tr>
<tr><th>腹部超音波検査</th><td rowspan="5">結石の有無，大きさや位置を確認するために行われる</td></tr>
<tr><th>CT，MRI（膵管および胆管を描出するMRCP）</th></tr>
<tr><th>超音波内視鏡検査（EUS）</th></tr>
<tr><th>内視鏡的逆行性胆道膵管造影する検査（ERCP）</th></tr>
<tr><th>点滴静注胆囊造影（DIC）</th></tr>
</table>

治療

胆囊結石症	胆囊摘出術（開腹，腹腔鏡下）
総胆管結石に伴う急性胆管炎や黄疸	• ERCPからの内視鏡的胆管ドレナージ（ERBD） • 経皮経肝的胆道ドレナージ • 内視鏡的胆道結石除去術，経皮経肝的胆管結石除去術，外科的治療

MEMO

7. 栄養の摂取・消化・吸収・代謝機能／E. 腹壁・腹膜・横隔膜の疾患の病態と診断・治療

鼠径ヘルニア

鼠径ヘルニアとは，足の付け根にある鼠径管から，腹膜や腸の一部が皮膚の下(筋膜の間)に出てきてしまうものである.

- 内鼠経ヘルニアと外鼠経ヘルニアに分けられる.
- 乳幼児でも，成人でも発生することがあるが，筋肉や各所組織が弱ってきた中高年の男性に起きやすい．男女比率は4～12：1で男性に多く，50～60歳代にピークがある.
- 原因は鼠径部の腹壁構造の脆弱化と破綻であり，腹圧がかかる便秘，肥満，咳嗽，前立腺肥大がある場合にみられやすい.

症状

発生初期は違和感や「押すと引っ込む，膨らみ」程度のものだが，次第に痛みを伴う.

治療

手術療法：鼠径部切開法，腹腔鏡下修復術

腹膜炎

腹膜の炎症を**腹膜炎**とよぶが，腹膜は腹部の臓器やその周囲をおおう広さをもつため，炎症の発生原因もさまざまであることに注意が必要となる.

- 急性炎症は，胃・腸・胆嚢・膵臓・虫垂などの炎症からの穿孔が原因となることが多い.
- 消化管穿孔による吐合は，敗血症を引き起こし，致死的になることもある.
- 慢性炎症は，腸に病巣ができる腸結核などでみられる.

症状

激しい疼痛，発熱，悪寒，嘔吐，頻脈.

診断

- 血液検査：白血球・好中球の増加，CRP上昇
- CT検査：腹水貯留，遊離ガス(消化管穿孔の場合)，臓器の炎症性変化など
- 腹部超音波検査

治療

- 腹部のアセスメント中に筋性防御，Blumberg<ブルンベルグ>徴候が認められた際には，すぐに手術療法が必要となる．
  - 筋性防御：腹筋が板のように固くなってしまうこと．
  - 反跳痛(Blumberg徴候)：腹部を圧迫した手を急に離すと，周囲に痛みが響くこと．
- 必要に応じて輸血や補液，酸素療法に抗菌薬などの薬物療法も追加する．

横隔膜ヘルニア，吃逆

横隔膜ヘルニア(食道裂孔ヘルニア)とは，横隔膜の胸郭と腹腔の境界の穴が緩んだせいで，胃の一部が胸腔内にはみ出てくることである．

- 横隔膜ヘルニアは肺を圧迫してしまうため，先天性でも，事故などによる後天性でも，緊急手術になることが多くなる．

8. 内部環境調節機能／A. 内分泌系の疾患の診断と治療

間脳・下垂体疾患

下垂体から分泌される**成長ホルモンの異常**（過剰分泌, 分泌不足）によるものや, 副腎皮質刺激ホルモン（ACTH）の過剰分泌による**クッシング病**がある.

1. 成長ホルモンの分泌過剰の例

①下垂体性巨人症状

下垂体性巨人症状とは，成長ホルモンの分泌過剰が，骨端線が閉鎖する思春期以前に始まった場合，高身長を示すものである.

- 成長ホルモンの分泌過剰において, 原因のほとんどは下垂体腫瘍である.
- 思春期以降に成長ホルモンの分泌過剰が始まった場合に，すでに骨端線が閉鎖しているため骨の長軸方向への成長はみられず，代わりに先端巨大症となる.

②先端巨大症

先端巨大症では，前額部，下顎が突出し，鼻，口唇が肥大するなどの顔貌の変化，声帯の肥大による嗄声がみられ，手足が大きくなったりする.

③その他

性早熟症（ゴナドトロピンの分泌過剰による）

クッシング病（下垂体前葉のACTH分泌過剰による）

2. 成長ホルモンの分泌不足の例

①低身長症

下垂体から分泌される成長ホルモンの不足により，身長の伸びが止まってしまう.

②Sheehan＜シーハン＞症候群

出産・分娩に伴う大量出血によって引き起こされる下垂体機能低下症である.

- ゴナドトロピン分泌低下による無月経や乳汁分泌低下，全身倦怠感，皮膚の乾燥などがみられる.

3. 厚生労働省が定める間脳下垂体機能障害

• 厚生労働省は間脳下垂体機能障害として以下の8つを定めている.

• 間脳下垂体機能障害
• PRL分泌異常症
• ゴナドトロピン分泌異常症
• ADH分泌異常症
• 下垂体性TSH分泌異常症
• クッシング病
• 先端巨大症
• 下垂体機能低下症

甲状腺疾患

■ **甲状腺機能異常症**

甲状腺機能異常症は，甲状腺ホルモンの分泌量増加による**甲状腺機能亢進症**，逆に甲状腺ホルモンの分泌量が少なくなることによる**甲状腺能低下症**がある．これらをまとめて甲状腺機能障害という．

• 甲状腺機能亢進症と甲状腺機能低下症はそれぞれ，以下の特徴をもつ.

自覚症状	甲状腺機能亢進症状	甲状腺機能低下症状
全身状態	易疲労感，全身倦怠感	脱力感，易疲労感
暑がり・寒がり	暑がり	寒がり
発汗	発汗過多	発汗減少，皮膚の乾燥
体重	体重減少	体重増加
食欲	食欲亢進	食欲低下
排便	軟便，下痢，排便回数の増加	便秘
精神状態	イライラする，集中力低下，不眠	憂うつ，元気がない，動作緩慢，思考力の低下
その他	動悸，心悸亢進	浮腫，脱毛

1. 甲状腺機能亢進症の代表例：バセドウ病

• バセドウ病の特徴として，**眼球突出**(バセドウ病眼症)がある.

• 眼球突出・甲状腺腫・頻脈は**メルゼブルグの三徴**といわれる.

2. 甲状腺機能低下症の代表例：橋本病(慢性甲状腺炎)

• 診断は，血液検査で甲状腺の自己免疫の異常があるか検査する(甲状腺に対する抗体である抗サイログロブリン抗体(TgAb)，抗甲状腺ペルオキシダーゼ抗体(TPOAb)を測定する).

• 先天性の機能低下症として，**クレチン症**がある.

副甲状腺(上皮小体)疾患

副甲状腺(上皮小体)は甲状腺の後面に上下1対ずつ計4個ある米粒大の内分泌腺(内胚葉由来)で，パラソルモン(上皮小体ホルモン，PTH)を分泌する．

- パラソルモンは血清Ca濃度が低下すると分泌され，骨吸収を促進して骨からのCa動員を増加させることにより血清Ca濃度を上昇させる．

■ 副甲状腺機能亢進症

副甲状腺機能亢進症とは，副甲状腺にできた腺腫や癌などの腫瘍や過形成などにより，副甲状腺ホルモンが過剰に分泌された結果，血液中のカルシウム濃度を必要以上に高くするためにさまざまな症状が引き起こされるものである

- 数千人に1人の割合で発見される病気で，男女比率は女性に多い．
- 副甲状腺癌の割合は約1～5％と，ごくまれである．
- 腎不全など副甲状腺以外の原因で起こることがあるが，副甲状腺そのものに原因がある場合は「原発性」副甲状腺機能亢進症，その他は「二次性(続発性)」副甲状腺機能亢進症とよばれ，区別されている．

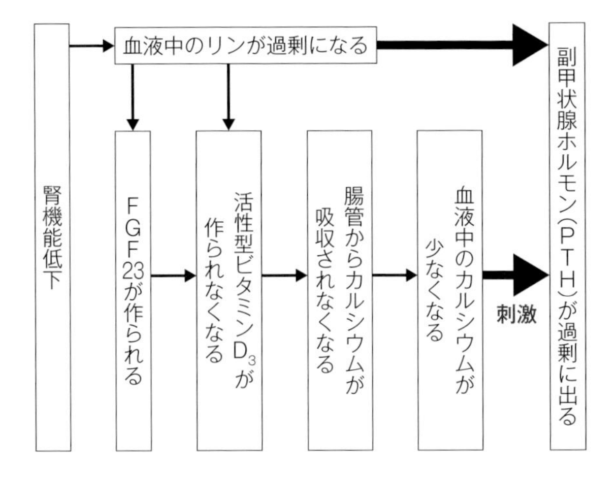

●パラソルモンとカルシトニンの関係

パラソルモン	骨吸収	血中のCa濃度を上昇させ，古くなった骨を壊す破骨細胞の活動を促進する
カルシトニン	骨形成	血中のCa濃度を低下させ，新しく骨をつくる骨芽細胞の活動を促進する

※甲状腺から分泌されるカルシトニンは，血清Ca濃度が上昇すると分泌され，骨形成を促進して骨へのCa沈着を促進するとともに，尿中へのCa排泄を促進して血清Ca濃度を低下させる．

症状

骨粗鬆症，尿路結石，高カルシウム血症などが引き起こされる．

副腎皮質・髄質疾患

副腎皮質の疾患には，原発性アルトステロン症，アジソン病があり，髄質疾患には褐色細胞腫がある．

■原発性アルドステロン症

- **原発性アルドステロン症**は，健常状態では体液量の低下を感知して腎臓から分泌されるレニンの制御を受けるアルドステロンの分泌が，レニンが低値にもかかわらず過剰分泌される状態である．
- 原因は，良性の腫瘍によることが多いが，副腎過形成の場合もある．

症状

高血圧

診断

血液検査：血中のアルドステロンとレニンを測定
　　　　　アルドステロン/レニン比（ARR）≧200で疑う

治療

副腎腫瘍の場合：手術治療
両側副腎過形成：薬物療法（アルドステロン拮抗薬）

■アジソン病

アジソン病は副腎皮質の機能低下症で，病因が不明の特発性と，感染症あるいはその他の原因によるものとがある．

- 特発性アジソン病は自己免疫性副腎皮質炎による副腎皮質低下症であり，しばしば他の自己免疫性内分泌異常を合併し，多腺性自己免疫症候群とよばれている．

症状

- 副腎皮質ホルモンの欠落による，**易疲労感**，**全身倦怠感**，**脱力感**，**筋力低下**，**体重減少**，**低血圧**．
- **食欲不振**，**嘔気・嘔吐**，**下痢**などの消化器症状，**精神症状**（無気力，不安，うつ）など．
- **色素沈着**（皮膚，肘や膝などの関節部，**爪床**，口腔内）

検査

CBC検査，生化学検査，心電図

治療

糖質コルチコイドとアルトステロンの補充

■ **褐色細胞腫**

褐色細胞腫は，アドレナリンやノルアドレナリンなどのカテコラミンの産生能を有する腫瘍で，狭義では副腎髄質由来の腫瘍を指し，広義では交感神経節由来の腫瘍を含み，副腎以外に発生するものは，副腎外褐色細胞腫あるいはパラガングリオーマとよばれる.

症状

高血圧によるめまい，胸痛，動悸
放置すると糖尿病，不整脈などの合併症を発症する.

診断

血液検査：血中カテコラミン高値
尿検査：尿中カテコラミン高値
画像検査：副腎CT，MRI，核医学検査(MIBGシンチ)など

治療

腹腔鏡下副腎摘出術
α遮断薬とβ遮断薬の併用による高血圧のコントロール

下垂体腫瘍・甲状腺癌

■ **下垂体腫瘍**

- 多くのホルモンを分泌・放出する下垂体の腫瘍には，良性の下垂体腺腫と悪性の下垂体癌がある.

下垂体腺腫

- 下垂体腺腫は，頭蓋内に発生する脳腫瘍の中で，神経膠腫，髄膜腫に次いで多い.
- 下垂体腺腫には，それ自体がホルモンを分泌する機能性腫瘍と，分泌しない非機能性腫瘍がある.

分類		症状
非機能性腫瘍(40%)		下垂体機能低下症状
機能性腫瘍(60%)	プロラクチン(PRL)産生腺腫	乳汁分泌，無月経
	成長ホルモン(GH)産生腺腫	巨人症，先端巨大症
	副腎皮質刺激ホルモン産生腺腫(クッシング病)	満月様顔望，中心性肥満
	甲状腺刺激ホルモン(TSH)産生腺腫	甲状腺機能亢進症

※先端巨大症のイメージ

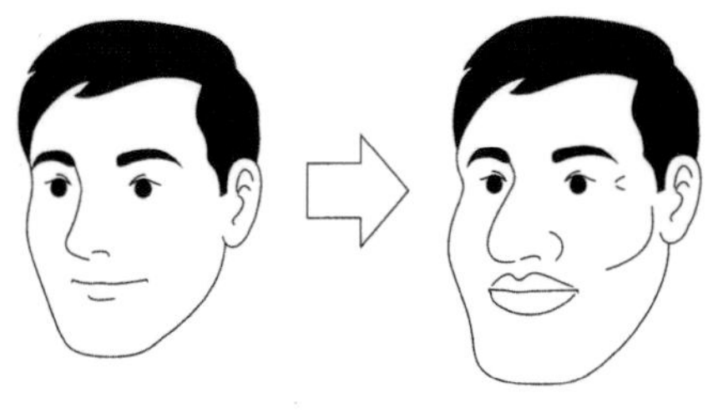

第108回看護師国家試験　午前29

■ **クッシング病とクッシング症候群**

• 副腎皮質ステロイドホルモンの１つであるコルチゾール(ACTH)が過剰に分泌され，満月様顔貌(ムーンフェイス)や中心性肥満など，特徴的な症状を示す病気を**クッシング症候群**という．

ACTH：Adrenocorticotropic hormone（副腎皮質刺激ホルモン）

• 下垂体に原因がありACTHを過剰に出す病気を**クッシング病**，下垂体以外からACTHが過剰に分泌される疾患を異所性ACTH症候群という．

症状

共通症状	• 両耳側半盲：腫瘍が増大して視神経交叉部を圧迫することによる • 下垂体機能低下症：正常化錐体細胞への圧迫・浸潤による	
プロラクチン(PRL)産生腺腫	• 月経不順あるいは無月経 • 乳汁分泌(不妊)	プロラクチンの産生亢進による
成長ホルモン(GH)産生腺腫	• 巨人症：骨端線の閉じる前(思春期前) • 先端巨大症：成人：手足の先端や額，下顎などが肥大	成長ホルモンの産生亢進による
副腎皮質刺激ホルモン産生腺腫(クッシング病)	• 満月様顔貌 • 中心性肥満 • 高血圧，高血糖 • 骨粗鬆症 • 多毛 • 腹部の皮膚線状	副腎皮質ホルモンの産生亢進による
甲状腺刺激ホルモン(TSH)産生腺腫	動悸，眼球突出，振戦，多汗	甲状腺ホルモンの産生亢進による

診断

• 頭部CT(造影)
• MRI

治療

• 経鼻内視鏡手術(傾聴系骨導腫瘍摘出術；ハーディの手術)
• 開頭
• 薬物治療

■ 甲状腺癌

- 甲状腺腫瘍の多くは，良性病変であるが，約20％は悪性腫瘍（甲状腺癌）である．
- 悪性腫瘍のほとんどは，経過が緩徐な甲状腺乳頭癌や甲状腺濾胞癌であるが，未分化癌や髄様癌など悪性度の高いものもある．

甲状腺腫瘍	
良性腫瘍	悪性腫瘍
甲状腺嚢胞 腺腫様甲状腺腫 甲状腺濾胞腺腫	甲状腺乳頭癌 甲状腺濾胞癌 甲状腺未分化癌 甲状腺髄様癌

- **甲状腺乳頭癌**が最も多くみられる甲状腺悪性腫瘍（80～90％）で，女性に多く，年齢は10代から80代まで幅広くみられる．
- 原因は不明であるが，放射線被曝が関係することが指摘されており，約2～5％の確率で家族内発症がある．
- 比較的生存率が高く，90％以上が生涯再発することはない．

症状

- 自覚症状がないまま経過し，健康診断で甲状腺のしこりや，転移したリンパ節のしこりを指摘されて初めて病気が疑われることが多い．
- 進行すると，反回神経が侵され嗄声が生じたり，気管や食道に浸潤すると呼吸困難や嚥下障害をきたすこともある．

診断

- 超音波検査
- **細胞診**
- その他：CT，MRI，甲状腺シンチグラフィー，腫瘍マーカー（サイログロブリン）

治療

甲状腺切除術	甲状腺亜全摘術＋患側の保存的リンパ節郭清，甲状腺全摘出術
術後ホルモン療法	甲状腺ホルモン剤投与，血清TSH値を正常範囲ないし正常以下に調節
放射性ヨウ素内用療法（アイソトープ治療）	術後シンチグラフィーで遠隔転移を認めた場合に行われる

メタボリックシンドローム，肥満症

■メタボリックシンドローム（メタボリック症候群）

・**メタボリックシンドローム**は，内臓脂肪型肥満をきっかけに脂質異常，高血糖，高血圧となる状態である．

・運動不足・食べ過ぎなどの積み重ねが原因である場合が多く，生活習慣を改善する事により将来的に重篤な病気を予防することにつながる．

●メタボリックシンドロームの診断基準

腹腔内脂肪蓄積	ウエスト周囲径　男性 ≧85cm 女性 ≧90cm （内臓脂肪面積　男女とも　≧100cm2に相当）

上記に加え，以下のうち２項目以上

高トリグリセリド血症 かつ／または 低HDLコレステロール血症	≧150mg/dL ＜40mg/dL　男女とも
収縮期血圧 かつ／または 拡張期血圧	≧130mmHg ≧85mmHg
空腹時高血糖	≧110mg/dL

※腹囲の男性85cm，女性の90cmは内臓脂肪を減らした方がよい基準であり，薬物治療を必要とする基準ではない．

メタボリックシンドローム診断基準検討委員会：メタボリックシンドロームの定義と診断基準．日本内科学会雑誌，94（4）：191，2005

■肥満症

肥満は皮下脂肪型肥満と内臓脂肪型肥満に分けられる．

1. 皮下脂肪型肥満

・皮下脂肪型肥満は，おもに皮下組織に脂肪が蓄積するタイプの肥満である．臀部や大腿など下半身の肉づきが良くなるその体型から，「洋ナシ型肥満」ともよばれる．

・女性は授乳期のたくわえとして皮下脂肪がつきやすいため，女性に比較的多くみられる．

※日本におけるメタボリックシンドロームの診断基準で女性のウエスト周囲径の基準値が男性より大きい値となっているのも，女性の方が皮下脂肪のつきやすい傾向があるためである

・皮下脂肪は内臓脂肪に比べて，いったんついてしまうとなかなか減らしにくいが，内臓脂肪の蓄積とは異なり，動脈硬化を進行させるリスクは少ない．

・皮下脂肪型肥満も，睡眠時無呼吸症候群・関節痛・月経異常などを合併しやすいため，改善がすすめられる．

2. 内臓脂肪型肥満

- 内臓脂肪型肥満は，腹腔内の腸間膜などに脂肪が過剰に蓄積しているタイプの肥満である．下半身よりもウエストまわりが大きくなるその体型から「リンゴ型肥満」ともよばれ，男性に多い．

- BMIが25未満で，肥満ではないものの内臓脂肪が蓄積している場合もある．俗に「隠れ肥満症」とよばれることがある．

- 臓脂肪型肥満を高血糖・脂質異常・高血圧などの上流に置き，内臓脂肪の蓄積を防ぐことが心臓病をはじめとする生活習慣病の予防につながる，と考えたのがメタボリックシンドロームの概念である．

■肥満の判定方法（BMI値の計算方法：体格指数）

●BMI値の計算方法

BMI＝体重(kg)÷(身長(m) x 身長(m))

例：身長170cm，体重80kgの場合

BMI ＝ 80÷(1.70 x 1.70) ＝ 80÷2.89 ＝ 27.68

●BMI値の評価

BMI値	評価
18.5未満	低体重
18.5～25未満	標準
25～30未満	肥満（1度）
30～35未満	肥満（2度）
35～40未満	肥満（3度）
40以上	肥満（4度）

- とくに高血圧や高脂血症などの異常を伴った場合は肥満症とよばれ，減量が必要になる．

●標準体重（BMI22）の計算方法

BMI 22＝[身長(m) x 身長(m) x 22]

糖尿病

糖尿病は，インスリン作用不足による慢性の高血糖状態を主徴とする代謝疾患群である.

- 血糖値を基準値に保つようにコントロールされている膵臓のインスリン分泌と臓器のブドウ糖の取り込みにおける糖の流れに，障害が生じた病態である.
- 厚生労働省の『令和元年「国民健康・栄養調査」』の結果によれば，「糖尿病が強く疑われる者」の割合は男性では19.7％，女性では10.8％となっている．年齢階級別にみると，男女ともに50歳代から，その疑いをもつ人々の割合が高くなっている.
- 臨床においては，糖尿病を基礎疾患にもちながら別の疾患に罹患している患者が多くいることを意識する必要がある.
- 糖尿病の治療には，血糖値のコントロールが重要となる.
- 糖尿病は成因によって，①1型糖尿病，②2型糖尿病，③その他の特定の機序・疾患による糖尿病，④妊娠糖尿病に分類される.

● 1型糖尿病と2型糖尿病の違い

糖尿病の分類	1型糖尿病	2型糖尿病
日本における糖尿病患者の割合	10%前後	90%前後
発症年齢	小児～思春期に多い	40歳以上に多い
成因	自己免疫・遺伝因子など	遺伝因子・生活習慣
家族歴	少ない	高頻度にあり
インスリン分泌	高度の障害	軽度～中度の障害
治療	インスリン療法中心	食事療法・運動療法が優先
自己抗体	GAD抗体，IAA，ICA，IA-2抗体などの陽性率が高い.	陰性

症状

- 糖尿病に特徴的な症状として，口渇，多飲，多尿，体重減少，易疲労感などがある．自覚がない場合も多くみられる.
- 糖尿病が進行すると，昏睡状態を引き起こすことがある（糖尿病性昏睡）．主として1型糖尿病の場合に引き起こされるものが**糖尿病ケトアシドーシス**であり，2型糖尿病の場合（特に高齢者）に多く引き起こされるものが**高浸透圧高血糖症候群**である.

●糖尿病性昏睡

	糖尿病ケトアシドーシス	高浸透圧高血糖症候群
発症リスク	1型糖尿病 2型糖尿病(ペットボトル症候群)	2型糖尿病
原因	極度のインスリン欠乏	極度の脱水
特徴的所見	クルマウル呼吸，呼気のアセトン臭， 尿ケトン体(+++)，アシドーシス， 尿素窒素の上昇 高浸透圧利尿➡脱水 意識混濁➡昏睡	けいれん，ふるえ， 血漿浸透圧の高度上昇
血糖値	高血糖	高血糖

• 糖尿病はさまざまな**合併症**を招く．**神経障害**，**網膜症**，**腎症**は三大合併症とよばれる．

●糖尿病の合併症

細小血管障害	神経障害(糖尿病発症から0～5年で発症) 網膜症(糖尿病発症から7～8年で発症) 腎症(糖尿病発症から10～13年で発症)	三大合併症
大血管障害(動脈硬化)	脳卒中 心臓病	

●糖尿病の合併症(例：神経障害)によって生じるおもな症状

運動知覚神経障害の症状	眼筋麻痺，顔面神経麻痺，自発痛，筋力低下，感覚低下，知覚異常，こむら返り
自律神経障害の症状	たちくらみ，発汗の異常，狭心症の痛みがわからなくなる，下痢・便秘，勃起障害，膀胱障害，逆行性射精

診断

糖尿病の診断は，尿検査，血液中のブドウ糖濃度である血糖値と赤血球中のヘモグロビンの糖化の割合を示すHbA1c値によって行われる．

●糖尿病の診断基準

検査・測定内容	基準値
血糖(BS)	早朝空腹時血糖110mg/dL未満かつ食後(糖負荷後)2時間140mg/dL未満
75g経口ブドウ糖負荷試験	空腹時100mg/dL未満(正常値)，110mg/dL未満(正常高値)　2時間値 140 mg/dL未満
HbA1c	4.6～6.2%
尿糖	陰性(－)
ケトン体	陰性(－)，2.0mg/dL以下

BS: Blood Sugar(血糖)

• 上記の検査に加え，臨床では，合併症である糖尿病腎症のモニタリングや膵臓のインスリン分泌量を評価するための検査，神経障害を発見するためのアキレス腱の反射検査，内くるぶしの振動覚検査なども行われる．

治療

- 1型糖尿病は，インスリン療法を軸に，食事療法と運動療法を併用する.
- 2型糖尿病の治療は以下の三段階で考える.

> - 第一段階：食事療法と運動療法の2つを基礎に，血糖コントロールを図る.
> - 第二段階：十分な胃血糖コントロールが困難と考えられる場合は経口血糖下降薬を加える.
> - 第三段階：食事療法，運動療法にインスリン療法を加える.

脂質異常症

脂質異常症とは，血液中の脂質（コレステロール，トリグリセライド）の値が基準値を外れて増大していることをいう.

- 血液中の脂質の増大は，虚血性心疾患などさまざまな疾病や病態の原因となりうる.
- 原因によって「原発性高脂血症」と「二次性（続発性）高脂血症」の2つに分けられる.
- 脂質異常症は自覚症状がなく，気づくことが難しい場合が多い.

検査・診断

- 高コレステロール血症，高LDLコレステロール血症，高トリグリセライド血症を指摘されたとき，あるいは，これらの異常（高脂血症）が危険因子（原因）となる疾患（心筋梗塞，狭心症）が発症したとき，脂質異常症の疑いがある.
- 異常値を示す脂質の種類により，高LDLコレステロール血症，低HDLコレステロール血症，高トリグリセライド血症に分けられる.

●脂質異常症：スクリーニングのための診断基準（空腹時採血）

	検査項目と基準値
高LDLコレステロール血症	LDLコレステロール140mg/dL以上
境界域高LDLコレステロール血症	LDLコレステロール120-139mg/dL以上
低HDLコレステロール血症	HDLコレステロール40mg/dL未満
高トリグリセライド血症	トリグリセライド150mg/dL以上（中性脂肪）

日本動脈硬化学会「動脈硬化性疾患予防ガイドライン2012年版」

● **リポタンパク質**

	比重	直径	主要成分組織	生理作用
キロミクロン	＜0.96	800～10000 Å	TG 85%	腸で吸収した脂質を肝臓へ運ぶ
VLDL： 超低比重リポタンパク質	0.96～1.006	300～750 Å	TG 55%	肝臓から末梢組織に脂肪酸を運ぶ
IDL： 中間比重リポタンパク質	1.006～1.019	220～300 Å	TG 24% コレステロール 45%	LDL が VLDL から形成される過程の中間体
LDL： 低比重リポタンパク質	1.019～1.063	190～220 Å	コレステロール 45%	肝臓から末梢組織にコレステロールを運ぶ
HDL： 高比重リポタンパク質	1.063～1.21	70～100 Å	リン脂質 25% タンパク質 50%	末梢組織から肝臓にコレステロールを運ぶ

例：高LDLコレステロール血症

LDLが酸化し，血管壁を損傷する．血管壁の損傷により血管内皮同士の間に生じた隙にコレステロールが沈着して，プラーク形成を伴う粥状動脈硬化が発生する．

- 高LDLコレステロール血症と高トリグリセライド血症は，先天的要因のもの，原因が不明なもの，糖尿病など二次的な要因によるものにさらに分けられるが，複数のタイプをあわせもっていることもある．
- 血中のLDL値が高いと動脈硬化が起こりやすいことなどから，脂質異常症は動脈硬化を進行させて心筋梗塞や脳梗塞の危険性を高める．
- 実際に入院している心筋梗塞や脳梗塞の患者の多くが，基礎疾患として脂質異常症をもっている可能性も高いといえる．

高尿酸血症，痛風

高尿酸血症とは，血液中の尿酸が高い状態をいう．

- 血液中の尿酸値（血清尿酸値）が基準値を超えると，生活指導や薬物治療が必要となる．
- 尿酸はプリン体の代謝産物である．プリン体によって構成させる核酸の新陳代謝や食事を通して，プリン体の分解と尿酸の生成が起こっている．
- アルコールを摂取すると尿酸値が一時的に上昇する．アルコールが体内で分解されるときに尿酸が作られ，このときにできる乳酸が尿酸の排出を妨げること，ビールなどアルコール飲料の一部にプリン体が多く含まれていることなどがおもな原因である．
- 薬剤性の高尿酸血症もある（サイアザイド系・ループ系利尿薬など）．

症状

主として，**痛風**（痛風発作，痛風結節）や腎結石がある．

診断

- 血症尿酸値＞7.0mg/dLで高尿酸血症と診断される．

治療

- 薬物療法：尿酸生成阻害薬（アロプリノールなど），尿酸排泄促進薬（プロペネシドなど）
- 食事療法
- 痛風発作の治療（前兆期はコルヒチン，発作時・軽快期はNSAIDs）

ビタミン欠乏症・過剰症

最低限のビタミン摂取が困難である場合，**ビタミン欠乏症**が起こり得る.

- ビタミンは，水に溶けやすいもの(水溶性)，脂肪に溶けやすいもの(脂溶性)の違いから，さらに性質・作用に基づいて細かく分類される．このため，欠乏しているビタミンによって，欠乏症の内容も変わる.

- 特定のビタミンにおいては，欠乏時だけでなく，過剰に摂取した場合にも症状(過剰症)があわられる場合がある.

●ビタミンの種類とその働き

種類		化合物	おもな働き	欠乏症状 過剰症状
脂溶性ビタミン	ビタミンA	レチノール レチナール レチノイン酸	視覚維持，皮膚と粘膜軸上皮細胞の維持，抗腫瘍作用	夜盲症(鳥目) 胎児奇形
	ビタミンD	エルゴカルシフェロール コレカルシフェロール	骨代謝，副甲状腺ホルモン抑制	くる病／骨軟化症 高カルシウム血症
	ビタミンE	トコフェロール トコトリエノール	抗酸化作用	溶血性貧血，神経障害
	ビタミンK	フィロキノン メナキノン	血液凝固因子合成，骨形成の調整	突発性乳児ビタミンK欠乏症(頭蓋骨内出血) 骨粗鬆症，骨折
水溶性ビタミン	ビタミンB_1	チアミン	糖質・脂質・アルコール代謝	脚気，ウェルニッケ脳症，コルサコフ症候群
	ビタミンB_2	リボフラビン	成長発育，皮膚・角膜などの機能維持	口角炎，口内炎，脂漏性湿疹，結膜炎
	ナイアシン	ニコチン酸 ニコチンアミド	糖質・脂質・タンパク質代謝，皮膚粘膜機能維持	ペラグラ ほてり，かゆみ
	ビタミンB_6	ピリドキン ピリドキサール ピリドキサミン	タンパク質活性化，ホルモン合成・調整	貧血，免疫力低下. 感覚神経障害，末梢神経障害，精巣萎縮・精子数減少
	ビタミンB_{12}	シアノコバラミン ヒドロキソコバラミン	赤血球生成，核酸合成	悪性貧血，神経障害，感覚障害
	パントテン酸	パントテン酸	糖質・脂質・タンパク脂質代謝	成長停止
	葉酸	葉酸(プテロイルグルタミン酸)	赤血球生成，核酸合成	巨赤芽球性貧血，神経管閉鎖不全症
	ビオチン	ビオチン	抗酸化作用	乾燥鱗片皮膚炎
	ビタミンC	アスコルビン酸	抗酸化作用，壊血病予防，骨芽細胞増殖，結合組織形成	壊血病

水・電解質の異常

- 各種疾患，検査や手術による侵襲，治療に伴う絶飲食状態によって，各種電解質（ナトリウムやカリウム，カルシウムなど）のバランスや，**酸塩基平衡**を保つ機能である恒常性が保たれなくなることがある．
- 恒常性が保たれていない状態には，**脱水**や**浮腫**，また血液中のナトリウム，カリウムのバランスが保たれていない**低ナトリウム血症**，**高カリウム血症**などがある．

■脱水

脱水とは，水分と電解質（おもにナトリウム）の喪失状態（いずれか，あるいは両者）であり，**等張性脱水**，**高張性脱水**，**低張性脱水**の３つに分類される．

●脱水の分類

	等張性脱水	高張性脱水	低張性脱水
区分	水分と電解質の喪失が正常体液組成と同じ割合で喪失	電解質の喪失より水分の喪失が多い	電解質より水分の割合が高い体液組成となった脱水
原因	大量出血，熱傷，大量嘔吐・下痢 など	乳幼児，高齢者に見られる（口渇があっても十分に補給できない）	水分のみの補給による医原性脱水など

- 水分の出納バランスが保てなくなる原因は，摂取される水分量が減少するか，排泄される水分量が増加するか，またはそれらの複合である．バランスが崩れることによる症状を，脱水症という．
- 体に摂取される水分には，通常，食物に含まれる水分，飲料に含まれる水分，代謝水がある．
- 食物や飲料からの摂取は経口摂取による．
- 代謝水は，ヒトの体内で行われるさまざまな代謝反応により生じる水分であり，ヒトが生きている間は常に発生する．
- 体から排泄される水分には，尿，便，不感蒸泄に含まれる水分がある．
- 不感蒸泄は，呼気に含まれる水分と皮膚から失われる水分（発汗を除く）を合わせたものである．

● **人間の水分平衡**

収入（摂取される水分）	支出（排泄される水分）
食物 800～1,000mL	尿 500～1,600mL
飲料 500～1,500mL	不感蒸泄 900～1,000mL
代謝水 250～300mL	便 150～200mL
合計： 1,550 ～ 2,800mL	合計： 1,550～2,800mL

- 水分摂取量が減少する原因として，経口摂取不良による食事摂取量と飲水量の減少，または渇感不足による飲水量の低下などがある．
- 水分を摂取できない状況として，急性胃腸炎のような消化器障害や，飲水行動ができない（おもに乳幼児や高齢者で起こりやすい）などがある．
- 水分排泄が増加する原因として，尿量の増加（糖尿病による高血糖や利尿薬の服用，中枢性尿崩症のような疾患のため），便からの排泄増加（下痢），また発熱や外気温上昇などによる不感蒸泄の亢進（発汗量の増加，呼吸数増加により呼気に含まれる水分が増える）がある．
- 嘔吐による消化液の排泄増加，出血による細胞外液の減少も脱水の原因となる．

症状

体液が減少する症状を総合して脱水症とよぶが，一概に脱水症といっても，水分の失われ方によりさまざまな症状が起こり，また補充すべき**輸液製剤**も異なる．

治療

- 不足する水分や電解質を補うためには**輸液**が最も効果的である．
- 失われた体液はそれぞれ電解質組成が異なるため，脱水のパターン，不足（または過剰）している電解質に合わせた**輸液製剤**を選ぶ必要がある．

酸塩基平衡の異常(アシドーシス，アルカローシス)

ヒトの体内における酸性物質とアルカリ性物質のバランスを取る仕組み(酸塩基平衡)が，バランスを崩した異常を，酸と塩基のpHを基準にし，**アシドーシス**，**アルカローシス**という．

アシドーシス	• 体内の酸が増加するか，塩基が減少して，pHが低下することである． • アシドーシスでは**高カリウム血症**を伴い，血中にカルシウムイオンが放出され，**高カルシウム血症**になる．
アルカローシス	• 体内の酸が減少するか，塩基が増加して，pHが上昇することである． • アルカローシスでは**低カリウム血症**を伴い，カルシウムの骨への吸収が促進され，**低カルシウム血症**となり，テタニーが起こる(腎不全を除く)．

- 糖質，タンパク質，脂質が体内で代謝されていく過程で，1日に15,000～20,000mEqの酸が産生される(低酸素による嫌気性解糖→乳酸，β酸化亢進→ケトン体など)が，大部分は肺からCO_2として排泄され，残りの50～100mEqが腎臓から排泄される．このため，酸塩基平衡の異常時には肺，腎臓に何かトラブルがあったと予想できる．

●酸素基平衡の異常

酸塩基平衡の異常		原因	代償機構
呼気のトラブルによるもの	呼吸性アシドーシス	• 肺のガス交換障害（呼気性呼吸困難）： 慢性閉塞性肺疾患，重症の肺炎や喘息など • 呼吸中枢の抑制：薬物，睡眠時無呼吸症候群など • 呼吸筋の異常：重症筋無力症，脊髄障害などによる呼気の制限	pHが低下すると，腎臓ではH^+の排泄，HCO_3^-の再吸収が亢進する（腎性代償）
	呼吸性アルカローシス	• 過呼吸（過換気）： 小児の啼泣，心理的過換気による過換気症候群（過緊張などによる過呼吸により呼気が促進されCO_2分圧が低下する） • 低酸素血症： 肺疾患（肺炎，肺線維症など），心不全などにより低酸素血症になると呼吸が促進されCO_2分圧が低下	pHが上昇すると，腎臓ではH^+の排泄，HCO_3^-の再吸収が抑制される（腎性代償）
それ以外のもの	代謝性アシドーシス	• HCO_3^-の体外への喪失：下痢 • 酸の産生過剰：乳酸アシドーシス，飢餓，糖尿病性ケトアシドーシス • 尿の排泄不全：腎不全（尿毒症）による酸塩基平衡の腎性調節の不全 • 酸の過剰投与	pHの低下，CO_2分圧の上昇は呼吸中枢を刺激し，大気中へのCO_2排泄が増加する（呼吸性代償）
	代謝性アルカローシス	• H^+の体外への喪失： 嘔吐による胃酸の喪失，尿中への排泄増加，利尿薬の使用など．利尿薬はCl^-不足をきたすのでHCO_3^-の排泄が妨げられる • HCO_3^-の過剰投与（制酸剤の過服用など） • 低カリウム血症： 細胞内K^+の細胞外へ移行に伴って，H^+が細胞内への移行するため，細胞外アルカローシス，細胞内アシドーシスの状態になる	pHの上昇は呼吸を抑制するのでCO_2の排泄を抑制する．その結果，CO_2分圧は上昇し，H_2CO_3濃度が上昇する（呼吸性代償）

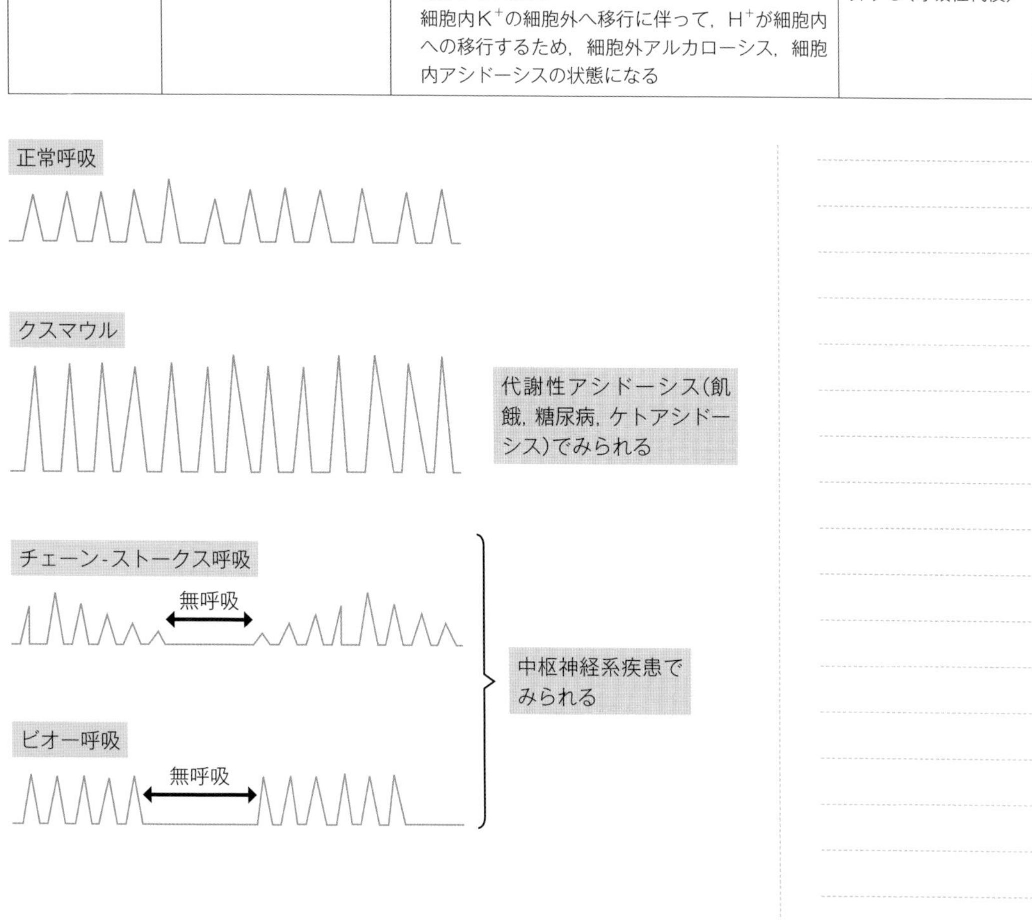

MEMO

9. 造血機能／A. 血液・造血器の疾患の病態と診断・治療

血液の働き

●血液成分のおもな働き

<table>
<tr><th></th><th colspan="3">成分</th><th>おもな機能</th></tr>
<tr><td rowspan="9">血漿
(55%)</td><td colspan="3">水(91%)</td><td>他の物質の溶媒，
熱吸収</td></tr>
<tr><td colspan="3">電解質(0.9%)：Na^+, K^+, Ca^{2+}, Mg^{2+}, Cl^-, HCO_3^-</td><td>pH緩衝作用と浸透圧調節
細胞膜浸透性の調節</td></tr>
<tr><td rowspan="6">有機物</td><td rowspan="3">タンパク質
(7%)</td><td>アルブミン</td><td>膠質浸透圧維持，
運搬機能</td></tr>
<tr><td>グロブリン(α，β，γ)</td><td>生体防御と脂質の輸送</td></tr>
<tr><td>フィブリノゲン</td><td>血液凝固</td></tr>
<tr><td colspan="3">糖質</td></tr>
<tr><td colspan="3">脂質</td></tr>
<tr><td colspan="3">老廃物(尿素，尿酸，クレアチニン)</td></tr>
<tr><td rowspan="3">血球
(45%)</td><td colspan="3">赤血球：基準値
500万(450万～600万)／μL(男性)
450万(400万～520万)／μL(女性)</td><td>酸素の運搬，二酸化炭素の一部運搬</td></tr>
<tr><td colspan="3">白血球：5,000～10,000／μL</td><td>免疫と生体防御</td></tr>
<tr><td colspan="3">血小板：20万～40万／μL</td><td>止血(血小板凝集反応)</td></tr>
</table>

貧血

貧血は，WHOの基準によれば，血液中のヘモグロビン濃度(血色素量)が成人男性では13.0 g /dL未満，成人女性と小児(男女)では12.0 g /dL未満，また高齢者(男女)では11.0 g /dL未満とされる状態である．

- 貧血は，平均赤血球容積(赤血球1つの平均の大きさ)をもとに，小球性低色素性貧血，正球性貧血，大球性貧血の3つに分類される．

●貧血の分類

分類	貧血の種類
小球性低色素性貧血	鉄欠乏性貧血，鉄芽球性貧血，感染・炎症・腫瘍などに伴う貧血など
正球性貧血	急性の出血，溶血性貧血，腎性貧血，骨髄疾患(再生不良性貧血，骨髄低形成)など
大球性貧血	ビタミンB_{12}欠乏(悪性貧血，胃切除術後)，葉酸欠乏・代謝異常，DNA合成異常

症状

- 心悸亢進，息切れ，頭痛，耳鳴り，めまい，立ちくらみ，失神発作などが生じる．
- 症状は，安静時には軽微であっても運動などにより負担がかかり，相対的に低酸素状態が増強されると明瞭にあらわれるようになる．全身倦怠や微熱がみられることも多い．
- Hbの減少による末梢組織へのO_2欠乏状態（低酸素状態）が循環系・中枢神経系に不全を生じる．
- 貧血状態ではHb濃度の減少により皮膚や粘膜面（眼瞼結膜や口腔粘膜，舌）におけるHbの赤色調が減り，顔色が悪い・蒼白という状態になる．
- 低酸素状態では循環系，中枢神経系に鋭敏に影響があらわれる．おもな症状はこの不全に基づくものである．

●貧血の種類と原因，症状や合併症

分類	種類	原因	共通症状	合併症
小球性	鉄欠乏性貧血	• 血清鉄の欠乏 • 月経・胃潰瘍・痔などによる失血	• 全身倦怠感 • 皮膚・粘膜の蒼白 • 息切れ • 動悸 • 眩暈	• スプーン状爪
正球性	再生不良性貧血	• 骨髄における造血障害		• 出血傾向 • 易感染性
	溶血性貧血	先天性：サラセミア 後天性：自己免疫疾患 （自己免疫性溶血性貧血）		• 間接ビリルビン上昇 • 黄疸 • 脾機能亢進
	腎性貧血	慢性腎不全：腎機能低下によるエリスロポエチンの生成不足		• 高血圧
大球性	巨赤芽球性貧血 悪性貧血	• ビタミンB_{12}の欠乏 • 葉酸の欠乏		• 脊髄後索，側索の脱髄変化に伴う知覚異常などの上下肢の知覚異常，しびれ感，腱反射の減弱などの神経症状 ※ビタミンB_{12}は神経組織の髄鞘の形成に関与しているため • 舌乳頭の萎縮を伴った舌炎（Hunter舌炎） • 萎縮性胃炎

検査・診断

- 粘膜面ではこの減少による色調の低下がよりよく反映されるので，眼瞼結膜や口腔粘膜，舌などの色調をみて貧血の程度を知ることが，日常診察においてよく行われる．

骨髄異形成症候群，二次性貧血

■骨髄異形成症候群（MDS）

- **骨髄異形成症候群**（MDS）は，造血幹細胞が主要化して，血液細胞に異型性を生じる疾患である．血球分化の過程でアポトーシスを起こして死滅するため血球減少をきたす無効造血が生じる．
- 30％の症例で経過中に急性白血病へと進展するため，前白血病状態といわれる．

症状

- 貧血による，蒼白・筋力低下・易疲労感
- 好中球減少による発熱および感染
- 血小板減少症による，皮下出血，点状出血，鼻出血，粘膜出血
- 脾腫，肝腫大

検査・診断

検査	所見
末梢血検査（血算，末梢血塗抹検査）	赤血球減少，白血球減少，血小板減少，血液細胞の形態異常，白血病細胞の出現
骨髄検査	血液細胞の形態異常，染色体異常（5q－）

治療

- 症状改善および支持療法
- 化学療法
- 幹細胞移植

■二次性貧血

二次性貧血は症候性貧血ともよばれ，造血器そのものには異常がないにもかかわらず，何らかの基礎疾患が原因となり続発性に発症する．

●二次性貧血をきたす基礎疾患例

- 感染症
- 悪性腫瘍
- 膠原病
- 慢性腎不全
- 肝疾患
- 内分泌疾患

症状

貧血の共通症状参照

検査・診断・治療

貧血と基礎疾患の検査・治療

白血球減少症

白血球には単球，顆粒球（好酸球，好中球，好塩基球），リンパ球があり，白血球数の約半分を好中球が占めている．健康な成人では4,000～9,000/μLである白血球が，3,000/μL以下になった状態を**白血球減少症**という．

症状

- 好酸球，好中球，好塩基球が減少する．
- EBウイルスの感染では，リンパ球増多がみられる．
- 好中球減少症では，細菌に感染しやすくなる．
- 無顆粒球症は好中球が500/μLになった病態をいう．

出血性疾患

■ **播種性血管内凝固症候群（DIC）**

播種性血管内凝固症候群（DIC）とは，血栓の増加に止血機能の低下が重なるという凝固止血障害である．

DIC: Disseminated Intravascular Coagulation（播種性血管内凝固症候群）

症状

- 悪性腫瘍，膠原病，手術や外傷（やけどを含む），重度の感染症，妊娠などの幅広いきっかけにより血栓が増加する中，血栓の線溶に血小板や凝固因子の多くが用いられるために，止血機能が低下する．
- 皮膚の紫斑をはじめ，粘膜では下血・性器出血，血尿，さらに脳出血や血腫など，DICは，部位に関わらず出血時の止血の大きな障害となる．
- 腎不全，意識障害，呼吸困難などのショック状態を引き起こし得る．

検査・診断

基礎疾患が存在しているとき，以下のような結果がみられたときはDICの可能性を検討する．

- 血小板数の低下
- FDPの上昇（Dダイマーの上昇を伴うこと）
- フィブリノゲンの低下
- プロトロンビン時間の延長
- 出血症状，臓器症状の存在

治療

- 抗凝固薬のヘパリンが用いられるが，場合によっては，播種性血管内凝固症候群（DIC）抗線溶薬（トラネキサム酸）なども使用される．
- 緊急時には，血小板輸血も必要となる．

出血性疾患(血栓性血小板減少性紫斑病<TTP>, 免疫性血小板減少性紫斑病<ITP>)

■ 血栓性血小板減少性紫斑病<TTP>

血栓性血小板減少性紫斑病<TTP>とは，血小板粘着などに関与しているフォン・ウィルブランド因子(von Willlebrand因子，vWF因子)を切断する酵素が低下し，活性の高い巨大vWF因子があらわれ血小板血栓が多発する，指定難病である.

- 多くの後天性の症例では自己抗体の原因は不明であるが，女性，黒人に多く，デスモプレシンの使用や妊娠が関与していることが知られている.
- 先天性TTPであるアップショー・シュールマン症候群(Upshaw-Schulman症候群：USS)では，生後間もなく新生児重症黄疸が発症する典型的な症例のほか，学童期に繰り返す血小板減少で診断される症例や，成人期以降に習慣性流産などの妊娠時に発症するタイプもある.

症状

- 発熱(38℃前後～40℃)
- 貧血
- 倦怠感
- 黄疸
- 出血(手足に紫斑)
- 精神神経症状
- 腎障害

検査・診断

- 末梢血検査(血算，末梢血塗抹検査)
- 直接抗グロブリン(クームス)試験
- 生化学検査：LDH，PT，PTT，フィブリノーゲン，ハプトグロビン，ADAMTS13の活性レベル
- 他の血小板減少性疾患の除外

治療

先天性TTP (USS)	新鮮凍結血漿(FFP)を定期的に輸注してADAMTS13酵素補充を行う
後天性TTP	血漿交換(PE)療法，ステロイド又はステロイドパルス療法を併用する

■特発性血小板減少性紫斑病<ITP>

特発性血小板減少性紫斑病<ITP>とは，自己抗体によって血小板が破壊され，血小板減少により出血傾向をきたす疾患でⅡ型アレルギーに分類される，指定難病である．

急性型	• 3～9歳の小児に頻度が高く，感染症，とくにウイルス性上気道炎が先行する場合が多い • 6週間程度でほとんどの症例が自然寛解する
慢性型	• 成人，とくに女子に圧倒的に多く(男子の3～4倍)，自然寛解はない • ヘリコバクター・ピロリ菌の感染が関与していることが報告されている

症状

- 皮下出血(紫斑：点状出血，斑状出血)：関節出血は認めない
- 歯肉出血
- 口腔粘膜の血腫および出血
- 鼻出血
- 血尿
- 月経過多

診断

血小板数の減少とその関連検査所見を参考にし，血小板減少をきたす基礎疾患，薬剤などの外的因子がないことを確認し，診断する．

末梢血液検査	血小板数減少，赤血球・白血球は数・形態ともに正常
生化学・免疫血清学的検査	血小板結合性免疫グロブリンG (PA IgG) 高値
骨髄検査	• 他の原因による血小板減少を区別するために行われる • 巨核球の数が正常からやや増加，形態異常は認めない

治療

- ヘリコバクター・ピロリ菌の除菌(慢性型)
- 副腎皮質ホルモン剤の投与
- 免疫抑制療法(6-MP，シクロホスファミドなど)
- 脾臓摘出
- 血小板輸血：頭蓋内出血，消化管出血など重篤な出血症状を呈する場合
- 免疫グロブリン大量療法，ステロイドパルス療養(重篤な出血症状がある場合)

腫瘍

■白血病

白血病とは，造血幹細胞の異常により，正常な血球を生成できなくなる状態である．

- 白血病は大きく，急性(A)と慢性(C)の２つに区分される．
  - 急性(A)：分化・成熟の止まった未熟な白血球が増殖する状態．
  - 慢性(C)：一見正常ではあるものの実際には不備のある異常クローン増殖していく状態．
- 急性，慢性のいずれにおいても，骨髄系幹細胞，リンパ系幹細胞のどちらに分化するかによって，骨髄性白血病，リンパ性白血病と分類される．

●白血病の分類

白血病	急性	急性骨髄性白血病(AML)
		急性リンパ性白血病(ALL)
	慢性	慢性骨髄性白血病(CML)
		慢性リンパ性白血病(CLL)

AML:
Acute Myeloid Leukemia
(急性骨髄性白血病)

ALL:
Acute Lymphocytic Leukemia
(急性リンパ性白血病)

CML:
Chronic Myelogenous Leukemia
(慢性骨髄性白血病)

CLL:
Chronic Lymphocytic Leukemia
(慢性リンパ性白血病)

症状

- 赤血球が不足して，めまい，動悸，息切れなどの酸素不足症状が起こる．
- 白血球が不足して，感染症にかかりやすくなる．
- 血小板が不足して，出血傾向があらわれる．
- 白血病細胞が作用して，嘔気・嘔吐，肝脾腫があらわれる．

検査・診断

血液検査	• 末梢血中の正常白血球数の減少（とくに顆粒球，なかでも好中球）や赤血球数と血小板数の減少．白血病細胞（芽球）の増加
骨髄穿刺検査	• 骨髄液や組織を直接採取 • 染色体検査，表面抗原マーカー検査，遺伝子検査など，さまざまな染色体異常，遺伝子異常を同定

治療

1. 急性白血病

- 抗癌薬による化学療法．感染症の予防を徹底する．

2. 慢性骨髄性白血病

- 薬物治療：チロシンキナーゼ阻害薬（イマチニブ・ダサチニブ・ニロチニブ）の投与．
- 急性期治療：抗癌薬による化学療法や造血幹細胞移植を検討．

3. その他

- 完全寛解（骨髄での白血病細胞が５％未満になる）を目指すならば，正常造血幹細胞の移植，化学療法が一般的に選択される．

- 化学療法では，細胞分裂を遺伝子レベルで阻害する複数の薬を用いる．
- 化学療法における４症例（嘔気，嘔吐，脱毛，粘膜障害）をふまえたケアが必要となる．

- 以下の点などにも意識をしたケアが必要である．
    - 粘膜障害が生じやすい場所（細胞分裂の頻度から，舌の味蕾，小腸上皮，赤血球）から消化器の状態，栄養状態，出血予防や感染予防など

■ 悪性リンパ腫

悪性リンパ腫とは，リンパ球やその前段階（リンパ系前駆細胞）の悪性腫瘍であり，リンパ球に由来する細胞が際限なく増殖する．

- 病理組織像の違いから，ホジキンリンパ腫と非ホジキンリンパ腫に大きく分類される．
- 非ホジキンリンパ腫は，B細胞系（Bリンパ球）が増えるもの，T細胞系（Tリンパ球）・ナチュラルキラー（NK）細胞が増えるものの２つに，さらに分類される．

症状

● 悪性リンパ腫の症状

分類	共通する症状	そのほかの症状
ホジキンリンパ腫	• 無痛性のリンパ腫脹（初期症状） • 栄養やO_2がリンパ球増殖に使用されるため，腫瘍の出発地点である臓器での機能異常	発熱，掻痒感
非ホジキンリンパ腫		• 肝・脾腫を認めることが多い • 発熱，体重減少（進行例）

治療

完全寛解は，４週間以上，腫瘍関連異常が消えることであり，一般的には以下の治療法（例）がある．

- 正常な造血幹細胞の移植
- リンパ球を抑える抗体療法
- 放射線治療
- 化学療法

■ 多発性骨髄腫

多発性骨髄腫とは，血液細胞の１つである形質細胞の癌である．

- 正常時には形質細胞は骨髄に１％未満の割合だが，癌化して骨髄で増殖することにより（通常 10％以上），さまざまな症状を引き起こす．
- 癌化した形質細胞（骨髄腫細胞）は骨髄の至るところで増殖する（多発性）が，その他の部分で腫瘍をつくった場合には，形質細胞腫とよばれる．

症状

- 造血機能が抑制され免疫力低下による感染，貧血症状（倦怠感や息切れ），出血傾向などの症状があらわれる．
- 骨髄腫細胞は骨を壊す作用があるため，骨の痛みや骨折などが生じる．
- 骨の破壊により高カルシウム血症，口の渇きや意識障害などが生じる．骨の破壊が進行すると病的骨折（頭蓋骨・脊椎・肋骨・骨盤など）がみられる．
- 圧迫骨折（胸椎・腰椎）では背部痛や腰痛が生じる．
- 脊椎が強く変形すると，脊髄神経が圧迫され，手足のしびれや麻痺，排尿や排便の障害などの非常に重篤な脊髄圧迫症状が起こる．
- M蛋白は腎臓などの臓器にも悪影響を及ぼし，臓器の機能が低下する．

●多発性骨髄腫の臨床症状

	症状		
造血抑制	貧血，白血球減少，血小板減少	→	動悸，息切れ，発熱，感染症，出血
骨の破壊	高カルシウム血症，病的骨折，圧迫骨折，脊髄圧迫症状	→	口渇，意識障害，腰痛，肋骨痛 下肢麻痺
Mタンパク	正常免疫グロブリンの低下	→	感染症，肺炎，尿路感染症
	腎障害，過粘調度症候群，アミロイドーシス	→	浮腫，頭痛，眼症状，神経障害

検査・診断

- 骨髄腫細胞が1種類の免疫グロブリン（単クローン性免疫グロブリン[M蛋白]）を大量につくる．
- 患者の40％は尿中においてベンス・ジョーンズ蛋白尿症を有し，15～20％においては，形質細胞はベンス・ジョーンズ蛋白のみを分泌する．このため，尿検査において注意すべき項目がわかる．
- CT検査やMRI検査では、微少な骨病変や骨髄腫細胞の骨髄外への広がりについても詳しく診断できる．

●診断に必要な検査項目

尿	ベンス・ジョーンズ蛋白（BJP），尿蛋白量
血液	赤血球数，ヘモグロビン，白血球数，血小板数，LDH， BUN，クレアチニン，カルシウム，アルブミン，蛋白分画，免疫グロブリン（IgG，IgA，IgM，IgD），免疫電気泳動， 免疫固定法，β2ミクログロブリン，CRP
骨髄	骨髄腫細胞（形態，表面マーカー，染色体）
画像	全身骨X線，CT，MRI，PET

10. 免疫機能／A. 自己免疫疾患の病態と診断・治療

重症筋無力症

重症筋無力症は，末梢神経と筋肉の神経筋接合部において，筋肉側の受容体が自己抗体により破壊される自己免疫疾患である.

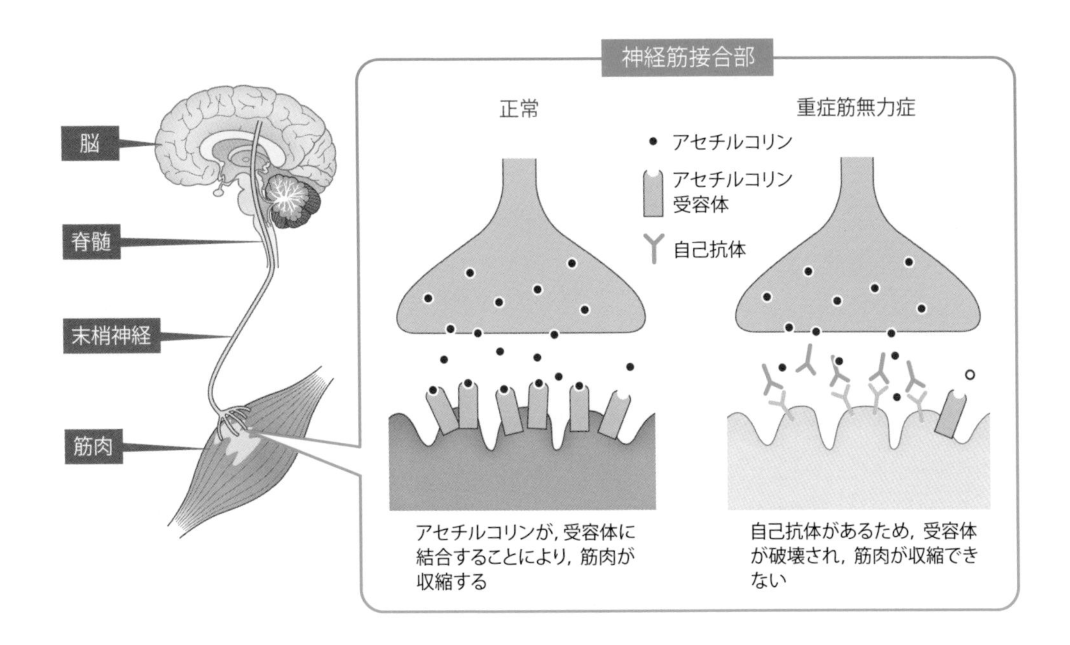

症状

全身の筋力低下，易疲労性が出現し，とくに眼瞼下垂，複視などの眼の症状を起こしやすい.

- 眼の症状だけの場合は眼筋型，全身の症状があるものを全身型とよぶ.
- 嚥下がうまくできなくなる場合もある.
- 重症化すると呼吸筋の麻痺を起こし，呼吸困難をきたすこともある.

ネフローゼ症候群

ネフローゼ症候群は，糸球体性の大量のタンパク尿による低アルブミン血症の結果，浮腫が出現する腎疾患群である.

- 原疾患により，一次性と二次性に分けられる.
  - 一次性：腎臓糸球体原発の疾患による場合.
  - 二次性：全身性疾患に続発する場合.
    原因として，糖尿病腎症，全身性エリテマトーデス(SLE)，アミロイドーシスなどが代表的である.

SLE: Systemic Lupus Erythematosus
(全身性エリテマトーデス)

症状

- ネフローゼ症候群の四大症状は，**タンパク尿**，**低タンパク血症**，**浮腫**，**高脂血症**である．
- **低タンパク血症**は，膠質浸透圧の低下を招き，間質への水分漏出が起こるため，**浮腫**につながる．
  - 間質への水分漏出は，循環血液量の減少，腎血流量の減少を招く．これはレニン・アンジオテンシン・アルドステロン分泌を促進し，水分とナトリウム(Na)の貯留を引き起こすため，浮腫が増強される原因となる．
- 眼瞼浮腫も特徴的な症状である．
- タンパク質のアルブミンが尿によって排出されてしまう低アルブミン血症では，肝臓がアルブミンの合成を活性化させるものの，同時にコレステロールも合成するため，血清コレステロール値が上昇していく．これが高脂血症を招いてしまう．
- コレステロールの産生増加・分解低下により脂質異常症を合併するほか，低ガンマグロブリン血症も合併する．
- おもな病型として，微小変化型ネフローゼ症候群，巣状分節性糸球体硬化症などがある．

検査・診断

以下のような診断基準がある．

タンパク尿	タンパク量／日 3.5g以上を持続する	診断のための必須条件
低タンパク血症	血清総タンパク量は6.0g/100mL以下(低アルブミン血症とした場合は血清アルブミン量3.0g/100mL以下)	
高脂血症	血清総コレステロール値250mg/100mL以上	診断のための必須条件ではない
浮腫		

治療

- 薬物療法：副腎皮質ステロイド薬．
- 重症例ではステロイドパルス療法も考慮される．

膠原病

膠原病とは，膠原線維の変化および結合組織の変化（フィブリノイド変性）に基づいた分類である．

- 自己免疫疾患の多くが膠原病と重なるが，自己免疫疾患と膠原病とは，免疫のシステムに注目するか，組織変化に注目するかの違いで分けられることがある．

●膠原病と自己免疫疾患，その他の病態との関係

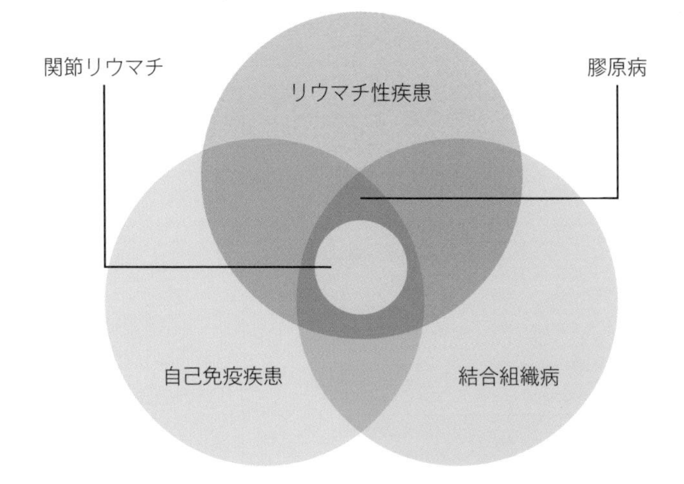

●膠原病に含まれるおもな病態

病態	症状・特徴
全身性エリテマトーデス(SLE)	若い女性に多く，腎炎など全身が障害され得る
関節リウマチ(RA)	中年女性に多い(40～60歳，男：女＝1：3～5) 関節が障害される病気．膠原病の中で最も多く，全国に70万人の患者がいる
強皮症	皮膚が硬くなり，肺に線維化を起こす
多発性筋炎・皮膚筋炎	皮膚や筋肉の炎症により，筋肉痛や脱力を生じる
結節性多発動脈炎	血管の炎症で血行障害や末梢神経炎を起こす
ベーチェット病	口腔粘膜のアフタ性潰瘍，外陰部潰瘍，皮膚症状，眼症状の4つの症状を主症状とする慢性再発性の全身性炎症性疾患

1.全身性エリテマトーデス(SLE)

全身性エリテマトーデス(SLE)は，DNA－抗DNA抗体などの免疫複合体の組織沈着により起こる，全身性炎症性病変を特徴とする自己免疫疾患である．

- 早期診断，早期治療が可能となった現在，本症の予後は著しく改善し，5年生存率は95％以上となった．
- 予後を左右する病態として，ループス腎炎，中枢神経ループス，抗リン脂質抗体症候群，間質性肺炎，肺胞出血，肺高血圧症などがあげられる．

症状

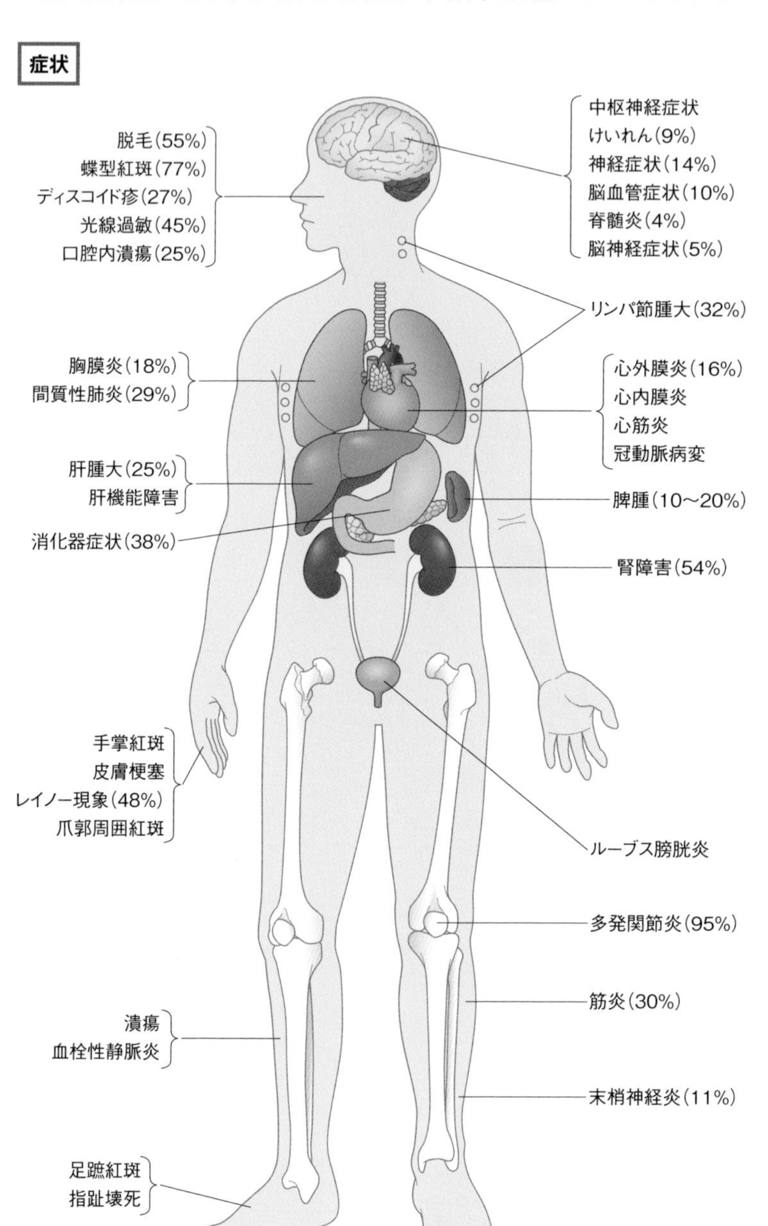

- **蝶形紅斑**：鼻を中心に左右の頬に蝶が羽を広げたような形状の紅い斑.

- **ループス腎炎**：SLEに伴う腎臓の病気.
  - 糸球体だけではなく，尿細管，間質，腎臓内の血管にもさまざまな変化が認められる.
  - 臨床的には，タンパク尿が主体であるが，軽度のタンパク尿や血尿から，ネフローゼ症候群，急に腎機能が低下する急速進行性腎炎症候群など，ありとあらゆる腎臓の症状があらわれる.
  - 症状は治療により軽快するものの，寛解と増悪を繰り返して慢性の経過を取ることが多い.

治療

①非ステロイド系消炎鎮痛薬（NSAIDs）：
- 発熱，関節炎などの軽減に用いられる.

②副腎皮質ステロイド薬：
- SLEの免疫異常を是正するためには，副腎皮質ステロイド薬の投与が必要不可欠である.
- 一般には経口投与を行い，疾患の重症度により初回投与量を決定する. ステロイド抵抗性の症例では，ステロイド・パルス療法が用いられる.
- ステロイド抵抗性の症例や副腎皮質ステロイド薬に対する重篤副作用が出現する症例においては，免疫抑制剤の投与が考慮される.

③その他
- 高血圧を伴う場合には，腎機能障害の進行を防ぐためにも積極的な降圧療法が必要となる.
- 腎機能が急速に悪化する場合には，早期より血液透析の導入を考慮する.

●全身性エリテマトーデスの生活指標

軽症	【原則】自宅療法．抗炎症剤の種類と投与量を決定する 【判定】体温37～37.5℃．多発性関節痛，筋肉痛，皮膚発疹 【生活】•疲労感の発言にあわせ，安静時間を決定 •有熱期間は安静臥床 【労働】軽い家事は許容されるが，仕事量は翌日の疲労感や全身症状により決定する 【食事】•高カロリー，高タンパク，普通食 •服薬時の軽食は可能（食後以外）
中等症	【原則】入院による管理．副腎皮質ステロイド薬の投与量を決定する 【判定】体温37.6℃以上．ネフローゼを伴わない腎炎，激しい多発性関節痛や筋肉痛，漿膜炎 【生活】•安静臥床　•食事，洗面，用便は自分で行う •有熱期間はできるだけ安静臥床　•皮膚・口腔の清潔 【労働】寛解期まで禁止 【食事】•高カロリー，高タンパク，普通食 •副腎皮質ステロイド薬の服薬時は軽食
重症	【原則】入院．臓器障害を阻止するため積極的に治療する 【判定】体温38℃以上で全身症状が強い．心タンポナーデ，中枢神経系ループス，ネフローゼ・腎不全を伴う腎炎，急性腹症， 血小板減少性紫斑病，溶血性貧血 【生活】•絶対安静臥床　•面会制限　•皮膚・口腔の清潔 •日常生活動作は全面解除安静臥床 【労働】軽い家事は許容されるが，仕事量は翌日の疲労感や全身症状により決定する 【食事】高カロリー，高タンパク，粥食，もしくは経管栄養（臓器障害に応じて調節する）
寛解期	【原則】再燃防止に努力しながらの，社会生活への復帰 【判定】•無熱，他覚症状なし，活動性に伴う自覚症状なし， •LE細胞や抗核抗体の検査で陽性，血沈亢進していても構わない 【生活】疲労感が残らないようにし，翌日に疲労が残る場合は前日の仕事が過剰だと考える 【労働】•活動性消失後の数か月後から半日勤務から始める •経過に従い，徐々に仕事量を増やす 【食事】普通食

2．関節リウマチ(RA)

RA: Rheumatoid Arthritis（関節リウマチ）

関節リウマチ(RA)は，おもに関節を侵す慢性の全身性自己免疫疾患である．

- 正常では薄い関節滑膜が増殖して肥厚し，多くの絨毛様のヒダを生じる．
- 過形成の滑膜組織(パンヌス)は，軟骨，軟骨下骨，関節包，および靱帯を浸食するこれらの炎症メディエータを放出する．
- 末梢関節(手関節，中手指節関節など)に対称性に炎症が生じ，結果として関節構造が進行性に破壊される．通常，全身症状を伴う．
- RAは人口の約1%に発生し，男女比率は1：2～3である．
- 年齢を問わず発症する可能性がある．35～50歳が最も多いが，小児期(若年性特発性関節炎)または高齢期でも発症することがある．

●関節リウマチの病態

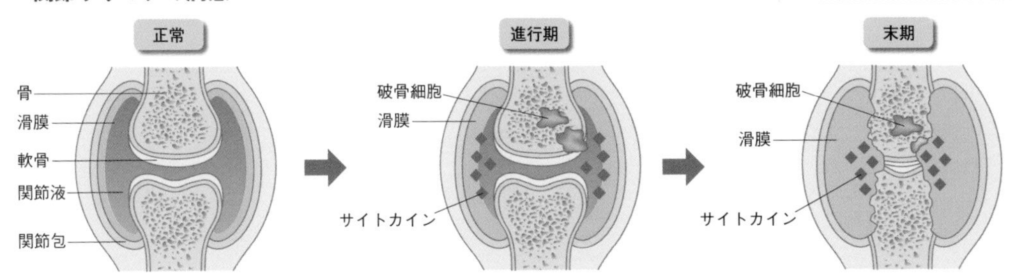

正常の関節では，骨と骨の間に軟骨があり，また，滑膜が分泌する関節液によって関節はスムーズに動く．

滑膜が炎症により活性化し増殖（関節の腫れ），増殖した滑膜からサイトカインが放出され，軟骨・骨を破壊する．

軟骨が破壊され関節裂隙が狭くなる．骨（関節）が変形し，変形による痛みが出てくる．

●関節リウマチの新分類基準（ACR/EULAR, 2010）

予備診断	• 1つ以上の関節腫脹を認める • 関節腫脹をきたす，関節リウマチ以外の疾患を除外できる	
スコア判定（6点以上で関節リウマチと診断する）	1. 関節病変	大関節1か所 0点 大関節2か所以上 1点 小関節1 ～ 3か所 2点 小関節4 ～ 10か所 3点 大小問わず10か所以上 5点
	2. 血清学的検査（リウマトイド因[RF]，抗CCP抗体[ACPA]）	ともに陰性 0点 RF，ACPAの少なくとも1つが陽性で低力価 2点 RF，ACPAの少なくとも1つが陽性で高力価 3点
	3. 罹病期間	6週間未満 0点 6週間以上 1点
	4. 炎症マーカー（CRP，ESR）	ともに正常 0点 いずれかが異常 1点

●症状例：関節の変形

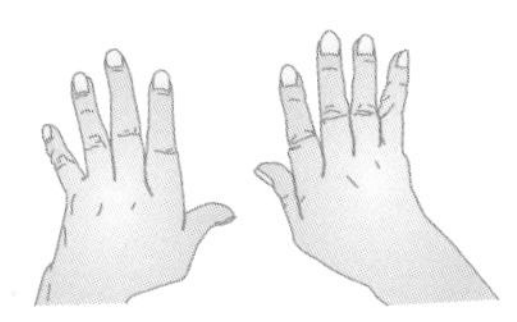

尺側偏位：
MP関節の弛緩と伸筋腱の尺側脱臼により関節に亜脱臼が生じ尺側に偏位する
• MP：中手指節間関節

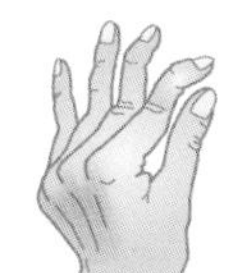
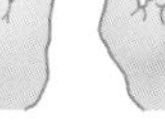

スワンネック変形：
PIP関節の過伸展，DIP関節が過屈曲
• PIP：近位指節間関節
• DIP：遠位指節間関節

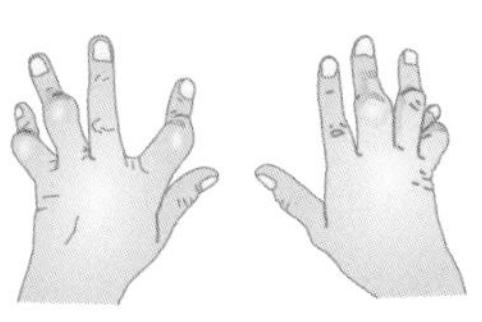

ボタン穴変形：
PIP関節の過屈曲，DIP関節の過伸展．ボタン穴のように変形

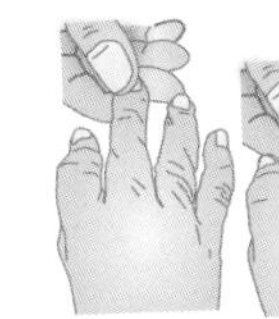
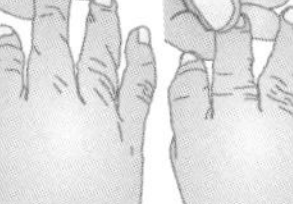

オペラグラス手：
ムチランス型リウマチの変形．手指の支持性を失い，他動的に伸縮する

●関節リウマチの全身症状

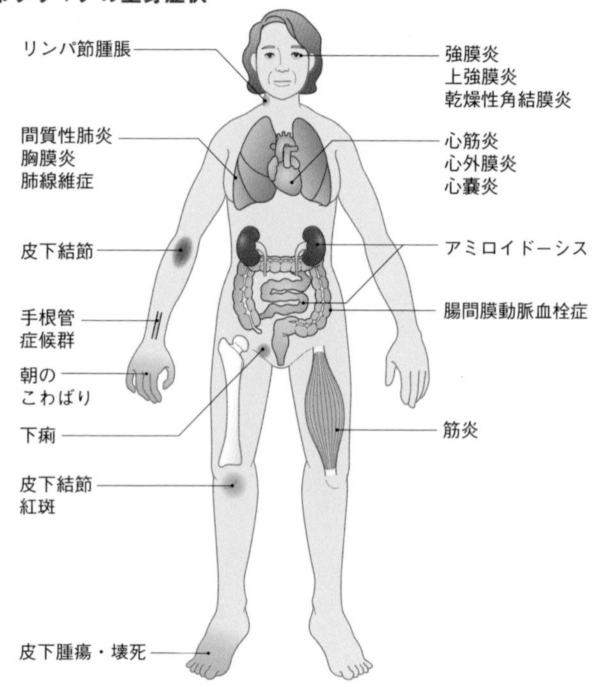

治療

- 内科的治療
  - 非ステロイド抗炎症薬(NSAIDs)，副腎皮質ステロイド薬
  - 抗リウマチ薬
  - 免疫抑制剤
- 外科的治療：破壊の著しい関節(股関節や膝関節)の人工関節への置換

3. Sjögren＜シェーグレン＞症候群

Sjögren＜シェーグレン＞症候群は，慢性唾液腺炎と乾燥性角結膜炎を主徴とし，多彩な自己抗体の出現や高ガンマグロブリン血症を来す自己免疫疾患の一つである.

- 乾燥症が主症状となるが，唾液腺，涙腺だけでなく，全身の外分泌腺が系統的に障害される.
- シェーグレン症候群は，他の膠原病の合併がみられない一次性と，関節リウマチや全身性エリテマトーデスなどの膠原病を合併する二次性に大別される.

症状

● **シェーグレン病の症状**

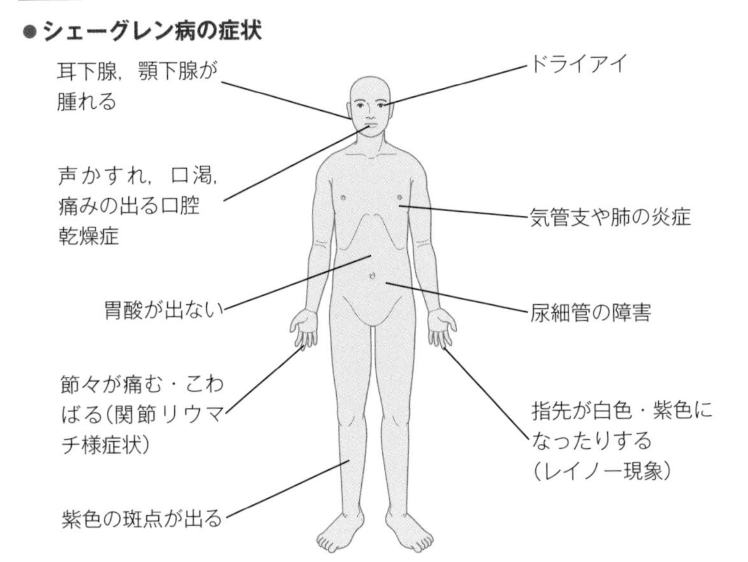

4．全身性強皮症

全身性強皮症(SSc)は，皮膚や内臓が硬くなる変化(硬化)を特徴とし，慢性に経過する疾患である．

SSc: Systemic Sclerosis
(全身性強皮症)

- 病因は複雑であり，その病態は十分には解明されていない．しかし，これまでの研究により①免疫異常，②線維化，③血管障害，これら３つの異常と深い関連性を有することが明らかとなった．

症状

● **全身性強皮症の症状**

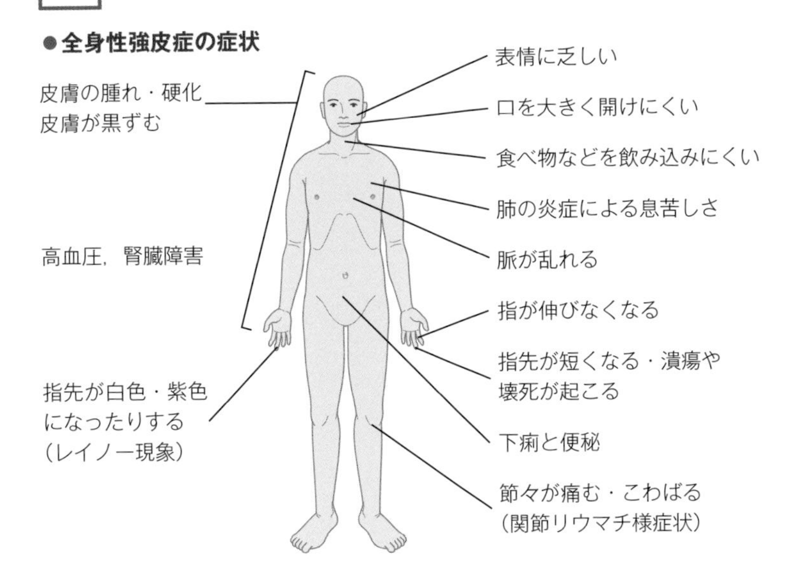

5．ベーチェット病

ベーチェット病は，全身性の炎症性疾患であり，おもに口腔粘膜のアフタ性潰瘍，皮膚症状，眼のぶどう膜炎，外陰部潰瘍の症状がある．急性炎症性発作を繰り返す特徴がある．

- 特定の内的遺伝要因のもとに何らかの外的環境要因が作用して発症する多因子疾患と考えられているが，病因は不明である．
- 従来，男性に多いといわれていたが，最近の調査では発症にはほとんど性差はないが，男性の方が重症化しやすい．
- 発病年齢は男女とも20～40歳代に多く，30歳代前半にピークを示す．

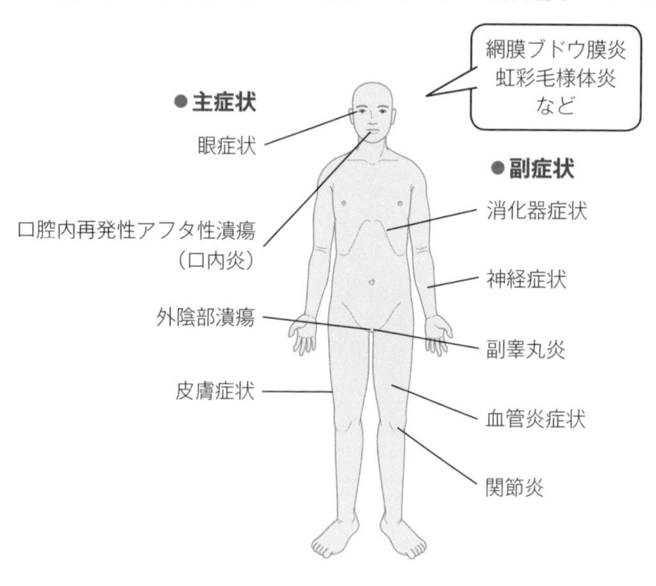

6．多発性筋炎・皮膚筋炎

多発性筋炎・皮膚筋炎は，おもに多汗や四肢近位筋，頸筋，咽頭筋などの筋力低下をきたす自己免疫性の疾患で，典型的な皮疹を伴うものを皮膚筋炎とよぶ．

●多発性筋炎・皮膚筋炎のおもな症状

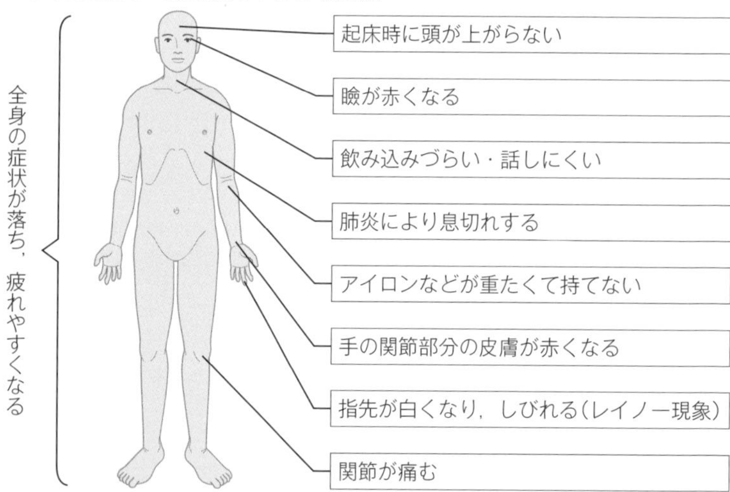

10. 免疫機能／B. アレルギー性疾患の病態と診断・治療

過敏症（アレルギー）は，異物を体外に出そうとする免疫系の自然な働きにより出た症状であるが，本来無害なものに対して過剰に反応している状態である．過敏症は以下の４つに分けることができる．

Ⅰ型（即時型）……花粉症など
Ⅳ型（遅延型）…ツベルクリン反応など
Ⅲ型…………………血管内壁が特徴的である
Ⅱ型…………………マクロファージ（単球）が特徴的である

花粉症（アレルギー性鼻炎）

花粉症は，花粉（異物）が鼻に付着した際に，涙や鼻水が出るもので，Ⅰ型（即時型）過敏症のメカニズムを学ぶためには好例である．

- 花粉（異物）が鼻粘膜や気管支に存在する肥満細胞中の抗体（IgE）と結びつくとき，肥満細胞はヒスタミンを放出し，ヒスタミンの働きにより，涙や鼻水という即時型の反応を引き起こす．

症状

- 花粉症の症状には，目のかゆみ，充血，流涙鼻汁，鼻閉，くしゃみがある．
- 肥満細胞における抗体の働きは正常であるものの，免疫が働きすぎると日常生活に悪影響を与える．

治療

異物の侵入を防ぐ（異物を避ける）ことが最も効果的であるが，困難な場合には，抗ヒスタミン薬や副腎皮質ステロイド薬などの薬物療法で対処する．

- 「そもそも異物ではない」と免疫に教え込む，減感作療法（アレルゲン特異的免疫療法）もある．

●花粉症の時期

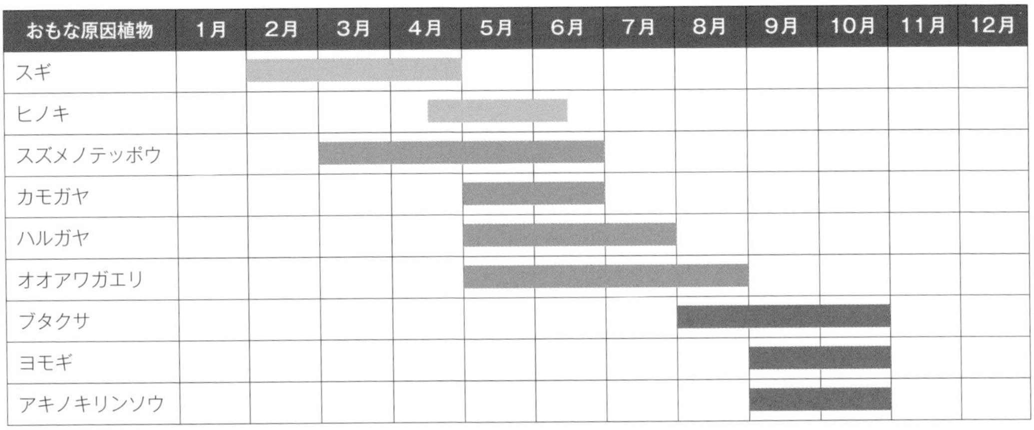

おもな原因植物	1月	2月	3月	4月	5月	6月	7月	8月	9月	10月	11月	12月
スギ												
ヒノキ												
スズメノテッポウ												
カモガヤ												
ハルガヤ												
オオアワガエリ												
ブタクサ												
ヨモギ												
アキノキリンソウ												

蕁麻疹

蕁麻疹は，薬・食べ物・植物・昆虫の刺し傷などの抗原によるI型過敏症であり，かゆみを伴う紅斑（赤み）と膨疹（ふくらみ）が一過性に出るものである．

- 上記の他にも「擦った」「冷えた」といった物理的刺激やストレスによるものなど，原因は多種多様である．

症状

原因とともに，症状も，蚊に刺されたレベル（皮疹はごく一部）から，全身の皮膚に大小紅斑・膨疹が生じるレベルまで，多様なものがあり得る．

治療

通常，数十分から数時間で一度消えてしまうため，蕁麻疹であったかどうかの判断が難しい場合がある．

- 消えた後に繰り返し生じた場合は，白血球が応援をよび，繰り返しが起きているためであり，蕁麻疹のサインと考えられる．
- 繰り返しが生じる場合，I型過敏症の可能性を意識しながら，「アナフィラキシーショックのおそれもあるI型」と疑う必要がある．
- 原因を回避することが最優先である．その後，必要に応じて抗ヒスタミン薬などの薬剤投与が必要となる．

接触皮膚炎

接触性皮膚炎は，「かぶれ」を意味し，物質が付着した部位の炎症で，その防御反応が過剰なものである．

- 接触性皮膚炎は「アレルギー性接触性皮膚炎」と「刺激性接触性皮膚炎」の２つに分けられる．

1.アレルギー性接触性皮膚炎

異物それ自体ではなく，表皮のタンパク質と結合したものが抗原であるという特徴をもつ．表皮が「接触」して，初めて抗原化したものをアレルギー性接触性皮膚炎という．

症状

- 初回の抗原抗体反応は１～２週間かかるⅣ型（遅延型）だが，２回目以降は，かゆみ・浮腫・水疱・紅斑などが半日ほどで生じる．迅速に原因を特定し，異物を避ける必要がある．
  例：夏場に強い炎症が起こった場合，金属が汗（水分）に反応して刺激になることをふまえ，金属アレルギーの疑いがある．抗原は金属が表皮のタンパク質と結合したものだと予想される．
- 原因の特定のためには，パッチを貼りつけて48時間後に反応が出るかをみるパッチテストがある．

2．刺激性接触性皮膚炎

皮膚の防御機能が十分かどうかで，出現可能性が変わるものである．

症状

- 防御機能が十分であっても皮膚炎が出現しうる植物（漆など）・化学薬品がある一方で，防御が下がったときに初めて問題になる手湿疹（いわゆる主婦性湿疹）もある．
- 光も，皮膚炎の原因となる．香料などでそれ自体が光で毒性を示すものや，光が当たって変化した香料などが毒性を示すものがある．
  例：化粧品などに，使用後に日に当たらないよう指示がある場合，光接触性皮膚炎の注意報である．

アトピー性皮膚炎

アトピー性皮膚炎は，増悪・寛解を繰り返し，かゆみのある湿疹を主病変とする疾患である．

- 患者の多くはアトピー素因をもつといえる．
- アトピー素因：①遺伝的なもの：
  気管支喘息・アレルギー性鼻炎・アレルギー性結膜炎・アレルギー性皮膚炎の，少なくとも１つをもつ家族歴または既往歴
  ②アレルギー的なもの（IgEを産生しやすいため）

症状

- かゆみのある湿疹．
- 左右対側性（左右ほぼ同じところに出る）や，皮膚の乾燥・防御機能の異常など，アレルギー以外の側面も示す（炎症のせいで汗が止まってしまい，皮膚が乾燥してさらにかゆくなるため）．
- 年代によって症状の出やすい部位が異なる（乳児は顔，幼児は首・肘・膝の内側，成人は上半身）だけでなく，合併症が多い．

治療・対応

- アトピー性皮膚炎の治療と対応においては，投薬治療に加えて，スキンケアをしっかりと行うことが第一である．
- 治療薬として，保湿薬や副腎皮質ステロイド薬の外用，かゆみ止めの内服などが一般的である．
- 皮膚に不要な刺激を与えず，正常な細胞の働きを応援する36～40℃のお湯で，皮膚を清潔に保つ．皮膚のpHを考慮し，石けんを多用することは避ける．
  ※必要な場合は，しっかり洗い落とし，弱酸性石けんを使用する．
- 患者本人およびその家族の理解も重要である．アトピー性皮膚炎は「キュア（治す）ではなくコントロール（つきあっていく）」の対象であることの理解を促すように努める必要がある．

10. 免疫機能／C. 免疫低下に関連する疾患の病態と診断・治療

ウイルスの分類

ウイルスは，遺伝情報としてDNAもしくはRNAをもっており，どちらをもつかによってそれぞれDNAウイルス，RNAウイルスとよばれる．遺伝情報をもちながらも自己増殖ができないため，他の生物・細胞に寄生して，増殖を図る．

HIV（ヒト免疫不全ウイルス）感染症

HIV（ヒト免疫不全ウイルス）感染症とは，**後天性免疫不全症候群（AIDS）**を引き起こすウイルスの感染によるもので，潜伏期間を経た後，発症する．

- 感染の原因となるのは，88％が性的接触であり感染ルートの大多数を占める（2017年時）．
- HIV感染者は20,836人，エイズ患者は9,313人である（2018年時）．

AIDS: Acquired immunodeficiency syndrome（後天性免疫不全症候群）

症状

先天性ではなく，感染という後天性原因によってヒトの体を守る免疫が働かなくなる．

- 結果として，カビが体内で増殖するような日和見感染も引き起こす．

検査

- スクリーニング検査（抗体検査）が行われるが，偽陽性の可能性もあるため，その後，確認検査が行われる．
- 偽陽性の場合，自己免疫疾患や妊娠，アルコール性肝炎などの可能性がある．

治療

治療には**抗HIV薬**が用いられる.

- 抗HIV薬は，逆転写酵素阻害薬(抗レトロウイルス薬)，プロテアーゼ阻害薬，インテグラーゼ阻害薬，CCR5阻害薬に分けられる.
- 抗HIV薬は，HIVを死滅させるのではなく増殖を抑制するため，継続して使用される.

●抗HIV薬の分類

分類	おもな薬剤名	おもな副作用
核酸系逆転写酵素阻害薬：NRTI	ジドブジン，ジダノシン，ラミブジン	乳酸アシドーシス，脂肪肝，肝腫大
非核酸系逆転写酵素阻害薬：NNRTI	エファビレンツ，ネビラピン，エトラビリン	高脂血症，うつ，睡眠障害，希死念慮
プロテアーゼ阻害薬：PI	インジナビル，サキナビル，リトナビル，ダルナビル	下痢，糖尿病，高脂血症，骨粗鬆症
インテグラーゼ阻害薬：INSTI	ドルテグラビル，ラルテグラビル	重篤な副作用は報告されていない
侵入阻害薬：CCR5拮抗薬	マラビロク	皮膚症状，貧血，便秘

逆転写酵素阻害薬：抗レトロウイルス薬

11. 神経機能／A. 中枢神経系の疾患の病態と診断・治療

脳血管障害

脳血管障害（脳卒中）は，血管にどのような障害（詰まり，破れ）が起こるのか，また血管のどこで障害が発生するのかなどにより，細かく分類される．

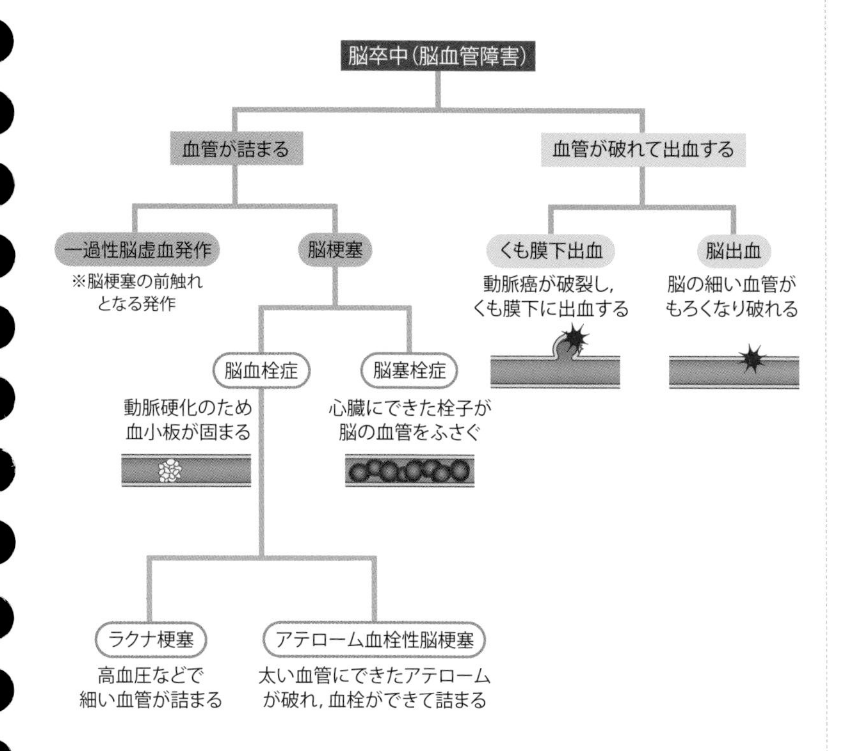

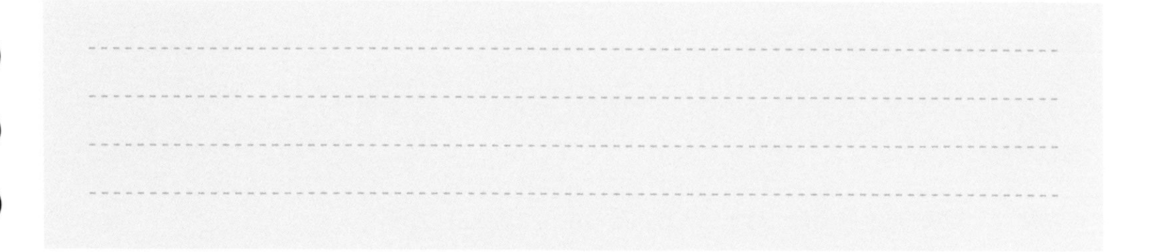

●脳血管疾患の比較(原因など)

	血管が詰まった場合		血管が破れて出血した場合		
	脳梗塞		脳出血	くも膜下出血	
	脳塞栓	脳血栓			
基礎疾患	心疾患	脂質異常症・高血圧・糖尿病			脳動静脈奇形
原因経過	心疾患(心臓弁膜症, 心房細動)などで心内に発生した凝血片が剥離して移動	脳血管壁のアテローム硬化病変部に生じた血栓によって閉塞	高血圧性脳出血	脳動脈瘤の破綻(90%)	脳動静脈奇形による血管破綻
好発部位	中大脳動脈などの主幹動脈に多いため, 広範囲に障害が及ぶ.	脳動脈の分岐部・屈曲部 • 総頸動脈 • 内頸動脈 • 椎骨動脈	被核 視床 (80%) 内包 橋 (10%) 小脳 (10%)	※脳動脈瘤の好発部位 ウイリス動脈輪 • 内頸動脈・後交通動脈分岐部 • 前交通動脈 • 中大脳動脈	
好発年齢	全年代	高齢者	中年～高齢者	40～50歳代に多いが, 小児から高齢者の全年代に起こる	
発症時期	日中活動時	夜間・睡眠中	日中活動時	―	
前駆症状	―	一過性脳虚血発作(TIA)による, 頭痛・めまい・言語障害	―	30%くらいは, 頭痛, 物が二重に見える, 片方の目の瞳孔が拡大するなどの前徴がある	
髄膜刺激症状	―	―	―	+	

■脳血管疾患の鑑別のためにみる症状

①髄膜刺激症状

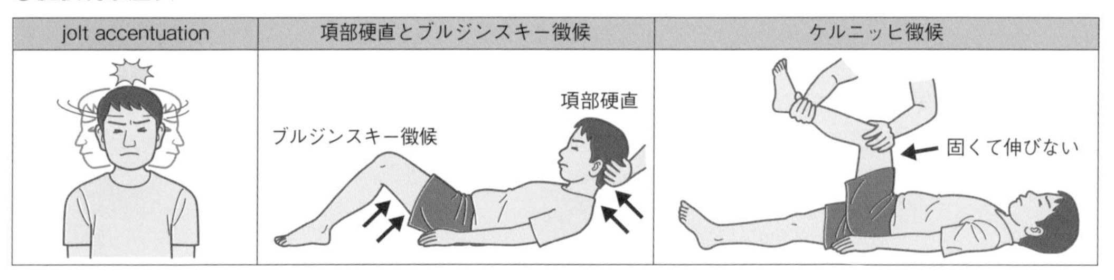

②小脳失調

小脳およびそれと密接な連絡をもつ脳幹・脊髄の障害により運動を円滑に遂行できない状態.

- 起立時に体が不安定で動揺する(姿勢保持困難)ため, 足を広く開く.
- 歩行も手足の動きがばらばらで協調がとれず, 開脚で酔ったときのように千鳥足となる(酩酊歩行).
- 物を取ろうとしてもさっと手が届かず, ぎくしゃくと振れたり(運動解体), 行きすぎたりする(測定障害).
- 手の回内・回外などの反復運動は非常にぎごちなく時間がかかる(変換運動障害).
- 言語障害, 手の巧緻動作障害, めまい, 歩行時のふらつきなど, 小脳を主とする神経系の障害によって起こる疾患を**小脳性運動失調症**という.

■ 高次脳機能障害

高次脳機能障害とは，脳が部分的な障害を受けたために生じるさまざま障害の総称である.

- 脳血管障害，脳外傷，脳炎や低酸素脳症など，高次脳機能障害の原因は幅広い.

脳血管障害	脳梗塞・脳出血，くも膜下出血，もやもや病，脳動脈奇形破裂など
脳外傷	交通事故，転倒・転落，スポーツ事故，虐待など
脳炎	インフルエンザ，ヘルペスウイルス，水痘などのウイルス感染
低酸素脳症	窒息，溺水，心疾患などの心肺停止

● 高次脳機能障害の分類

高次脳機能障害	全般的障害	意識障害
		痴呆
	部分的・要素的障害	失語（言葉・文字での表現・理解が困難になる）
		失行（これまでの日常動作ができなくなる）
		失認（視覚や体の感覚がなくなる）
		記憶障害
		注意障害
		意欲障害（やる気がなくなる）

- 麻痺などの身体障害を伴わない場合には，本人はもとより家族も忘れ物や，落ち着きのなさ，怒りやすさ，動作の遅さ，手順の悪さなどの原因が高次脳機能障害とは気づいてない可能性がある．支援につながらないまま生活している場合があり，注意が必要である.

● 脳内出血部位と症状

出血部位	症状	眼球
大脳皮質下（脳葉型）出血	いずれの症状も局限性で，意識障害はあっても軽度が多い 頭頂葉：反対側の感覚麻痺と頭痛 後頭葉：同名半盲 側頭葉：感覚性失語，視野障害 前頭葉：阪大側の上肢に強い運動麻痺，下肢及び顔面の軽度運動麻痺	
視床出血	• 出血と反対側の感覚障害と経度の片麻痺 • 下内方を向く共同偏視（鼻尖凝視）	右　左 右上眼瞼の下端は右瞳孔を覆っている.
被殻出血	• 出血と反対側の顔面を含む片麻痺と感覚障害 • 同名半盲 • 出血側を向く共同偏視 前頭葉：阪大側の上肢に強い運動麻痺，下肢及び顔面の軽度運動麻痺	病巣側への共同偏視
小脳出血	• 頭痛，嘔吐，回転性のめまい，起立や歩行不能 • 出血側の上下肢失調や体感失調	病巣反対側への共同偏視
橋出血	• 血腫が小さくても意識障害は高度 • 短時間のうちに昏睡状態に陥る • 四肢麻痺，除脳硬直肢位，呼吸障害 • 著しい縮瞳や眼球の正中固定	縮瞳

■ くも膜下出血

- **くも膜下出血**は，くも膜下腔（脳とくも膜の間の脊髄腔）を中心とした出血で，外傷性と特発性に分類できる．
- 特発性のくも膜下出血の原因の80％は，脳動脈瘤の破裂である．脳動脈瘤は，血流や血圧などのストレスが脳動脈の分岐部など一部に長期に加わり血管が膨らむことで形成される．

● 脳動脈瘤の好発部位

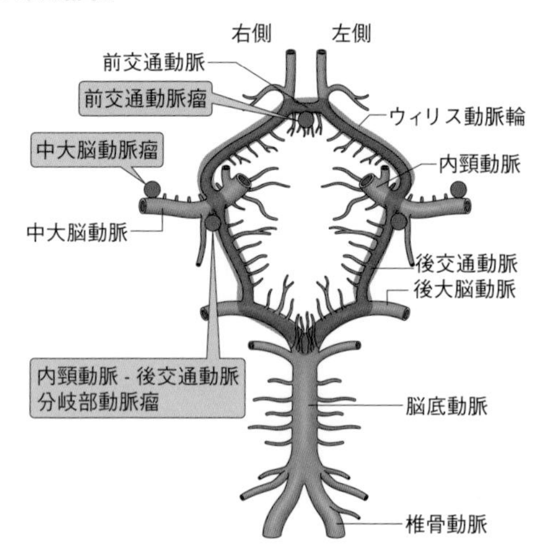

- 高血圧・喫煙・過度の飲酒は，脳動脈瘤破裂の危険因子である．
- 動脈瘤が破裂すると，出血がくも膜下腔に沿って脳や脊髄表面全体に広がるため，頭蓋内圧の上昇をきたす．

● くも膜下出血の三大合併症

合併症	治療法
再出血	解糖手術（直達手術）によるクリッピング術
	血管内手術によるコイル塞栓術
脳血管攣縮	血管拡張薬（Ca拮抗薬）など
正常圧水頭症	シャント手術（脳室-腹腔，または脊髄-腹腔シャント術）

- **正常圧水頭症**は水頭症の特殊な状態で，特発性水頭症ともいい，成人に発症する．
- 通常の水頭症でみられる頭痛・嘔吐で発症することはなく，歩行障害・尿失禁・知的障害（認知症に似ている）が特徴的な症状である．
- 髄液短絡術（シャント手術）を行うと改善し，治療可能な認知症と注目されているが，実際の頻度は認知症患者の１％以下といわれている．
- 頭部外傷・くも膜下出血の慢性期にも起こる．

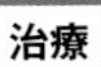

1. 脳動脈瘤クリッピング術

全身麻酔による開頭術が必要であり，侵襲が大きい．術中，動脈瘤に近づくために脳を少しずつ寄せたり引っ張ったりする．そのため，出血や浮腫などのダメージを受けやすくなる．

●脳動脈瘤クリッピング術

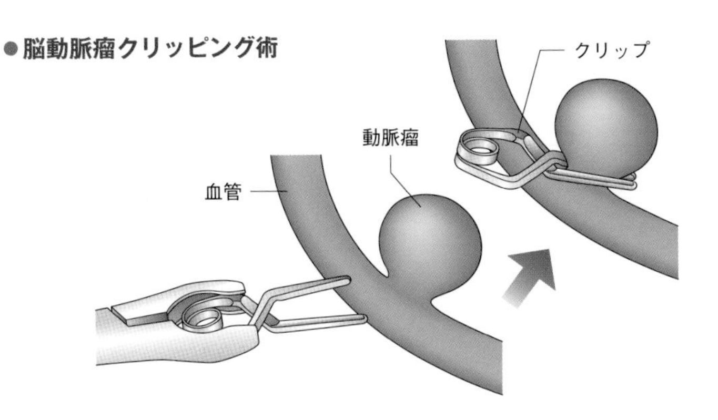

2. 血管内コイル塞栓術

- 開頭手術を必要としないため，侵襲度は低い．
- 大腿動脈などの太い血管を穿刺し，カテーテルを通じてコイルを動脈瘤の中に詰めることで破裂を防ぐことができる．
- 2mm程度の小さな動脈瘤や頸部の広い動脈瘤，直径15mm以上の大きな動脈瘤は治療が困難であるため，適応とはならない．

●血管内コイル塞栓術

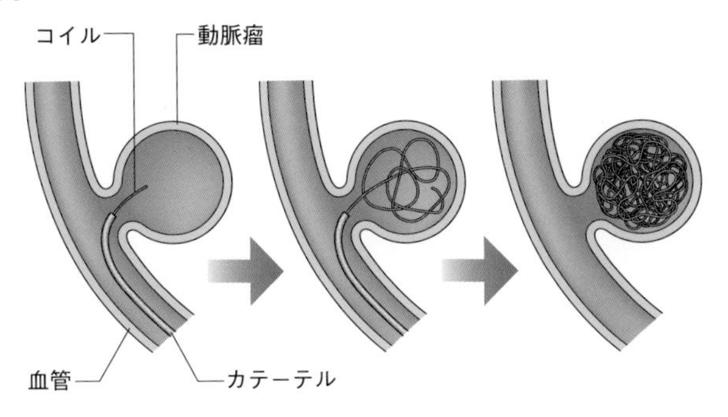

■ **虚血性脳疾患(一過性脳虚血発作，脳梗塞)**

- **一過性脳虚血発作**は，血栓が脳血管に詰まりさまざまな症状を引き起こすものの，短時間のうちに血栓が溶けてしまう(一過性である).
- **脳梗塞**では，血栓が溶けずに血流が途絶え，脳の組織の壊死が生じる.

症状

- 一過性脳虚血発作：血栓が短時間に溶け，血流が再開し，症状が消える.

- 急に歩けなくなる.
- 足が思うように動かなくなる.
- 急に片方の顔や手足がしびれる(片麻痺).
- 力が入らなくなる.
- 急にろれつが回らなくなる.
- 急に言葉が出なくなる(運動性失語).
- 寝ぼけたように，意識がもうろうとする.
- 急に片方の眼が見えにくくなる.
- めまいがしたり，バランスがとれなくなる.

診断

- MRI検査：脳梗塞の初期にはCTで病変が描出されないため，MRI検査が必要となる.
- 脳血管造影検査

治療

血栓溶解療養	脳梗塞発症から4～5時間以内ではt-PAによる血栓溶解療法が有効である
血管内治療	ステントリトリーバーを用いた血栓回収療法
抗凝固療法	動脈硬化症の場合はアスピリンを投与し，心房細動が生じている場合はワルファリンを投与する
血圧コントロール	

■脳血管もやもや病

- **もやもや病**(ウィリス動脈輪閉塞症)は，日本人に多発する原因不明の**進行性脳血管閉塞症**であり，脳血管撮影検査で両側の内頸動脈終末部に狭窄ないしは閉塞とその周囲に異常血管網を認めるもので，指定難病である．
- 2011年に，RNF213遺伝子がもやもや病の感受性**遺伝子**であることが確認されたが，遺伝子だけでなく，炎症などの何らかの二次的要因も発症に強く関与する**多因子疾患**と考えられる．
- 小児例では，乳児期発症例の機能予後は悪く精神機能障害，知能低下をきたす．
- 成人例は頭蓋内出血による脳卒中で突然発症する例が半数近くを占め，死亡例の約半数が出血例である．
- 無症候型においても，年間10％未満の頻度で脳卒中リスクが存在すると考えられる．

症状

- 無症状(偶然発見)のものから一過性ないしは固定性の神経症状を呈するものまで，症状は軽重・多岐にわたる．
- 小児例では脳虚血による神経症状を初発とするものが多く，意識障害，脱力発作(四肢麻痺，片麻痺，単麻痺)，感覚異常，不随意運動，けいれん，頭痛などが生じる．
- 虚血発作は過呼吸(啼泣など)で誘発され，反復発作的に出現し，時には病側の左右が交代することもある．症状は，その後継続して生じる場合と，停止する場合がある．
- 成人では，脳虚血型(TIA型，脳梗塞型)，頭蓋内出血型(多くは脳室内出血，その他くも膜下出血，脳内出血)，てんかん，無症候型などに大きく分類され，頭蓋内出血をきたす例が30～40％に観察される．
- 脳虚血型のうち，脳梗塞型では，脳梗塞の部位により失語，全盲などに至る場合もあるが，一過性脳虚血発作(TIA)で発症した例において適切な外科的治療がなされた症例の社会的予後は良好である．

検査・診断

- 頭部MRI，MRA，SPECT，脳血管造影などが行われる.
- 脳血管造影頭蓋内内頸動脈終末部を中心とした領域に，狭窄または閉塞と，もやもや血管(異常血管網)が動脈相においてみられる.

治療

- 脳虚血，出血の急性期は血圧コントロールや脳圧亢進対策などの内科的治療を行う.
- 脳虚血発作に対しては外科的血行再建術が有効とされ，慢性期に行うことが多い.
- 外科的治療は浅側頭動脈－中大脳動脈吻合術を中心とする直接血行再建術と側頭筋接着術を主に行う間接血行再建術，及び両者を併用した複合血行再建術がある.
- 頭蓋内出血例における直接血行再建術またはそれを含む複合血行再建術は脳出血再発予防効果があることが，最近の研究により明らかになった.

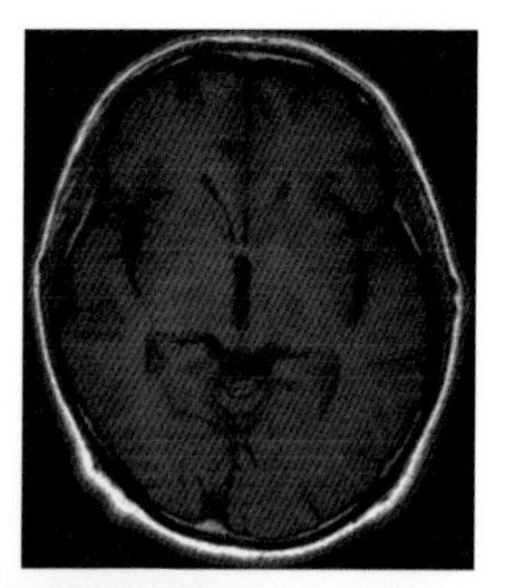

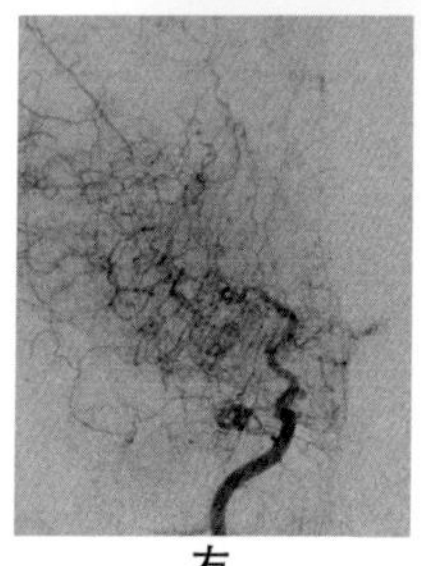

右

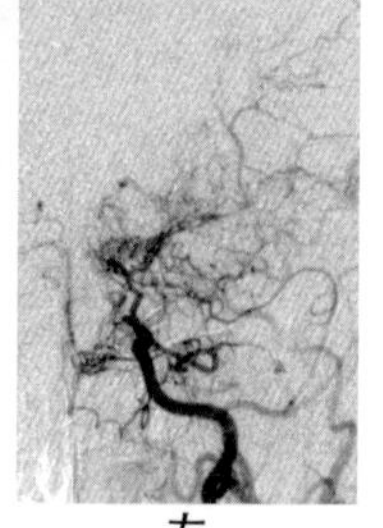

左

第111回医師国家試験Ⅰ　問題68

頭蓋内圧亢進症状

頭蓋内圧亢進症状とは，脳が膨らむことで頭蓋骨内の内圧が上昇し，圧迫される部位によってさまざまに生じる症状のことである．

- 頭蓋内圧亢進症状は急性，慢性の２つに分類され，予想される原因はそれぞれ以下のようである．

●頭蓋内圧亢進症状の原因

	急性	慢性
原因	• 頭蓋内血腫 • 脳腫瘍（悪性脳腫瘍を含む） • 水頭症	• 両性脳腫瘍 • 先天異常（狭頭症など） • 突発性頭蓋内圧亢進

症状

頭蓋骨内圧亢進症の症状は，自覚的であるか否か，また急性か慢性かといった違いから以下のように分類される．

●頭蓋骨内圧亢進症の症状概要

	急性期症状	慢性症状
自覚症状	• 意識障害 • 瞳孔不同，対光反射の減弱，消失 • 呼吸の変化 • 血圧の上昇，脈圧の増大 • 片麻痺の増強が出現，腱反射の異常 • 異常姿勢 • 体温の上昇 • 激しい頭痛 • 悪心，嘔吐	• 頭痛 • 悪心・嘔吐 • うっ血乳頭
他覚的症状	• 徐脈，血圧上昇（クッシング現象） • 意識障害 • 網膜出血 • 散瞳 • 痙攣	• うっ血乳頭 • 外転神経麻痺 • 記憶障害 • 人格変化

①頭痛

頭蓋内圧が亢進すると，硬膜や脳血管に存在する痛覚受容体が圧迫されたり，牽引されたりして頭痛が起きる．

- 早期起床時に最も強いのが特徴（morning headach）で，長時間の臥床により頭蓋内からの静脈内灌流が減少し，頭蓋内血液量が増加すると考えられている．

- 睡眠時には，呼吸は抑制的で気道も閉塞気味となり換気が悪くなることで脳血液中のPCO_2が増加し，脳血管が拡張され手血流量が増加し，脳の容積が増加することも一因である．

②悪心・嘔吐

延髄の弧束，つまり第四脳室底の最後野には嘔吐中枢があり，この中枢が頭蓋内圧亢進の結果，多くは間接的に，時には直接的に圧迫刺激され，悪心，嘔吐を引き起こす．

- 悪心を伴わず，突然吐くのが特徴（噴出性嘔吐）．

- 嘔吐した後は，頭痛が軽減することがあるが，その理由は嘔吐によって過呼吸になり，PCO_2が下がり頭蓋内血液量が減少し，頭蓋内圧が下降するためである．

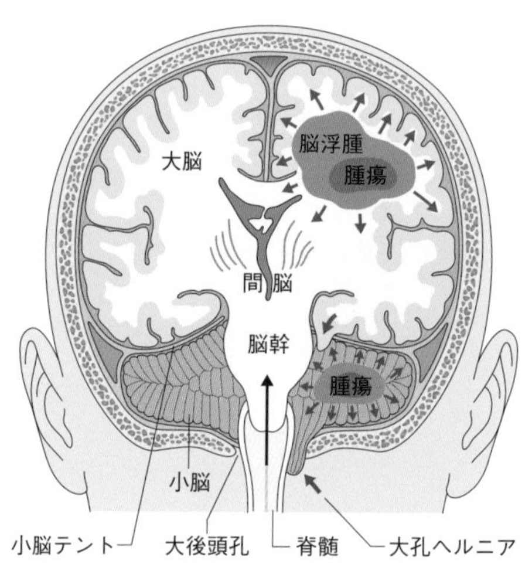

③うっ血乳頭

視神経周囲には，頭蓋内からくも膜下腔が延長して存在するため，頭蓋内圧亢進とともに網膜中心静脈が圧迫されて静脈圧が上昇することにより，末消部の静脈がうっ帯，怒張して，うっ血乳頭が起こると考えられている.

※うっ血乳頭の発生が認められるようになるには，最低数時間から通常数日を要する．急性頭蓋内圧亢進ではうっ血乳頭はみられない.
※観察は眼底鏡を用いて行われる.

④外転神経麻痺

頭蓋内圧亢進の症状で，一側ないし両側の眼球が鼻側に偏位し，複視を訴えるなど外転神経麻痺の症状がみられる場合がある.

- 外転神経は，脳幹（橋）の背部から出て，走行する距離が最も長い神経で環境の変化の影響を受けやすいことと，上方へ向かって走行するため，脳幹の下方への圧迫偏位を受けやすいことと考えられている.

⑤その他

- 視力視野狭窄が出現して長期にわたると，失明の危険がある.

- 血中の炭酸ガス過剰で，血管は拡張し血液量が増え，低酸素下では，酸素の供給を上げるために血液量が増えるため，脳血管が拡張し脳内血液量増加が起こり，脳浮腫の状態となり頭蓋内圧が亢進する.

- 脳の静脈系には弁がなく，腹腔，胸腔，頸部の圧が上昇すると，静脈系の圧が上昇し，脳からの静脈内灌流が阻害されて頭蓋内圧が亢進するため，頭蓋内圧亢進のある患者では，腹腔，胸腔，頸部の圧を上昇させるような体位は避けなければならない.

●頭蓋内圧亢進を亢進させる因子

- 高CO_2血症，低O_2血症
- 血管拡張薬
- 排便時のいきみ
- 体位
- 等尺性筋運動
- 咳嗽とくしゃみ
- REM睡眠と睡眠からの覚醒
- 感情的錯乱と不快刺激

変性疾患

■ Parkinson <パーキンソン>病

Parkinson <パーキンソン>病とは，脳内物質の一種であるドパミンの分泌量が不足したためにアセチルコリンが相対的に増加することで起こる，**神経変性疾患**の一つである．

- 高齢になるほど発症率，有病率は増加し，40 ～ 60 歳代が最も多くなる．
- 40 歳以下で発症した場合を，若年性パーキンソン病とよぶ．

症状

パーキンソン病の四大徴候として，**ふるえ**（振戦），**動作が遅くなる**（寡動・無動・動作緩慢），**筋肉のこわばり**（筋固縮），**姿勢を保てなくなる**（姿勢保持障害）がある．

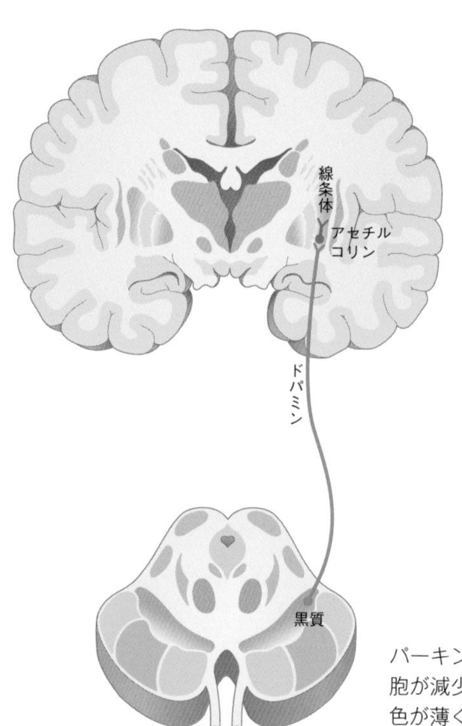

パーキンソン病では，黒質の細胞が減少するため，その部分の色が薄くなってみえる．

■筋萎縮性側索硬化症（ALS）

ALS: Amyotrophic Lateral Sclerosis（筋萎縮性側索硬化症）

筋萎縮性側索硬化症（ALS）とは，上位運動ニューロンと下位運動ニューロンの両者が進行性に障害される疾患であり，骨格筋の筋力低下と筋萎縮をきたすものである.

- 筋力低下や筋萎縮は上肢から始まることが多い.

治療

根本的治療はないものの，以下の治療が行われる.

- 呼吸障害が生じるまでの期間を延長させる目的でリルゾールを投与（朝夕の食前服用）する.
- 対症療法として，人工呼吸や胃ろう造設などがある.
- 進行を遅らせる目的のリハビリテーション（呼吸・言語など）がされる.

脱髄疾患

■多発性硬化症

多発性硬化症は神経難病の一種であり，中枢神経に脱髄病変を生じ，神経伝達に障害をきたす.

- 好発年齢は20～30歳代であり，男女比率は1:3～4と，女性に多い.

病態

- 神経伝達に影響し，視力障害，歩行障害，感覚障害，排尿障害を起こす.
- 頚部の前屈で背部から下肢にかけて電撃痛が走るレルミッテ徴候が出現する.
- 患者の約75％に視力障害がみられ，眼科受診で発見されることが増えている.
- 再発と寛解を繰り返す.

治療

多発性硬化症の根本的な治療方法は現時点では存在しない．なお，急性期と慢性期で治療方法は異なってくる.

急性期	安静，ステロイドパルス療法（ミエリン鞘の炎症を抑制）
慢性期	インターフェロンβやステロイド薬の投与（再発や進行を抑制），症状を抑える薬剤（ベタフェロン®，アボネックス®，コパキソン®，ジレニア®）の投与，リハビリテーション

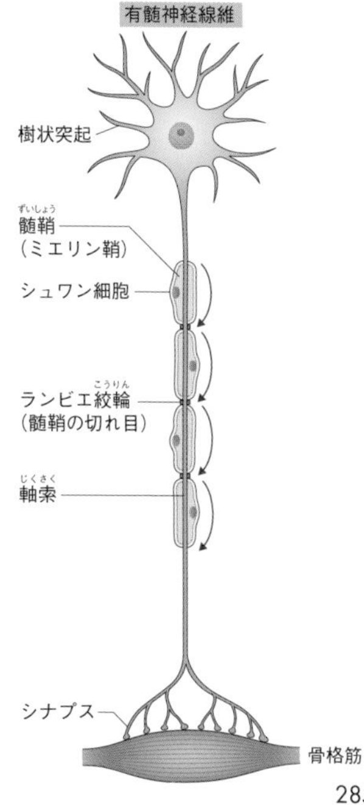

認知症

認知症は，脳の機能が全体的に低下して知的機能に支障をきたし，社会生活(日常生活を含む)が正常に営めなくなった状態である.

- 認知症の状態は，ICD-10 (国際疾病分類第10版) によって以下のように定義される.

> ①記憶力の低下，認知能力の低下
> ②意識障害がない
> ③情緒易変性，易刺激性，無感情，
> 　社会的行動の粗雑化のいずれか1点以上ある
> ④①の症状が6か月以上存在している

- 認知症という症状を呈する疾病はさまざまだが，①**Alzheimer＜アルツハイマー＞病**，②**血管性認知症**，③**Lewy＜レビー＞小体病**，④**前頭側頭葉型認知症**が代表的である.

●各疾病の特徴

	アルツハイマー病	血管性認知症	レビー小体病	前頭側頭葉型認知症
初期症状	•物忘れ	•物忘れ	•幻視，妄想 •うつ	•常同行動 •脱抑制
特徴的な症状	•認知機能障害 •物盗られ妄想 •徘徊　など	•認知機能障害 •神経障害 •感情制御困難	•パーキンソン症状 •幻視 •認知機能障害	•常同行動 •脱抑制 •人格変化 •失語

症状

認知症の症状は，中核症状と周辺症状(BPSD；認知症の行動と心理症状)に大きく分けられる.

- 中核症状：認知症の誰もが有する.
- 周辺症状(BPSD)：個人の性格や気質，社会背景，身体状態，環境などの影響で，出現に差が出る.

●BPSDの例

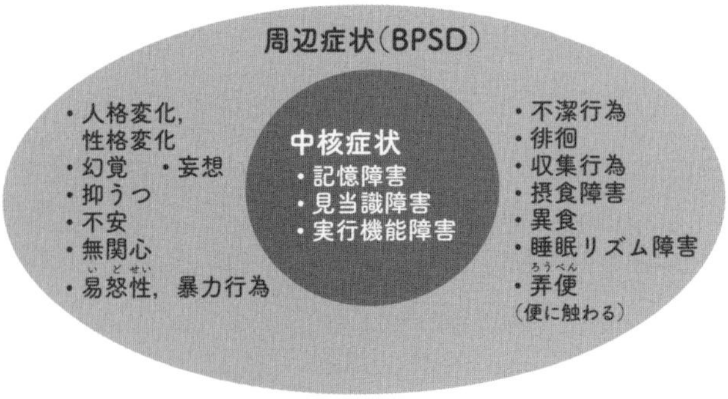

周辺症状(BPSD)
•人格変化，性格変化
•幻覚　•妄想
•抑うつ
•不安
•無関心
•易怒性，暴力行為
中核症状
•記憶障害
•見当識障害
•実行機能障害
•不潔行為
•徘徊
•収集行為
•摂食障害
•異食
•睡眠リズム障害
•弄便(便に触わる)

治療

1. 治療法

認知症の治療は，非薬物療法と薬物療法に分けられる．

- 非薬物療法（ケアのアプローチ）を行い，患者さんの状態を考慮しながら，薬物療法（医学的アプローチ）もあわせて行う．

- 認知症における非薬物療法は，生活障害を改善し，認知症者が自分らしく暮らせるように支援することである．
  例：リハビリテーションにより，認知機能や生活能力，QOLの向上を図る．

●非薬物療法

- リハビリテーション
  （理学療法・運動療法・作業療法）
- レクリエーション療法
- 音楽療法
- 芸術療法
- 心理療法
  （回想法・リアリティオリエンテーション・バリデーション療法）
- 園芸療法
- 学習療法
- ペットセラピー
- アロマセラピー
- タクティールケア*

*手でやわらかく包み込むように触れるケア

- 薬物療法：認知機能向上や認知症の周辺症状（BPSD）低減を目標とする．

●薬物療法

一般名（製品名）	ドネペジル塩酸塩（アリセプト）	ガランタミン（レミニール）	リバスチグミン（イクセロン，リバスタッチ）	メマンチン塩酸塩（メマリー）
適応	全病期	軽度～中等度	軽度～中等度	中等度～高度
用法	1日1回	1日2回	1日1回	1日1回
剤形	錠・細粒・ゼリー・口腔内崩壊錠	錠・口腔内崩壊錠・内用液	経皮吸収型	錠
副作用	嘔気・嘔吐・下痢・徐脈	嘔気・嘔吐・高血圧・徐脈	高血圧・徐脈	浮動性めまい・ふらつき・眠気・便秘・高血圧

2. ケアにおいて意識すべきポイント

認知症患者のケアにおいては，以下のポイントをしっかりとふまえる．

- 尊厳を守る
- 体験している世界（不安，戸惑い，混乱など）を知る
- 言動や行動の意味を考える
- 意思決定を支える
- できることに着目する（能力の維持を支える）
- 体調の変化に注意する
- 家族をケアする
- 入院前から退院支援を意識する

感染症

■ 髄膜炎

髄膜炎とは，髄膜や髄液へのウイルスや細菌の感染により引き起こされる炎症である．

- ウイルスや細菌といった原因の違いにより，治療方法も変わってくる．

症状

頭痛・発熱，嘔吐，意識障害といった**頭蓋内圧亢進症状**と，項部硬直，ケルニッヒ徴候などの**髄膜刺激症状**がみられる．

検査・診断

原因によって，診断基準が異なる．

原因	外観	圧（側臥位）	細胞数	タンパク	糖
※正常なとき	水様透明	70～180mm H_2O	5mm^{3}以下	15～45mg/dL	50～80mg/dL（血糖比0.6～0.8）
ウイルス性髄膜炎，脳炎	水様（日光微塵）	正常～上昇	リンパ球・単球：30～500mm^3	50～200mg/dL	50～80mg/dL
急性細菌性髄膜炎	混濁・膿性	200～600 mm H_2O	多形核白血球：500 mm^{3}以上	50～1,000 mg/dL	0～20mg/dL
結核性および真菌性髄膜炎	水様（日光微塵）	200～600 mm H_2O	リンパ球・単球：30～500mm^3	50～500mg/dL	40mg/dL以下

■脳炎

脳炎とは，脳に炎症が起こるもので，多くの場合，脳だけでなく脳をおおっている髄膜にも炎症が及び，髄膜炎のような症状も併発する．

- 経過によって急性，亜急性，慢性の3つのタイプに分けられる．原因には，感染症や自己免疫性のものなどがある．
- 感染症による脳炎は，ウイルス性が多い．細菌感染では脳炎よりも髄膜炎が主体となる．
- 日本でみられるウイルス性脳炎，単純ヘルペスウイルス，日本脳炎ウイルス，コクサッキーウイルス，エコーウイルスによるものが多く，急性の経過をたどるが，麻疹ウイルスは長い時間脳に感染することで亜急性の経過をたどる．
- 自己免疫性脳炎は，患者の体内で産生された自己抗体が原因となり，正常な体の組織を異物と認識して攻撃して炎症を起こす．脳炎を起こす自己抗体には，抗NMDA抗体と抗VGKC抗体など，いくつかの種類がある．

症状

- 脳炎の症状は炎症部位によって異なる．

急性脳炎	発熱，意識障害，炎症部位に依存するけいれん発作，幻覚，人格変化，異常行動
亜急性脳炎	• 感染後6～8年の潜伏期間を経て，学業成績の低下や人格変化が起こる • 症状が進行すると，けいれん発作や視覚障害などが生じ，末期には意識障害が起こる
慢性脳炎	視野障害，認知機能障害，人格障害

- 亜急性と慢性脳炎は，ウイルス性急性脳炎に典型的な発熱や頭痛などが生じない．

検査・診断

脳髄液検査	• 髄液のリンパ球増加，タンパク質軽度上昇 • 髄液のPCR法や培養で，原因ウイルスを特定することが可能．
画像検査	CTよりもMRIのほうが早期に病変を発見できる 例：単純ヘルペスウイルスによる脳炎ではMRIで側頭葉に限局した病変が特徴
脳波検査	
自己抗体検査	

治療

- 薬物療法：ウイルス性脳炎においては，抗ウイルス療法が選択され，自己免疫性脳炎においては，ステロイド療法，免疫抑制剤，血漿交換，大量免疫グロブリン静注などが選択される．
- 亜急性や慢性脳炎への根本的な治療方法はなく，諸症状に対応した治療が行われる．

頭部外傷

頭部外傷とは，頭部に加わった外力により起こった頭蓋内外組織の器質的・機能的損傷のことをいう．

- さまざまなメカニズム（並進加速度・回転加速度・頭蓋骨の変形やゆがみなど）が重なって，損傷が生じる．

- 頭部外傷は，基準別に分類される．
  - 頭皮，頭蓋骨，硬膜が断裂した際に，脳と外界が交通しているかどうかで分かれる．
    - 開放性脳損傷：頭皮と頭蓋骨に穿孔が生じている．
    - 閉鎖性脳損傷：頭皮と頭蓋骨に穿孔が生じていない．

- また，損傷の原因によって分かれる．
  - 一次性損傷：受傷時の力学的損傷
  - 二次性損傷：力学的損傷により起こる脳浮腫や血腫形成，脳虚血，脳腫脹など．

- 頭部外傷の種類は，以下のように分類される．
  - 頭皮外傷：円蓋部骨折，頭蓋底骨折
  - 局所性脳損傷：急性硬膜外血腫，急性硬膜下血腫，脳挫傷，外傷性脳内血腫，外傷性脳室内出血
  - びまん性脳損傷：軽傷脳震盪，古典的脳震盪，びまん性軸索損傷

症状

外傷の程度や出血部位によって異なる．

- 頭痛，悪心・嘔吐，運動麻痺（片麻痺），失語症，痙攣．意識障害など
- 開放性脳損傷：髄液漏や感染，てんかんが起こりやすい．
- びまん性脳損傷：受傷直後に意識障害があらわれる．

検査・診断

バイタルサインや意識障害のレベルの確認，頭部CT検査などを行う．

治療

外傷の重症度によって，選択される手術も異なる．

陥没骨折	1cm以上の陥没，硬膜損傷がある場合など
急性硬膜外血種	緊急開頭手術
脳挫傷	• 血腫が少量の場合：脳圧降下薬 • 頭蓋内圧亢進がある場合： 外減圧術，低体温療法，バルビツレート療法
びまん性軸索損傷	有効な治療法はなく，二次性脳損傷の予防を行う

脊髄損傷

脊髄が損傷された際，どの領域が損害されたのかによって，その影響に違いが生じる．

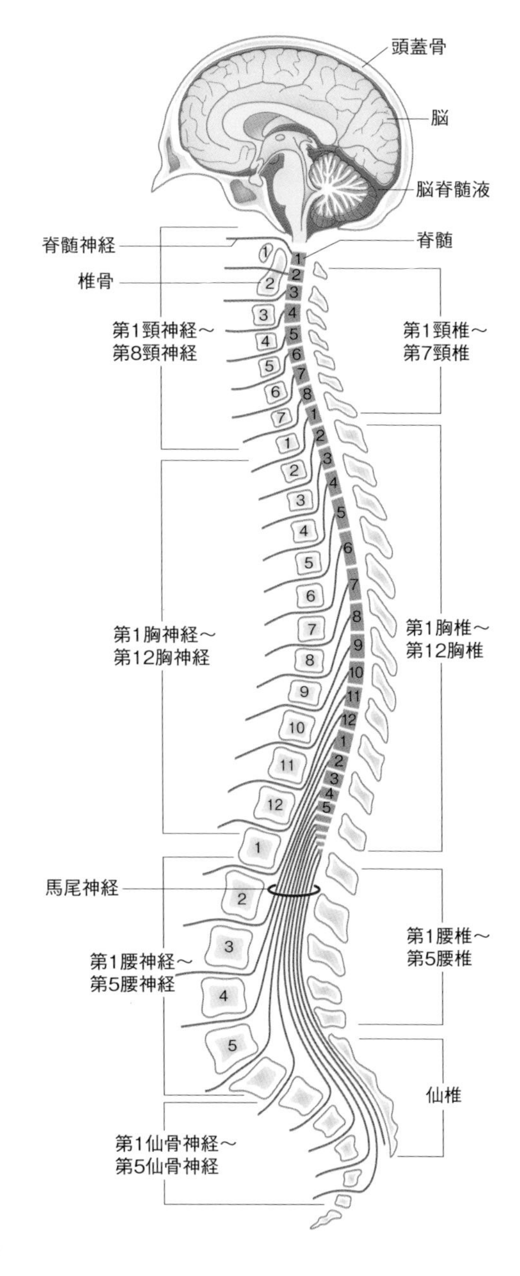

● **脊髄損傷における損害領域と影響**

場所	損害領域	影響
頸椎	C_2-C_5間	呼吸に使われる筋肉と四肢部分または全ての筋肉の麻痺 ※人工呼吸器を使用しない限り，通常は致死的である
	C_5-C_6間	• 脚，胴体，手及び手首の麻痺 • 型と肘を動かす筋肉の筋力低下
	C_6-C_7間	• 脚，胴体，手及び手首の一部が麻痺 • 肩や肘は正常に動く
	C_7-C_8間	脚，胴体，手の麻痺
胸椎	C_8-T_1間	• 脚，胴体の麻痺 • 指や手を動かす筋肉の筋力低下 • ホルネル症候群　• 肩や肘はおそらく正常に動く
	T_2-T_4間	• 脚，胴体の麻痺 • 乳首より下の感覚喪失　• 肩や肘は正常に動く
	T_5-T_8間	• 脚，胴体下部の麻痺 • 胸郭から下の感覚喪失
	T_9-T_{11}間	• 脚の麻痺 • 臍より下の感覚喪失
	T_{11}-L_1間	股関節と脚の麻痺及び感覚喪失
腰椎	L_2-S_2間	異なるパターンの足の筋力低下としびれ ※損傷の正確な位置に依存する
仙椎	S_2-S_5間	会陰部のしびれ

※膀胱と腸の制御機能消失は，脊髄の損害領域によらず重度の損傷があれば起こる可能性がある．

機能性疾患(てんかん)

てんかんは，脳細胞の過剰な電気的興奮に伴い，痙攣や意識消失などの身体症状，精神症状などの種々のてんかん発作を反復するものである．発作性機能性神経疾患の１つである．

症状

- 慢性に起こる大脳神経細胞の過剰放電・発火(てんかん性放電)により電気的律動異常が生じ，一過性の大脳機能障害(異常興奮)を引き起こす．その結果，身体症状・精神症状があらわれる．
- 発作は繰り返し起こる．大脳の同じ部位が過剰放電・発火し，常に同じ症状を呈す(常同性)．
- 原因や症状はさまざまで，乳幼児から高齢者までどの年齢層でも発生し得る．
- 発作は，過剰な電気的興奮が脳の局から起こるもの(部分発作)と，両側大脳半球で過剰な興奮が起こることで発生するもの(全般発作)がある．

部分発作	• 運動機能の障害，視覚や聴覚の異常，自律神経の異常(頭痛や悪心)など • 意識障害を伴うこともある
全般発作	• ミオクローヌス性発作，強直性発作，間代性発作，脱力発作，欠伸発作など • 意識障害を伴う

- 発作の間にも起こる症状がある(発作間欠期)：
  慢性的精神症状(認知症，人格異常など)，てんかん性人格変化(反抗的・攻撃的な言動，器物破損や暴力行為など)

治療

- 薬物療法：抗痙攣薬の内服
- 外科的療法：脳の発作を生じる部分(てんかん発作時焦点)の外科的切除

腫瘍(脳腫瘍)

脳腫瘍は，頭蓋内にできた新生物の総称であり，脳実質(大脳・小脳・脳幹など)だけでなく，髄膜や下垂体，脳神経など頭蓋内のあらゆる組織から発生する.

症状

脳腫瘍の症状をとらえるためには，発生母地の違いなど，細かな点まで理解する必要がある.

- 脳腫瘍は，頭蓋内組織を発生母地とする原発性脳腫瘍(85%)と，肺や乳腺などの多臓器からの転移である転移性脳腫瘍(15%)に大別される.
- 原発性脳腫瘍の組織型の分類は約140種類存在するといわれている.
- 原発性脳腫瘍では，髄膜腫，神経膠腫，下垂体腺腫の順に発生頻度が高い.
- 良性か悪性かは，その増殖速度，発生部位，周囲の正常脳との境界の状態で区別される. 脳実質に発生した腫瘍は悪性の場合が多いといわれる.
- 脳腫瘍は急に発症することはまれである. 多くの場合，頭蓋内で腫瘍が徐々に大きくなり，症状があらわれる.

- 脳腫瘍の二大症状は，**頭蓋内圧亢進症状**と脳局所症状である.

1. 頭蓋内圧亢進

- 頭蓋内に腫瘍という余分な容積が増えるために生じる頭痛に加え，嘔吐，うっ血乳頭が生じる(頭蓋内圧亢進の三大徴候).
- その他，精神症状や複視(ものが二重に見える)などの視力障害を生じうる.

2. 脳局所症状

- 脳局所症状は腫瘍の存在する部位により異なり，多彩な症状が出現する.
- 脳腫瘍が献上部分を占拠するために起きる脱落症状と，脳腫瘍が献上部分を刺激するために起きる刺激症状がある.
  - 脱落症状：運動麻痺，知覚麻痺，運動失調など
  - 刺激症状：てんかん発作

治療

脳腫瘍の治療は組織型によっても異なるが，手術による腫瘍の摘出と病理診断，化学療法，放射線療法が主となる．

- 良性腫瘍の場合は手術のみで完治することが多い一方，悪性腫瘍の場合，正常脳との境界が不明瞭なため手術では完全に摘出できない．
- 取りきれずに増大した腫瘍による神経症状の増悪が懸念されるため，安全な範囲でできる限り摘出し，病理診断の結果をもとにその後の追加治療（化学療法や放射線療法）を検討する．
- 脳腫瘍の患者の看護では，周術期の合併症を回避するためのケアと，神経症状に合わせた入院生活のサポート，後遺症や予後への不安を抱えた患者が，今後の生活を自ら作り上げていけるような関わりが重要である．

11. 神経機能／B. 末神経系の疾患の病態と診断・治療

Guillain-Barré <ギラン・バレー>症候群

Guillain-Barré <ギラン・バレー>症候群は，ウイルス感染・細菌感染後に自己免疫学的機序による多発性末梢神経炎で，急速に進行する筋力低下を特徴とする．脱髄型と軸索型がある．

症状

- 先行感染に，上気道感染，下痢などの感染症がある．
- 四肢の筋力低下を主徴とする．対称性があり，上行性に進行し，上肢から全身に至る．
- 異常感覚を含めた感覚障害（手袋・靴下型感覚麻痺など），顔面神経麻痺，眼球運動麻痺や嚥下・構音障害などの脳神経障害を伴うことが多い．
- 症状の極期には呼吸筋麻痺や自律神経障害が起こる場合がある．
- 腱反射は低下ないし消失する．

検査・診断

- 以下の症状がみられた場合，ほぼギラン・バレー症候群と診断される．
  ①急速に進行する四肢筋力低下がある
  ②発症１～２週間前に上気道炎，下痢症状がある
  ③深部反射（腱反射）が消失・低下している
- 検査所見には，髄液検査，末梢神経伝導検査などがある．

※近年，左記②が無くとも，①③を満たす場合にはギラン・バレー症候群だと診断されている．

治療

- 免疫グロブリン静注療法
- 血液浄化療法

■圧迫性神経障害(絞扼性神経障害)

圧迫性神経障害(絞扼性神経障害)とは，末梢神経に持続的な物理的圧迫が加わることで起こる神経障害の総称で，圧迫部位より末梢に痺れや感覚障害，筋力低下が起こる.

- 神経のダメージは一時的なこともあれば，持続することもある.
- 代表的なものとして，橈骨神経麻痺，尺骨神経麻痺，手根管症候群，胸郭出口症候群，腓骨神経麻痺，椎間板ヘルニアの坐骨神経痛などがある.
- 予防には，腕枕，足組み，正座など，長時間に一定の場所が圧迫される姿勢をとりすぎないようにする.

症状

- 運動神経の圧迫：圧迫された神経の支配領域の運動麻痺，筋萎縮

手根管症候群	手関節部での 正中神経の圧迫	• 圧迫性神経障害で最も高頻度 • 母指球筋の運動が麻痺するため母指を手の平側に曲げることができない(猿手)
橈骨神経麻痺	上腕外側の 橈骨神経溝での圧迫	• 上腕の外側を持続的に圧迫することで生じる パーキンソン病など無動と体幹傾斜があると，車椅子の肘掛けなどで圧迫して起こることがある • 手関節を上へ反らすことができず手が下方に垂れる(下垂手)
腓骨神経麻痺	腓骨頭部での圧迫	• 長時間足を組む，飲酒後の睡眠や，手術中に膝の外側を固いもので圧迫することなどで生じる • 足首，足趾を背屈できない(下垂足)，底屈は正常．足背のしびれ，感覚低下

- 感覚神経の圧迫：支配領域に一致したしびれや痛み，感覚の低下

診断

神経伝導検査	神経の電気信号がどの程度通りにくくなっているかする
針筋電図	原因が筋肉なのか末梢神経なのか，中枢性なのかを鑑別する．痛みを伴う
CT・MRI検査	頭部は脳卒中との鑑別，腰部は椎間板ヘルニアによる圧迫の確認
神経学的検査(チネル徴候)	• 障害を受けている神経周辺を軽く叩打する • 神経再生が始まっているとビリビリした感覚が生じる

治療

圧迫解除と安静	
手術療法	手根管症候群など体内の構造物が神経を圧迫している場合 その他の治療
薬剤治療	神経の髄鞘の再生に関わるビタミン B_{12} 製剤など
リハビリテーション	筋肉の硬さを和らげたり，運動習慣をつけるために行う

顔面神経麻痺（Bell＜ベル＞麻痺）

Bell＜ベル＞**麻痺**は，特発性の末梢性顔面神経麻痺である．急速に一側顔面表情筋のすべてが麻痺になる．

症状

1．顔面筋麻痺

半側顔面全域で麻痺が明らかである．

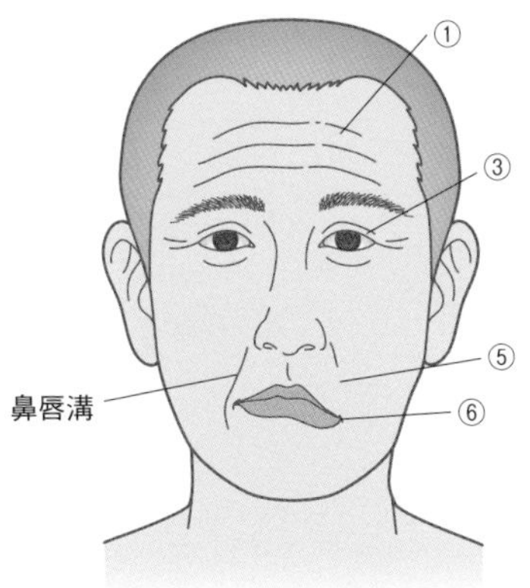

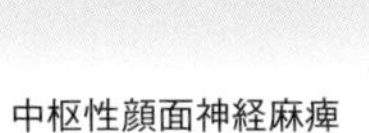

中枢性顔面神経麻痺

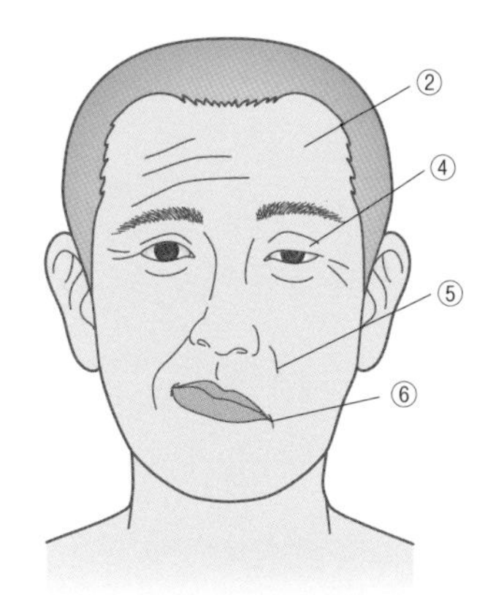

末梢性顔面神経麻痺

	中枢性	末梢性
額のしわ寄せ	温存（①）	消失（②）
閉眼動作	温存（③）	完全には閉眼できない（④）
鼻唇溝	浅くなる（⑤）	
口角	下がる（⑥）	

• 高度な眼輪筋麻痺の場合は，完全に閉眼できない（兎眼）．

2．その他

• 麻痺側の聴覚が過敏となり音が大きく聞こえる．

• 麻痺側の涙腺，唾液腺の分泌低下．

• 舌の前部2/3における味覚障害．

• 約半数の症例で，耳介あるいは顔面の痛みやしびれを伴う．

• 遅発性の症状が起こることがある．
例：麻痺側の口角が不随意に動く，食事の際に涙が出る（ワニの涙症候群）
麻痺側顔面に不随意な筋痙攣が起こる

• 中枢性顔面神経麻痺との鑑別が重要となる．

検査・診断

検査所見には以下のようなものがある.

- ウイルス抗体価の測定
- 顔面神経伝導検査：伝達速度の遅延など.
- その他の検査：顔面の表情の試験，麻痺を見るための検査(聴力検査，涙分泌検査，耳小骨筋反射検査)

治療

多くの場合，ベル麻痺は特別な治療なしで完全回復，もしくはほぼ完全に回復する．治療においては，改善率の向上が目指される.

- 薬物療法：副腎皮質ステロイド薬，抗ウイルス薬投与など
- その他：星状神経節ブロック(局所麻酔薬注入)など.

- 片側顔面けいれんの治療：ボツリヌス毒素療法

■ 自律神経失調症(不定愁訴症候群)

自律神経失調症とは，交感神経と副交感神経からなる自律神経のバランスが崩れることで起こるさまざまな症状を総称したもので，医学的に正式な病名ではない.

- ストレスやホルモンバランスの乱れによって交感神経の片方が過剰に興奮した状態が続くと，さまざまな症状があらわれるようになる.

症状

個人差がある.

- 倦怠感，疲労感
- 熱感
- 手足のしびれ
- 動悸
- 息切れ
- めまい
- 頭痛
- 不眠
- 寝汗
- 消化器症状：食欲不振，胃痛，嘔気，腹痛，下痢，便秘
- 肩こり，背部痛，腰痛

診断

症状から疑われる疾患に関する検査を行っても特に異常が見つからず，ストレスや生活習慣の乱れ，ホルモンバランスの乱れといった自律神経失調症を引き起こしやすい特徴がみられる場合に，この病気が疑われる.

治療

- ストレスの軽減
- 生活習慣の改善
- 対症薬物療法

11. 神経機能／C. 感覚器系の疾患の病態と診断・治療

視覚障害

■白内障

白内障は，水晶体が濁るために視力障害が生じる疾患である．加齢変化に伴って黄白色に濁ることが多いが，先天性のものや外傷性，ステロイド白内障などもある．

- 白内障が進むと黄白色のフィルターがかかったような見え方になってしまう．

症状

水晶体が濁ることにより，視力が低下して以下のような症状があらわれる．

- 視界が全体的にかすむ．
- 視力が低下する．
- どんなに調整してもメガネが合わない．
- ぼやけて二重・三重に見える．
- 光をまぶしく感じる（明るいところへ出るとまぶしく見にくい）
- 暗いときと明るいときで見え方が違う．

※白内障だけでは痛みや異物感・充血などがでることはない

治療

超音波水晶体乳化吸引術：
濁った水晶体を超音波で砕き，代わりに人工の眼内レンズを挿入する方法が行われる．

●超音波水晶体乳化吸引術

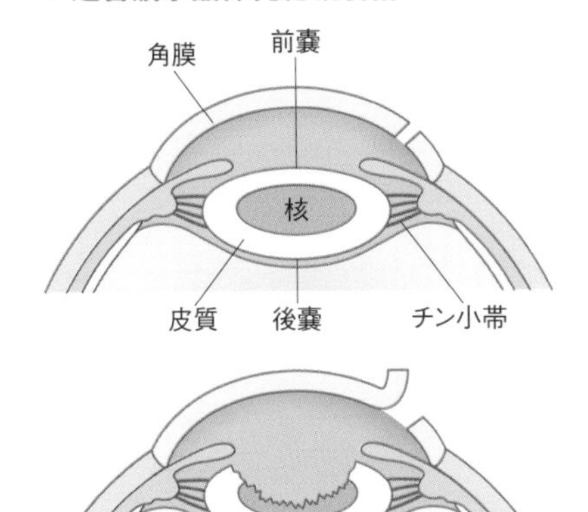

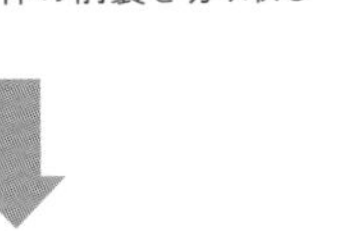

眼球を切開し，水晶体の前嚢を切り取る

水晶体の核と皮質を超音波で砕き，
吸引して取り出す

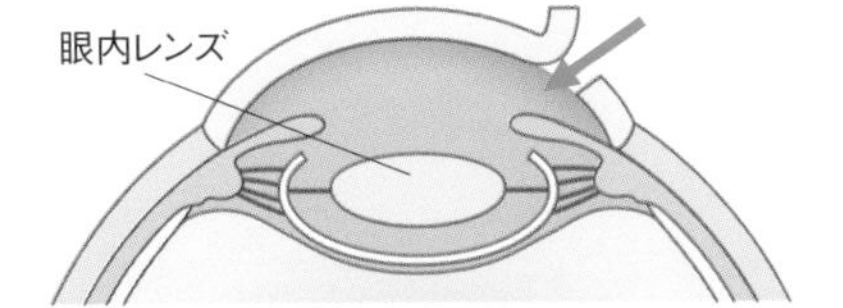

残った後嚢の中に，眼内レンズを挿入する

- 人工の眼内レンズにはピント調整機能がないため，術後はメガネなどによる視力矯正が必要となる場合がある.
- 病状の進行度によっては，水晶体の核を丸ごと摘出する場合もある(水晶体嚢外摘出術).

■ **緑内障**

緑内障とは，視神経乳頭の陥凹が生じ，正常に機能する視神経が減少するために，進行すると徐々に視野が欠損していく疾患である.

- 治療せずに放置すれば,最終的に失明する．**失明の原因の第一位**である.
- 緑内障の原因には眼圧の上昇などが指摘されているが，正常圧緑内障が増加している.

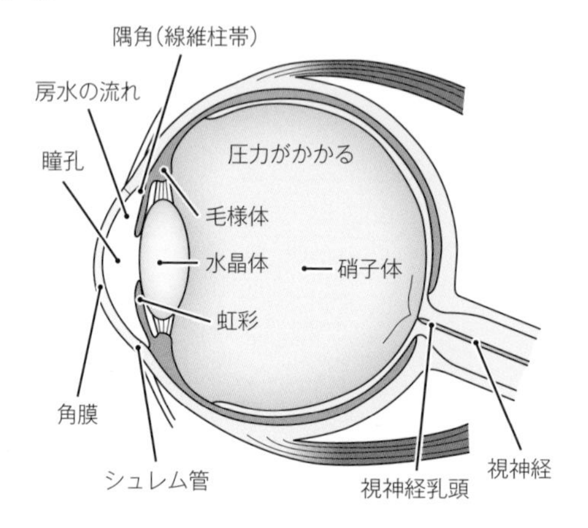

症状

- 緑内障は，眼圧上昇の原因別に，原発緑内障，先天緑内障，続発緑内障の3つに分類される.
- 原発緑内障は,原発開放隅角緑内障と原発閉塞隅角緑内障に分けられる.

原発緑内障	原発開放隅角緑内障	病状がゆっくりと進行．房水の排泄出口である線維柱帯が塞がれて，房水がたまってしまうことで眼圧が上昇し，発症する
	原発閉塞隅角緑内障	隅角が狭くなることで線維柱帯が塞がれてしまうにもかかわらず，つくられ続ける房水は行き場をなくし，そのために眼圧が上昇．慢性型と急性型がある
先天性緑内障(発達緑内障)		隅角が生まれつき障害をきたしている状態
続発緑内障		外傷，糖尿病など他の部位の疾患からの併発，ステロイド剤の副作用など

- 眼圧が正常範囲であるにもかかわらず緑内障を発症する正常眼圧緑内障は，日本人にとくに多く，緑内障患者の約60%がこの症状である.
- 急性型の緑内障が起こる場合もある．眼圧の急激な上昇によって，目の痛みや充血，頭痛や吐き気，物がぼんやり見える，光の周りに虹が見えるなど，さまざまな症状を引き起こす．至急に処置をしないと最悪の場合，短時間で失明してしまうおそれがある.

- 一度失った視野は元には戻らないため，自覚症状の出る前に発見することが予後を分ける.

診断

緑内障は，眼圧検査，眼底検査，視野検査などで診断される.

- 定期検診などでいずれかの検査に異常があった場合，必ずもう一度眼科医の診察を受けるようにする.

治療

①点眼薬による治療

眼圧を下げる効果のある目薬を点眼する.

- 具体的には，房水の産生を抑える効果がある薬や，房水の流出を促す効果がある薬を点眼する.
- もともと眼圧が高くない患者でも，眼圧を下げることで病気の進行を抑えることができる.

②外科的療法による治療

- 点眼薬を用いても視野の欠損が進行する場合には，外科的治療を行う.
- レーザーを房水が排出される部分(線維柱帯)に照射し，房水の流出を促進するレーザー療法や，手術で線維柱帯の一部を取り除いて房水の逃げ道をつくる線維柱帯切除術などがある.

■網膜剥離

網膜剥離とは，眼球の内側にある網膜が深層の網膜色素上皮から剥がれて視力が低下する疾患である.

- 原因は，加齢や糖尿病網膜症，近視，頭部や眼球への衝撃などとされる.
- 20代の若年者と50代以上の中高年に好発する.

検査・診断

確定診断のためには眼底検査が必要となる.

症状

- 前駆症状として，視野の隅に稲妻のような光が走る光視症，視力低下，視野障害，飛蚊症，変視症などがみられる,
- 前駆症状は，網膜裂孔の位置や大きさ，数，網膜剥離の進行程度，出血の合併などによって異なる.
- 治療せず放置すると失明する.

■**網膜症**

- 網膜症は高血圧や糖尿病によって眼底の網膜の血管が損傷したことによって生じる.

- 高血圧によって生じる高血圧性網膜症と，糖尿病の三大合併症の１つの糖尿病網膜症がある.

1．糖尿病性網膜症

- 眼の網膜全体の血管が，糖尿病による高血糖に長期間さらされることで壊れて，最終的に失明する可能性のある疾患であり，**失明の原因の第二位**となっている.

- 進行すると，網膜剥離や緑内障などを併発する.

症状

単純糖尿病網膜症，前増殖糖尿病網膜症，増殖糖尿病網膜症と進行していくが，自覚症状がみられるまでには時間がかかることが多い.

単純糖尿病網膜症	•初期の糖尿病網膜症 •眼底検査で毛細血管瘤，点状・斑状出血，網膜の硬性白斑がみられるが，自覚症状はほとんどみられない
前増殖糖尿病網膜症	•単純網膜症より，進行した状態 •眼のかすみなどの自覚症状が多いが，全くないこともある
増殖糖尿病網膜症	•進行した糖尿病網膜症で重症な段階である •網膜や硝子体に向かって増殖した新生血管が破綻して硝子体に出血することによる飛蚊症や急激な視力低下，増殖組織による網膜剥離（牽引性網膜剥離）がみられることがある •年齢が若いほど進行は早く，注意が必要となる

検査・診断

- 眼底検査
- カラー眼底写真撮影
- フルオレセイン蛍光眼底造影
- 光干渉断層撮影

治療

血糖および血圧のコントロール	
血管内皮増殖因子阻害薬（VEGF阻害薬）の眼内注射	黄斑浮腫
コステロイドの眼内インプラント	
局所レーザー，および（または）硝子体切除術	
VEGF阻害薬	高リスクまたは合併症のある増殖性網膜症
汎網膜レーザー光凝固	
硝子体切除術	

2. 高血圧網膜症

- 高血圧性網膜症は，重度の高血圧症ともなうもので，高血圧を放置したために生じる動脈硬化や，高血圧を引き起こす抵抗血管の収縮が網膜の血管でも生じて起こる.

症状

霧視，視野欠損など：疾患後期まで通常出現しない.

診断

- 眼底検査：細動脈の狭小化，網膜細静脈に対する網膜細動脈の太さの比が低下する.
- 病歴聴取（高血圧の持続期間および重症度）

治療

- 高血圧の改善
- レーザー治療
- 薬物療法（ステロイド，血管内皮増殖因子阻害薬の硝子体内注射による網膜浮腫の治療）

聴覚障害

■ 難聴

難聴は，その発生箇所や性質によって３つに分類される.

● ３つの難聴の発生箇所

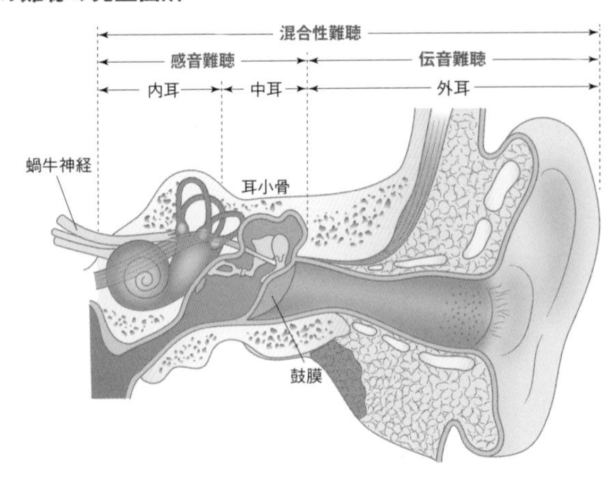

1.伝音性難聴

伝音性難聴とは，外耳から中耳までの伝音系に障害がある難聴である.

症状

- 耳垢栓塞
- 鼓膜穿孔
- 耳管狭窄
- 先天性の外耳・中耳の形態異常
- 耳硬化症
- 外傷性耳小骨連鎖離断
- 中耳炎（急性中耳炎・慢性中耳炎・真珠腫性中耳炎・滲出性中耳炎）

など

- 聴力レベルは69dBまでで，高度難聴になることはない.

治療

補聴器の使用が有効である.

2.感音性難聴

感音性難聴とは，内耳から中枢までの感音系に障害がある難聴である.

原因（疾患）

突発性難聴，**Ménière＜メニエール＞病**，老人性難聴，騒音性難聴，内耳炎，聴神経腫瘍など

治療

高度難聴では補聴器は効果がない.

3. 混合性難聴

上記，伝音性難聴と感音性難聴の両方の障害・疾患が起きる．

■ Ménière <メニエール>病

メニエール病とは，回転性めまいに加えて，片耳(通常)の難聴，耳鳴りを主症状とする疾患である．

- 原因として，内耳(内耳の蝸牛，三半規管，耳石器)の内リンパ水腫にストレス，睡眠不足，喫煙，食塩の取りすぎ，ホルモンのバランスの異常が重なることによる．

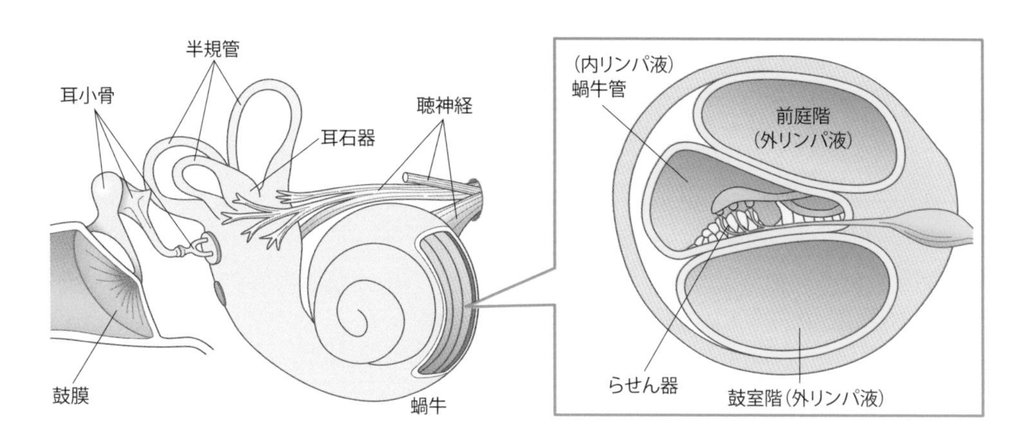

- 30 ～ 40代の女性にやや多い．
- 発症には精神的ストレスや肉体的疲労，睡眠不足が引き金になる．

症状

- 嘔気を伴う激しい回転性のめまいを生じる．
- 片耳の耳閉感，耳鳴り，低音域から障害される感音性難聴を生じる．
- 20分～半日ほど続くめまいと耳閉感を繰り返す．
- 上記の症状を繰り返す内に次第にダメージを受けて聴力が落ちていくため，早めの手当が必要である．

嗅覚・味覚障害

- 味覚と嗅覚は生理学上，相互に依存し，一方の機能障害はしばしば他方を障害する.
- 嗅覚および味覚の障害が生活や生命に対する大きなリスクになることはまれであるため，生活の質に及ぼす両者の影響は考えられるものの，綿密な医学的配慮がなされないことが多かった.
- しかし，新型コロナウイルス感染症(COVID-19)において味覚障害と嗅覚障害がみられることから，現在注目されている.

症状

- 現在，突然の味覚消失は，新型コロナウイルス感染症の初期症状である可能性がある.

- 鼻腔内腫脹またはその他の閉塞により，嗅素が嗅脳へ到達できない
- 嗅上皮の破壊
  例：ウイルス性感染，萎縮性鼻炎または肉芽腫症および腫瘍による慢性鼻炎による破壊
- 嗅神経系，嗅球，嗅索または中枢神経路の破壊
例：頭部外傷，頭蓋内手術，感染または腫瘍による破壊

- 嗅覚消失は以下の場合などに生じる.

- 嗅覚過敏(嗅覚の感受性増大)は通常，神経症的またはヒステリー性人格を反映するが，発作性疾患に伴って間欠性に出現しうる.
- 嗅覚異常(他人には感知できない匂いを感じたり，実際とは違った匂いと感じる)は，鼻腔の感染，嗅球の部分的損傷または心理的抑うつにより生じうる.
- 嗅覚異常の中で，異常な味覚を伴う一部の症例は，歯の衛生不良に起因する.
- てんかんの鉤発作により，短期的に鮮明で不快な幻臭を来すこともある.
- 嗅覚鈍麻(嗅覚の低下)と味覚鈍麻(味覚の低下)は，急性インフルエンザに続発することがあり，通常は一過性である.
- タバコの吸いすぎ，シェーグレン症候群，頭頸部の放射線療法，または舌の落屑などに由来する口腔粘膜の乾燥は，味覚を損ない，さまざまな薬物(抗コリン作用薬およびビンクリスチンなど)が味覚を変え，いずれの場合にも，味覚受容体が広く障害される.
- 味覚消失(味覚の欠如)が舌の片側に限局する場合(ベル麻痺など)は，気づくことはまれである.
- まれに，特発性味覚異常(味覚の歪曲)，味覚鈍麻および嗅覚異常は，亜鉛の補充に対して反応する.

検査・診断

嗅覚障害	• 静脈性嗅覚検査（アリナミンテスト）： アリナミンを静脈に注射した後，におい（にんにく臭）を感じ始めるまでの時間を計測することで，嗅覚が正常かどうかを診断する • X線検査： 慢性的な副鼻腔炎（蓄膿症）により，鼻が詰まってきちんと呼吸できなくなると，においが嗅上皮へ届かず，においが感じられなくなることがあるため，X線検査を行って，副鼻腔の形を確認したり，膿が溜まっていないかなどを確認したりする場合がある
味覚障害	• ろ紙ディスク法： 甘味，酸味，苦味，辛味の４種類のエキスを５段階の濃さでしみ込ませたろ紙を舌の上に乗せて，各味に対する味覚障害の程度や症状を測定する

治療

嗅覚障害	• 検査で診断された原因となる疾患の治療 副鼻腔炎：抗菌薬 アレルギー性鼻炎：抗アレルギー剤，ステロイドの点鼻薬
味覚障害	• 検査で診断された原因となる疾患の治療 亜鉛不足：硫酸亜鉛の内服 降圧剤などの薬の副作用：投与量の変更など

皮膚障害

■ 湿疹

湿疹は，皮膚の表層（表皮・真皮上層）に起こる炎症の総称で，皮膚炎ともよばれる．

- 湿疹の多くは外からの刺激に反応して起こる接触皮膚炎であるが，原因がはっきりしない湿疹もある．
- 接触性皮膚炎の他には，アトピー性皮膚炎，脂漏性皮膚炎，手湿疹，痒疹，皮脂欠乏性湿疹などで湿疹がみられる．

●おもな接触源と部位

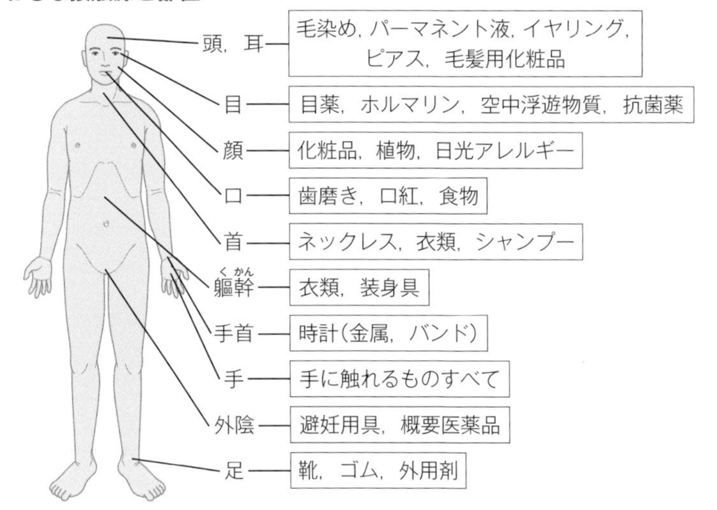

症状

- 掻痒感
- 紅斑，丘疹，水疱

検査・診断

貼付試験(パッチテスト)：接触性皮膚炎の原因の同定

治療

- 外的刺激の原因となった物質との接触回避
- 副腎皮質ステロイド薬の外用

■アトピー性皮膚炎

アトピー性皮膚炎は，掻痒感のある湿疹が，慢性的に良くなったり悪くなったりを繰り返す疾患である．

- アトピー性皮膚炎は通常は乳児期に，典型的には生後3か月までに発症する．
- 遺伝的感受性，免疫および表皮バリアの機能障害，ならびに環境因子が複雑に関与して発生する皮膚の慢性炎症性疾患とされる．

症状

急性期	浮腫および鱗屑を伴う紅色の斑，滲出液，小水疱
慢性期	紅斑，丘疹，掻破が続けば苔癬化

検査・診断

- 臨床的評価
- 血液検査：TARC (皮膚の細胞から作られる物質) 量の検査，特異的IgE抗体検査
- プリックテスト：プリック針でアレルゲンを少量皮膚に入れ，15分後に出現した膨疹径を測定
- 放射性アレルゲン吸着試験(RAST)
- パッチテスト：アレルギーの誘因の検査

治療

- 支持療法(保湿剤とドレッシング，掻痒に対する抗ヒスタミン薬など)
- 誘発因子の回避
- コルチコステロイドの外用
- 免疫調節薬の外用
- クリサボロール(crisaborole) 2％軟膏
- デュピルマブ
- 免疫抑制薬の全身投与
- 紫外線療法
- 重複感染の治療

■帯状疱疹

帯状疱疹は，水痘帯状疱疹ウイルス感染症である．

- 初感染では水痘を発症し，三叉神経や脊髄後根神経節に潜伏した水痘帯状疱疹ウイルスが再活性化される際に帯状疱疹が生じる．

症状

- 病変部に刺すような疼痛，知覚異常を伴う疼痛が発生し，その後2～3日以内に発疹が現れる．
- 通常は紅斑上に小水疱の集簇(しゅうぞく)がみられる．
- 病変部は通常片側性で，胸部または腰部の1つまたは複数の隣接する皮膚分節であるが，少数の衛星病変がみられることもある．
- 知覚過敏を伴い，疼痛は重度となることがある．
- 病変の形成は通常3～5日間ほど続く．

検査・診断

- 特徴的な皮膚症状から臨床的評価

治療

- 対症療法：痛みに対する鎮痛剤など
- 抗ウイルス薬(アシクロビル，ファムシクロビル，バラシクロビル)：易感染性患者

■疥癬

- 疥癬はヒゼンダニ(疥癬虫; Sarcoptes scabiei)が皮膚の最外層である角質層に寄生し，人から人へ感染する疾患である．
- 非常に多数のダニの寄生が認められる角化型疥癬(痂皮型疥癬：ノルウェー疥癬)と，少数寄生であるが激しい痒みを伴う普通の疥癬(通常疥癬)とがある．
- 直接的に肌から肌，また，衣類やリネン類を介して間接的に感染する．
- 日本では病院，高齢者施設，養護施設などで集団発生の事例が増加しており，疥癬感染防止対策マニュアルの作成が行われているが，予防，治療法などに混乱があり，医療および介護関係者の間で問題となっている．

症状

症状	発生部位
粟粒大の紅斑性丘疹	腹部，大腿内側など
線状の鱗屑を伴う皮疹(疥癬トンネル)	手掌，指間，手関節部屈側，足側縁，趾間，臍など
小豆大の結節	陰嚢，陰茎，大陰唇，臀部，腋窩など

診断

ダーモスコープ：疥癬トンネルのある部位より虫体，卵を検出する．

治療

外用療法	5%フェノトリン，硫黄軟膏，クロタミトン，安息香酸ベンジルローション，5%ペルメトリン
内服療法	イベルメクチン

※外用，内服のいずれの治療薬も卵には効果が少ないため，フェノトリンやイベルメクチンは1週間おきに最低2回の投与が必要である(卵が孵るのが3～4日，産卵から成虫までが10～14日であり，2週間間隔で投与すると次の卵が産まれてしまうから)．

● 通常疥癬と角化型疥癬

	通常疥癬 （普通に見られる疥癬）	角化型疥癬 （痂皮型疥癬：ノルウェー疥癬）
ヒゼンダニの数	数10匹以上	100万～200万匹
患者の免疫力 （病気一般に対する抵抗力）	正常	低下している
感染力	弱い	強い
おもな症状	赤いブツブツ（丘疹，結節） 疥癬トンネル	厚い垢が増えたような状態 （角質増殖）
かゆみ	強い	不定
症状が出る部位	顔や頭を除いた全身	全身
患者隔離	不要	個室隔離，治療開始後1～2週間
手洗い（処置ごと）	励行	励行
予防衣	状況に応じて（標準予防策）	患者対応時は着用
患者居室の殺虫剤	不要	退院時に殺虫剤散布，水拭き，掃除機
掃除	通常の方法	モップ・粘着シートなどで落屑を回収後，掃除機で清掃
布団・リネンの消毒	不要，他の患者との共用はしない	自家感染予防のため治療の度に交換ビニールに入れ，殺虫剤を噴霧し24時間密封
車椅子・ストレッチャー	患者使用時清拭	殺虫剤散布，掃除機，清拭
診察室・検査室ベッド	患者使用時清拭	ディスポシーツ使用
洗濯物・選択	ビニール袋に入れて運搬，通常の洗濯	• ビニールに入れ，殺虫剤を噴霧し24時間密封 • 洗濯後に乾燥機を使用（もしくは50℃10分間熱処理後洗濯）
入浴	入浴に制限なし	• 入浴は最後とし，浴槽や流しは水で流す • 脱衣所に掃除機をかける

■蜂窩織炎

- 蜂窩織炎は蜂巣炎ともよばれる，皮膚および皮下組織の急性細菌感染である.
- 最も多く発症するのは脚の皮膚で典型的には片側性であるが，どの部分でも発症する可能性はある.
- 蜂窩織炎を引き起こす原因となる細菌はいくつか種類がいるが，よく知られているのはブドウ球菌とレンサ球菌である.
- ヒトからヒトへ感染するものではなく，患者に接近しても感染することはない.

症状

- 疼痛，圧痛
- 熱感
- 急速に拡大する局所的な紅斑
- 浮腫
- 橙皮状皮膚：表面がオレンジの皮に似た外観を呈する

検査・診断

- 診察に際しては，以下の点に注意が必要である
  - 血液培養や組織培養も行われることもあるが，感染微生物の同定は難しい.
  - 血栓性静脈炎，深部静脈血栓症，解離性皮膚血腫，壊死性筋膜炎などとの鑑別が必要である.

治療

- 抗菌薬に加えて，患部の安静，挙上，冷却

12. 運動機能／A. 骨・関節の疾患の病態と診断・治療

骨折，脱臼，捻挫

■骨折

- **骨折**には，**開放骨折**と**閉鎖骨折**がある.

開放骨折	• 折れた骨が体の外部に出てしまっている骨折 • 事故受傷が典型例であり，感染症・血液喪失などの可能性がある
閉鎖骨折	• 折れた骨が体の内部にとどまっている骨折，骨粗鬆症が引き起こす脊椎の圧迫骨折など，脊椎の中を走る脊髄への障害 • 神経損傷や神経圧迫などのさらなる影響の可能性がある

- 骨髄は，成人になると造血機能が失われ，それまでの赤色から黄色骨髄へと変化し，骨髄中の脂肪の割合が増えていく.

- 黄色骨髄の骨が折れ，骨の外に脂肪の塊が出てしまい，それが血管に入ると，塞栓の危険性が生じる．とくに大腿骨などの大きな骨の骨折後は注意が必要である.

■上腕骨顆上骨折とVolkmann＜フォルクマン＞拘縮

- 上腕骨顆上骨折は，子どもの肘骨折の50 ～ 80％を占める.
- 鉄棒やうんていなどの遊具からの転落でよく起こる.

症状

- 転位が強い場合は，受傷後早期より強い痛みと顔面蒼白などの骨折随伴症状が出現する.

- 約10％程度に神経麻痺(橈骨神経麻痺，正中神経麻痺)を合併する.

- 循環障害が見られることがあり，動脈損傷を来している場合もある.

- 深刻な合併症を引き起こす場合がある.

1.阻血性拘縮(Volkmann＜フォルクマン＞拘縮)

- 強い腫脹により前腕への血流が障害され，神経・筋が不可逆性の壊死を起こした結果，手指の強い機能障害が永続的に残る，重度の後遺症である.

- pain (疼痛)，pallor (蒼白)，paresthesia (知覚異常)
paralysis (麻痺)，pulselessness (脈拍喪失)の頭文字から，初期症状は5Pとよばれる.

2. 変形治癒（内反変形が多い）

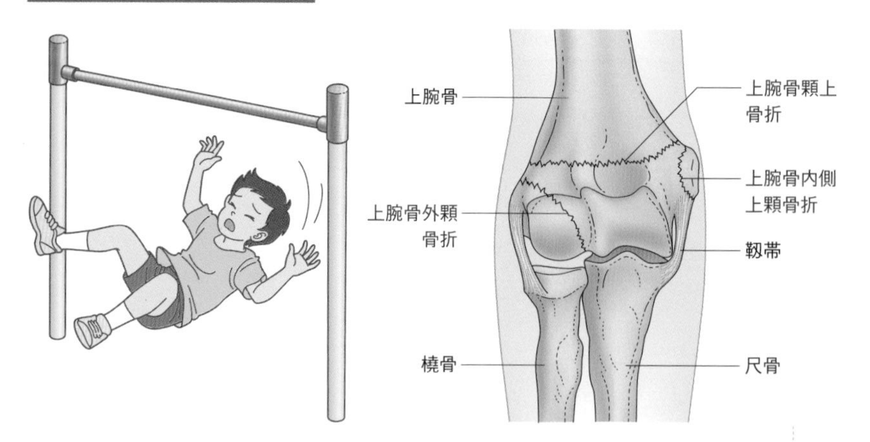

● フォルクマン拘縮による手の症状

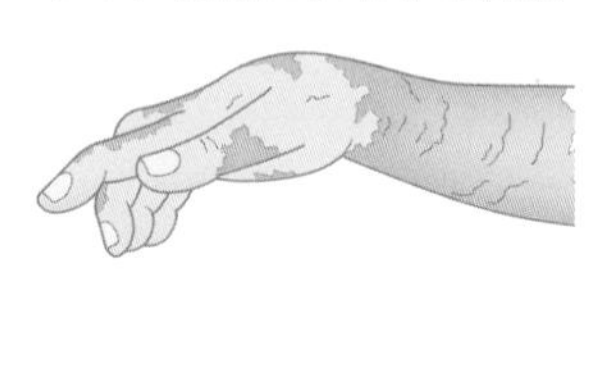

● 内反射

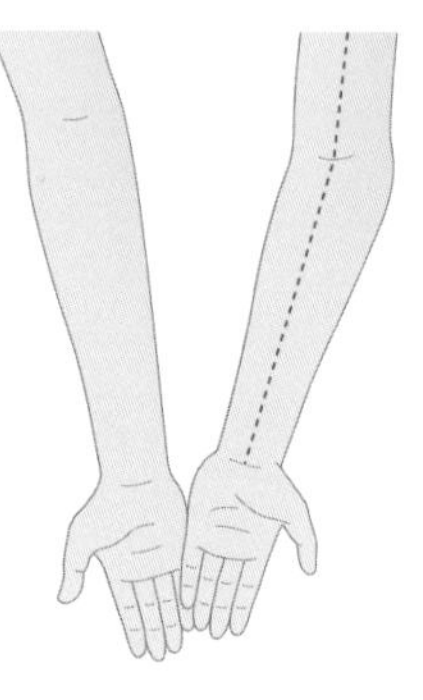

治療

転位が少ない場合はギプス固定を選ぶが，転位が大きかったり，動脈損傷を伴う場合には観血的固定とする．

■ 手の神経麻痺

抹消神経が障害されることで，麻痺がおこる場合がある．障害された神経によって，あらわれる麻痺は異なる．

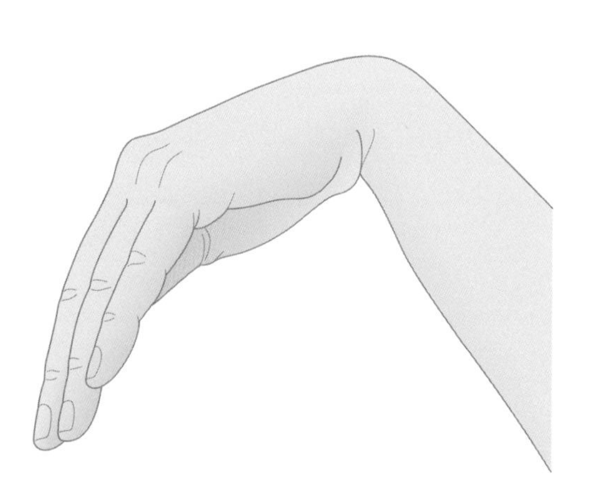

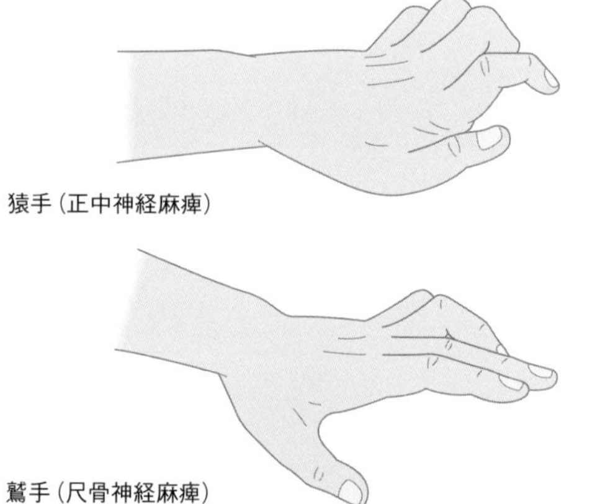

猿手（正中神経麻痺）

鷲手（尺骨神経麻痺）

■ **脱臼，捻挫**

脱臼，捻挫とは，骨と骨をつなぎ，関節を守る靭帯に外力が加わり，骨や関節に影響を与えている状態である.

脱臼	• 関節の骨が正しい位置からずれ，骨どうしが接触していない状態 • 骨が正しい位置からずれているが，骨どうしに接触がある状態は亜脱臼という
捻挫	• 瞬間的に脱臼になったが，すぐに元の位置関係に戻ったもの • 関節周囲（靭帯や関節包など）の損傷を生じる

• 脱臼や重症捻挫の場合は病院で整復が必要となる.

• 捻挫は周囲の関節包や靭帯の損傷がひどければ，手術になる場合もある. 常に脱臼より軽傷とはいえないことに注意が必要である.

• 手術にならずとも，長期的な影響が残る例にムチウチ（症）がある. 頸椎周囲の軟部組織（筋肉群を含む）が損傷されるため，冷やすことで靭帯の炎症を抑える.

● **大腿骨頸部骨折の人工骨頭置換術後の脱臼予防**

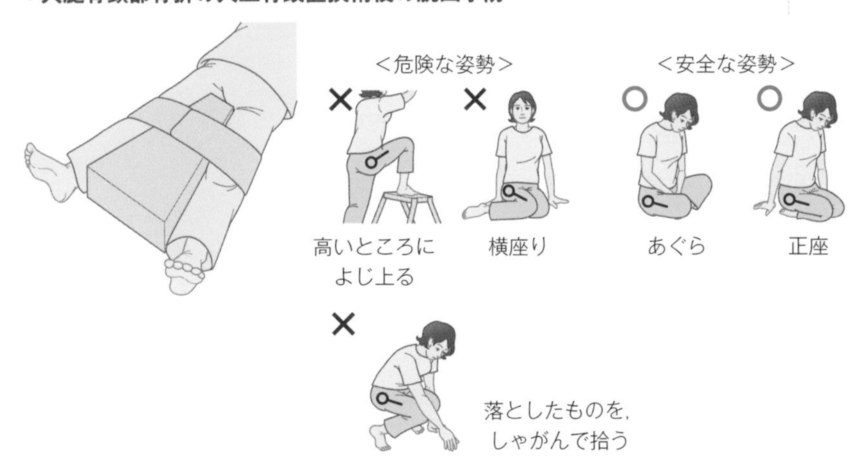

骨粗鬆症

骨粗鬆症は，骨強度の低下により骨が脆くなり，骨折の危険性が高まった状態である.

• 骨内部の骨梁構造が弱くなり，骨梁が荒くなった状態であるため，軽微な外力が加わることで骨折をきたしやすい.

• 発症には遺伝素因や生活習慣が関与しているとされるが，原因不明である.

症状

特有の症状はみられないが，骨量減少の多い脊椎，大腿骨頸部，手関節，肩関節などに骨折が起こりやすく，これに伴う疼痛を訴える．

●骨粗鬆症によるおもな骨折部位

部位	症状など
上腕骨近位部骨折	肩に痛みと腫脹がみられる
橈骨遠位端骨折	• 前方に転倒し，手をつくことにより骨折する • 手関節部の腫脹，変形，圧痛がみられる
脊椎圧迫骨折	• 骨粗鬆症による骨折では最も頻度が高い • 後方への転倒などで生じる • 骨折による椎体の楔状変形，円背（胸椎の圧迫骨折により背中全体が丸くなる）などが生じ，身長が短縮する
大腿骨頸部骨折	• 転倒により，股関節の大転子部を打撲することにより生じ，歩行困難となる • 高齢者では寝たきりの原因となる

検査・診断

以下の方法で検査を行う．

- 問診：骨粗鬆症につながる既往歴，低骨量・骨折の危険因子として生活スタイル，家族歴，閉経時期などの聴取を行う．

- 身体診察：身長，体重，BMIを計測し，円背・脊柱彎曲，腰を確認する．

- 骨量測定：おもに以下の方法によって測定される．

DXA（二重X線吸収法）	標準的な骨密度測定法であり，２種類のX線を照射し，骨と軟部組織の吸収率の差から測定する
SXA（一重X線吸収法）	１種類のX線を照射し，軟部組織の薄い前腕・踵骨の測定に用いる
QCT（定量的CT測定法）	海綿骨の骨密度を測定する際に用いる
QUS（定量的超音波測定法）	超音波により測定する．放射線被曝がなく，小児や妊婦の骨密度測定に適している

- 骨代謝マーカー測定：
  血清を測定する骨形成マーカーと，血清および尿を測定する骨吸収マーカーの２種類がある．血液・尿検査により骨代謝の状態を評価する．

治療

食事療法	エネルギー・栄養素をバランスよく摂取する．積極的にカルシウム，ビタミンD，ビタミンKを摂取する
運動療法	ウォーキング，ランニング，エアロビクス，筋力維持のための運動をする
薬物療法	カルシウム製剤，女性ホルモン製剤，活性型ビタミンD3製剤，ビタミンK２製剤，エチドロネート，カルシトニン製剤
手術療法	根治ではなく，狭窄，瘻孔，潰瘍形成などの解除を目的に行う

腰痛症

■脊椎骨と椎間板

- **脊椎骨**は椎体と椎弓によって形成され，椎体と椎弓に囲まれた空間を脊柱管という.
- 脊中管の中を脊髄が通り，椎体と椎体の間には衝撃を和らげる役割をはたす**椎間板**（軟骨組織）が存在する（脊椎骨は椎間板を挟んで積み重なっている）

■椎間板ヘルニア

椎間板ヘルニアとは，圧力により椎間板が飛び出し脊髄を圧迫してしまう状態をいう.

- 20～40歳代の青・壮年期に多く，男女比率は2～3：1で男性に好発する.
- 好発部位は第4-5腰椎間である.
- 重い物を持つときに背中を丸めると，椎間板が飛び出してヘルニアを起こしやすい.
- 背中を丸めると，脊椎骨の前側は隙間がない一方で，後ろ側は大きく隙間が開く．この状態で重い物を持つと，上から圧力がかかり，椎間板が後ろに飛び出そうとする.
- 椎間板が後ろに飛び出すと，その後ろを通る脊髄を圧迫し，結果，強い痛みが生じる.

検査・診断

MRI：神経圧迫状態を確認する

治療

- 急性期には，臥床安静，コルセット，神経ブロック，牽引療法などの保存療法が行われる.
- 保存療法の効果がない場合や運動麻痺が進む場合，膀胱-直腸障害などがみられる場合は，手術による治療が行われる.

■**腰部脊柱管狭窄症**

腰部脊柱管狭窄症とは，腰椎において椎間板への負荷や加齢による変性が，周辺の骨や靭帯などへ波及することで脊柱管を圧迫し，椎間板周辺の神経組織の障害が引き起こされた状態をいう．

症状

- 代表的な症状は間欠性跛行である．歩行を継続して行うことが困難となり，前屈した体勢で休息をとる必要が生じる(再び歩行可能となる)．

- 神経根症状とは，圧迫された神経根の支配領域に疼痛やしびれ，知覚鈍麻などの神経症状があらわれるものである．

- 馬尾症状とは，馬尾神経に障害をきたすと，両下肢広範囲のしびれによる歩行障害，膀胱直腸障害，会陰部のしびれ，アキレス腱反射の消失などの症状があらわれるものである．

検査・診断

以下の検査が行われる．

- CT検査：
  脊柱管横断面での骨性因子を観察するのに有用である．

- MRI検査：
  椎間板や神経根の病変がくわしく観察でき，脊椎・脊髄腫瘍や脊柱管内病変を鋭敏に鑑別できる．

- ミエログラフィー：
  MRIに比べて動的因子の把握に優れている．骨性，軟部組織による脊柱管や神経根の圧迫がさらに詳細に把握できる．

治療

保存療法と手術療法がおもな治療法である．保存療法での改善がみられず，継続しても悪化し，日常生活動作に支障をきたす場合などは手術療法が必要となる．

- 痛みを主訴とする神経根症状は改善しやすく，馬尾症状は不変または悪化が多いといわれている．

【保存療法】

1. 薬物療法

- 非ステロイド性抗炎症薬(NSAIDs)
  - 神経障害痛には効果が低い.

2. 装具療法

腰部の安静目的として腰椎用の軟性コルセットを装着する.

3. ブロック療法

①硬膜外ブロック

脊柱管内の硬膜外腔に局所麻酔薬を注入することで，脊髄神経の伝達機構を一時的に遮断する.

②神経根ブロック

透視下に神経根造影を施行した後，局所麻酔薬やステロイドを注入する.

【手術療法】

1. 手術療法の適応

基本的には，高度な麻痺や保存療法に抵抗し，日常生活に支障をおよぼす歩行障害は手術の適応となる.

2. 除圧術

不安定性のない症例に対しては，症状をきたす圧迫部位に対する除圧術が行われる.

MEMO

12. 運動機能／B. 筋肉・神経筋接合部の疾患の病態と診断・治療

筋ジストロフィー

筋ジストロフィーとは，遺伝性で進行性の筋力低下を示すミオパチー（筋肉病）の総称である．代表的なものに，デュシェンヌ型筋ジストロフィー症がある．

デュシェンヌ型筋ジストロフィー症とは，遺伝子（ジストロフィン遺伝子）に変異が生じて，タンパク質の機能が障害されるため，細胞の正常な機能を維持できなくなるものである．

- 遺伝子の変異は遺伝性の場合だけでなく，突然変異の場合もある．
- 代表的な症状であるデュシェンヌ型などは伴性劣性遺伝であり，他には常染色体劣性遺伝のもの，常染色体優性遺伝のものがある。

症状

筋肉の変性壊死が生じる．筋萎縮や脂肪・線維化が生じて筋力低下を起こし，運動機能など各機能障害をもたらす．

- 筋力低下は体幹に近い筋（近位筋）に強く起こり，下肢帯から始まる。
- 歩行障害からはじまり，小児の場合，2歳になっても歩けないことや，よく転倒することで発見される．
- 下腓腹筋部の筋肉が変性壊死したところに脂肪組織の浸潤などが起こって硬く肥大する仮性肥大がみられるため，大腿部は細いのに下腿のふくらはぎが太くて硬いという症状がみられる．
- 床から起き上がる時に，床から膝，大腿に手をついて支えながら立ち上がる，特徴的な登攀性起立（ガワーズ徴候）がみられる．

●登攀性起立（ガワーズ徴候）

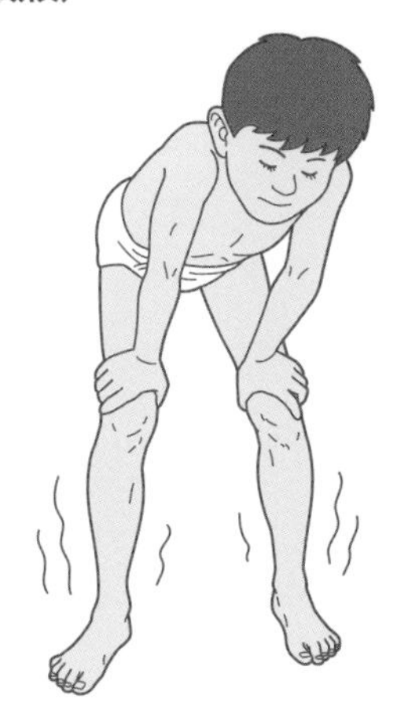

- 日本における乳幼児期発症の筋ジストロフィーでは，デュシェンヌ型，福山型，ウルリッヒ型が多い.
- デュシェンヌ型は小児期に発症し，10代で歩行不可能になり，20代で死亡すると言われていたが，現在は医療の進歩で予後が良くなっている.
- 筋ジストロフィー症のおもな合併症には，心不全や呼吸不全があげられる．呼吸不全の後頻度は高い.

治療

根本的な治療薬は現時点では存在しない.

- デュシェンヌ型の治療に際しては，高頻度の合併症である呼吸不全のため，80％で人工呼吸器治療が必要になる.

13. 排泄機能／A. 泌尿器系の疾患の病態と診断・治療

腎炎，慢性腎臓病

■慢性腎臓病(CKD)

慢性腎臓病とは，腎臓の働き(糸球体濾過量：GFR)が健康な人の60％以下(GFRが60mL/分/1.73㎡未満)に低下するか，あるいはタンパク尿が出るなどの腎臓の異常が3か月以上続く状態をいう.

- 慢性腎臓病では，腎臓の機能低下を段階(ステージ)であらわす．全5ステージのどの段階であるかによって，診療計画が変わる.

● CKDの重症度分類

原疾患		蛋白尿区分		A1	A2	A3
糖尿病		尿アルブミン定量（mg/日） 尿アルブミン/Cr比（mg/gCr）		正常	微量アルブミン尿	顕性アルブミン尿
				30未満	30～299	300以上
高血圧 腎炎 多発性嚢胞腎 移植腎 不明 その他		尿蛋白定量（g/日） 尿蛋白/Cr比（g/gCr）		正常	軽度蛋白尿	高度蛋白尿
				0.15未満	0.15～0.49	0.50以上
GFR区分（mL/分/1.73m²）	G1	正常または高値	≧90			
	G2	正常または軽度低下	60～89			
	G3a	軽度～中等度低下	45～59			
	G3b	中等度～高度低下	30～44			
	G4	高度低下	15～29			
	G5	末期腎不全（ESKD）	＜15			

重症度は原疾患・GFR区分・蛋白尿区分を合わせたステージにより評価する．CKDの重症度は死亡，末期腎不全，心血管死発症のリスクを緑■のステージを基準に，黄□，オレンジ■，赤■の順にステージが上昇するほどリスクは上昇する.
(KDIGO CKD guideline2012を日本人用に改変)

日本腎臓学会編：CKD診療ガイド2012．p.3，東京医学社，2012.

● **CKDのハイリスク**

- 高齢(加齢)
- CKDの家族歴
- 過去検診における尿異常や腎機能異常
- 腎形態異常
- メタボリック症候群(肥満，脂質異常症，高血圧，耐糖能障害，糖尿病)
- 高尿酸血圧
- NSAIDsなど，連用による腎毒性が指摘されている薬の常用
- 急性腎不全の既往
- 膠原病，感染症，尿路結石などCKDの臨床症状

症状

CKDでは，**排泄機能の低下**，**体液調節機能の低下**，**内分泌機能の低下**が生じる．

タンパク質・代謝産物の排泄障害	• 尿素窒素上昇 • クレアチニン上昇 • 尿酸上昇 • 悪心	• 食欲低下 • 倦怠感 • 出血 • 神経障害
水・電解質の調節障害	• 高血圧 • 心不全 • 浮腫 • 高カリウム血症 • 高カルシウム血症	• 高リン血症 • 二次性副甲状腺機能亢進症 • 腎性骨異栄養症 • 異所性石灰化
酸塩基平衡の調節障害	• アシドーシス • 悪心 • 細胞機能障害	• 食欲低下 • 倦怠感
ホルモンの産生障害	• 貧血 • 腎性骨異栄養症	• 成長障害

● CKD患者に勧められる運動の例

		有酸素運動	レジスタンス運動 (筋力トレーニング)
運動内容の例		• ウォーキング • サイクリング • 水泳	• スクワット • ダンベルを使った運動 • ゴムチューブを使った運動
運動量の目安	1日あたり	苦しくない程度で20～60分	1セット(10～15回)×1～3セット
	週当たり	3～5日	2～3日

■ 慢性腎不全

腎臓病が進行し，腎臓の働きが悪くなると，**腎不全**という状態に至る．

• 腎不全は，症状の進行の早さによって，**急性腎不全**と**慢性腎不全**に分けられる．

● 急性・慢性腎不全の違い

	症状の進行の速さ	治療法
急性腎不全	急激	入院治療によって，回復の見込みがある
慢性腎不全	ゆっくり(自覚症状がない)	通院治療が主となるが，腎機能の回復は見込めない

• 急性腎不全は，さらに3種類に分けられる．それぞれ，症状や原因及び疾患が異なり，治療方法も変わってくる．

● 急性腎不全の分類

分類	病的状態	おもな原因及び疾患	治療
腎後性	尿路の異常	腎盂尿管膀胱の腫瘍・結石・結紮，前立腺肥大，膀胱破裂	泌尿器科的処置(胃瘻造設など)
腎前性	血液・体液量の減少	出血，下痢，嘔吐，発汗，多尿	輸液，水分管理(利尿薬)，血液浄化(透析)，原疾患の治療
	心・血管系の異常	心筋梗塞，血流うっ滞	
腎性	急性尿細管壊死	疾患：阻血性ショック，脱水，脱血，腎動脈の閉塞 原因：四塩化炭素などの毒物，カナマイシンなどの抗生物質	
		腎毒性：ヘモグロビン，ミオグロビンなどの生体由来の物質など	
	腎臓祖物の疾患 その他	急性糸球体腎炎，腎化膿症，腎動脈・静脈の閉塞 血管内凝固症候群，肝腎症候群など	

症状

- 慢性糸球体腎炎や糖尿病腎症などが長く続くことで，糸球体の硬化（正常なネフロンの減少）が進むと，糸球体濾過量は低下し，腎不全が進行し，慢性腎不全へと至る．
- 発症初期には無症状であることが多いが，GFRが50％以下（正常値：100％）になると，以下の異常や症状があらわれる．

●慢性腎不全における検査異常や症状

血液検査の異常	•一度尿中に排泄された水分・窒素代謝産物・電解質が再度体内に戻る**非選択的再吸収（逆拡散）**が起こる ➡**BUN・血清クレアチニン値の上昇，高カリウム血症，高リン血症，代謝性アシドーシス** •腎臓で作られているエリスロポエチンの分泌が低下することにより，**腎性貧血**が生じる
溢水による身体症状	•溢水により，**心不全や呼吸不全**（息切れ，呼吸困難）が生じる •レニン・アンギオテンシン・アルドステロン系が亢進して，**高血圧**をきたす
骨代謝異常	•腎機能の低下により高リン血症と低カルシウム血症が生じる •活性型ビタミンDの産生が低下することで，カルシウムの吸収が低下し，低カルシウム血症が助長される ➡**骨軟化症，異所性石灰化**（骨以外の関節などへのカルシウムの沈着）

●慢性腎不全におけるステージ

ステージ		GFR	症状など
第１期	腎予備力低下期	50～80%	無症状，血清Crは正常域
第２期	腎機能障害期	30～50%	軽度の高窒素血症，尿濃縮力障害（尿比重が低下），血清Crは正常域
第３期	腎不全期	10～29%	高窒素血症，貧血，高リン血症，易疲労感，夜間多尿，血清Crが正常域から外れていく
第４期	尿毒症期	10%未満	末期腎不全

治療

- 腎不全の治療の主体は，**生活習慣の見直し**である．
- 禁煙，減塩（食塩6g/日未満），肥満の改善（BMI 25未満）などの，腎臓に負担をかける生活習慣の改善が必要となる．
- 腎機能障害の原因や程度に合わせて**薬物療法**や**透析療法**が行われる．
- 糖尿病の場合は，糖化ヘモグロビン（HbA1c）は6.5％未満（NGSP値）に管理し，高血圧であれば血圧130/80 mmHg（高齢者140/90mmHg）以下に管理できることが理想である．
- 末期の腎不全の治療は，透析療法である**血液透析**と**腹膜透析**，そして**腎移植**の３つである．

炎症性疾患（腎盂腎炎，膀胱炎）

■腎盂腎炎

腎盂腎炎は，腎臓の腎盂において細菌感染により起こる炎症である.

- 20 ～ 30歳代の若い女性と，高齢の男性に多くみられる.

- 感染経路は以下の3つがある.

●腎盂腎炎の感染経路

上行感染	•ほとんど場合，この経路で感染する •尿の出口である尿道口に膣や肛門に付着していた細菌が移行し腎盂にまでさかのぼることで感染する •膀胱炎が悪化して起こることが多く，細菌のほとんどは大腸菌である
リンパ行性感染	•免疫力が低下しているときに感染しやすい経路である •膀胱や尿管，腎盂の周囲にあるリンパ腺に細菌感染を起こし腎盂にまで感染する
血行性感染	•腎臓以外の場所で感染していた菌が血液に乗って腎臓に運ばれることで感染する

症状

急性腎盂腎炎では，悪寒，38度以上の発熱，腰背部痛（叩打痛），頻尿や排尿時痛などの膀胱炎症状，嘔気・嘔吐，腹痛などの消化器症状，腰背部の叩打痛が認められる.

- 血液検査では白血球増多，CRP陽性が認められ，腎機能は一般的に正常である.

- 尿検査では膿尿，血膿尿，軽度タンパク尿を認める.

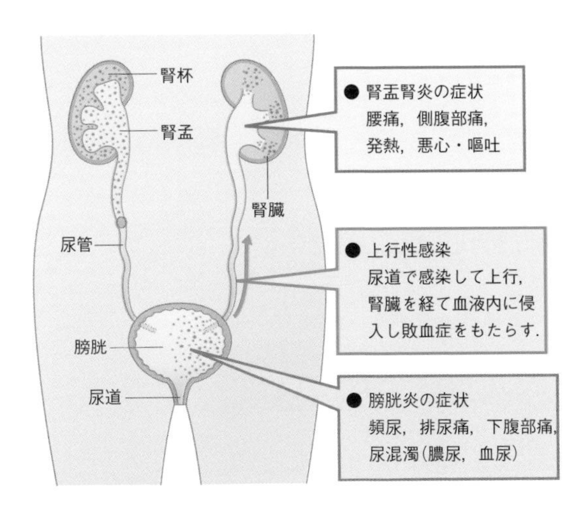

腫瘍(腎癌、尿管癌、膀胱癌)

膀胱癌は膀胱の粘膜に発生する癌である.

- 男性の発生が多く，発生率は女性の約3倍とされる.
- 膀胱癌の90％以上が尿路上皮癌である.

検査・診断

画像診断や経尿道的膀胱生検による確定診断をし，治療法が決定される.

治療

- 表在性の癌に対しては，内視鏡を用いた経尿道的膀胱腫瘍切除術(TURBT)や，膀胱内注入療法が行われる.
- 筋層浸潤性癌に対しては，膀胱全摘除と尿路変更術，放射線治療が行われる.

腎・尿路結石

尿路結石とは，尿中に含まれるカルシウム，尿酸，シュウ酸が結晶化したものであり，それが尿管にできたものを**尿管結石**という.

- 尿路に石ができることで尿がうまく流れず，腎臓に逆流するために腎臓に尿がたまってしまう(**水頭症**).

症状

水頭症による激痛がある．腎臓付近の腹部から背中まで痛みが広がる.

治療

投薬による治療，手術療法が行われる.

- 激痛を和らげるために，NSAIDsが投与される.
- 自然排石を促すために，尿管拡張作用のあるカルシウム拮抗薬やα1遮断薬が投与される場合もある.
- 手術療法では，体外衝撃波砕石術(ESWL)や経尿道的腎尿管結石粉砕術(TUL)，経皮的腎尿管結石砕石術(PNL)が行われる.
- 尿路変更術は，膀胱癌や尿道癌，腎盂尿管癌などにより，膀胱などの尿路の一部を摘出した場合や尿路に非可逆的な通過障害が起きた場合に適応となる.

排尿障害（過活動膀胱，腹圧性尿失禁，夜尿症）

■排尿の異常

- 排尿回数の異常（頻尿・希尿）
- 尿線異常（尿線の細小）
- 尿勢低下（放出力の減退）
- 尿線分割（尿線の中絶あるいは２段尿）
- 排尿困難
- 排尿痛（排尿初期痛，全排尿痛，終末時排尿痛，排尿後痛）
- 残尿感
- 尿閉（完全尿閉，不完全尿閉）
- 尿失禁

- 頻尿とは，１日の排尿回数が異常に多いことをいう．
  - 一般的には８～10回以上である，
  - 夜間の３回以上の排尿は**夜間頻尿**という．
- 稀尿とは，1日の排尿回数が異常に少ないことをいう．尿量の減少に伴って起こりやすい．

●排尿障害の分類

尿が漏れる（尿失禁）	溜められずに漏れる（蓄尿障害）	• 咳やくしゃみで漏れる（**腹圧性尿失禁**） • 我慢できずに漏れる（切迫性尿失禁；過活動膀胱） • 神経の未発達で漏れる（**夜尿症**）
	出にくくて漏れる（排尿障害）	• 出にくいので漏れる（溢流性尿失禁）
	環境が悪いので漏れる（環境障害）	• トイレが遠くて間に合わないで漏らすなど（機能性尿失禁）
尿が出にくい（排尿困難）	• 神経の障害で出ない（神経因性膀胱） • 排尿しようと構えてから排尿開始前までに時間がかかる（遷延性排尿（せんえんせいはいにょう）） • 排尿開始から終了までに時間がかかる（苒延性排尿（ぜんえんせいはいにょう））	
排尿回数が多い	1日10回以上，とくに夜間にトイレにいく回数が多い（頻尿）	

• 排尿障害が悪化したとき，以下のような二次的問題が発生する可能性がある.

• 排尿障害の悪化による尿路感染，尿路結石，水腎症，腎機能障害
• 失禁や頻尿の持続による陰部のびらんや臀部の褥瘡
• 頻尿，尿失禁，尿閉などによるイライラ，疲労，睡眠障害
• 排尿障害と羞恥心を伴う治療処置によるボディイメージの混乱，自尊感情の低下，抑うつ
• 排尿障害に対する不安や羞恥心による日常生活・対人関係の狭小化
• 排尿と排尿介助・処置に伴う苦痛，予期的不安に起因する飲水制限に伴う尿の自浄能力の低下における尿路感染並びに水・電解質異常
• 自分の身体内における感染拡大と同時にパートナーへの感染ならびに性問題の発生
• 自信喪失による役割辞退，自己導尿やストーマなどに必要な施設整備の不足，周囲の無理解などによる社会的役割の喪失

検査・診断

排尿障害においては，おもな診察・検査方法は以下のようになる.

診察	問診，視診・触診，測定，**排尿日誌**
検査	尿の一般検査，尿の細菌培養，血液生化学検査 超音波検査，X線検査，内視鏡検査，尿流動体検査 60分パッドテスト（尿失禁定量テスト） Qチップテスト（女性の尿道過可動域の有無） 前立腺組織検査

■尿失禁

尿失禁は，国際尿禁制学会によれば「遺尿（尿が不随意に漏れる状態）が社会的・衛生的に何らかのトラブルを起こす状態，または他覚的に尿漏れを証明できる状態」と定義される.

1. 尿失禁の分類

一過性尿失禁			• 精神錯乱状態・せん妄，尿路感染症，萎縮性膣炎または尿道炎，常用薬剤，精神的ストレス，多尿，運動制限，便秘などにより惹起されることがあるが，原因を取り除くことにより容易に改善する可能性が高い
慢性尿失禁	機能性尿失禁		• 麻痺など運動機能障害により衣服を脱ぐのに時間がかかる，尿器がうまく使えない，認知症でトイレを認識できないといった理由で，膀胱の機能とは関係なく尿失禁が生じる
慢性尿失禁	器質性尿失禁	切迫性尿失禁（過活動膀胱）	• 強い尿意とともに尿が漏れ出る • 多量の残尿，膀胱尿管逆流症，尿路感染症が続発し，腎機能障害を起こす可能性が高い
慢性尿失禁	器質性尿失禁	腹圧性尿失禁	• 咳やくしゃみ，運動など腹圧上昇時に，膀胱が収縮しなくとも尿が漏れ出てしまう • 腹圧性尿失禁を有する女性のうち，約 30%に切迫性尿失禁が合併する • 男性には少ない ①膀胱頸部・尿道過可動性 骨盤底弛緩にもとづく膀胱頸部下垂による腹圧の尿道への伝達不良のため腹圧時に膀胱内圧のみが上昇し尿が漏れる ②内因性括約筋不全 括約筋機能の低下により，腹圧時に尿が漏れる
慢性尿失禁	器質性尿失禁	溢流性尿失禁	• 膀胱に尿が充満し，尿が尿道から漏れ出る • 尿の排出障害が原因であり，排尿筋の収縮力減弱か下部尿路閉塞のどちらかあるいは両方による • 抗コリン薬や抗ヒスタミン薬などの薬剤，糖尿病による末梢神経障害，骨盤内悪性腫瘍に対する手術による末梢神経損傷は排尿筋の収縮力低下の原因となる • 高齢男性では，前立腺肥大症，前立腺癌，尿道狭窄が下部尿路閉塞の原因となる • 高度の膀胱瘤，子宮脱といった骨盤内臓器下垂があると，女性でも下部尿路閉塞が起こる
慢性尿失禁	器質性尿失禁	反射性尿失禁	• 脊髄損傷など，脊髄の神経学的異常のある場合にみられる • 兆候も尿意もなく尿が漏れる • 排尿筋・外尿道括約筋協調不全があることも多く，膀胱内圧の著明な上昇を伴うため，多量の残尿，膀胱尿管逆流症，尿路感染症が続発し，腎機能に障害を起こす可能性が高い

※残尿が多量になると，切迫性尿失禁，腹圧性尿失禁，溢流性尿失禁のすべてがみられることがある．

2. 女性の腹圧性尿失禁

- 腹圧性尿失禁とは，腹部に力が入ったときに尿意がなくとも生じてしまう失禁である．
- 骨盤内臓器の構造の違いから，女性に多く発生する．
- 咳やくしゃみ，笑うなどの日常的な動作に加えて，運動時に発生することがある．

治療

- 行動療法：骨盤底筋訓練
- 薬物治療：抗コリン薬
- 手術療法：TVT手術，TOT手術

■夜尿症

夜尿症は睡眠中の失禁であり，いわゆる「おねしょ」であるが，小児から成人まで起こりうる．

●夜尿症の病型分類

多尿型	•膀胱容量は正常であるが，夜間尿量がそれを上回る •通常の夜間尿量の上限は6～9歳で200mL，10歳で250mLが目安
膀胱型	•夜間尿量は正常であるが，膀胱容量がそれを下回る
混合型	•多尿型と膀胱型の混合型 •夜間尿量も多く，膀胱容量も少ない

検査・診断

- 5歳以上の児童の場合，1か月に1回以上の夜尿が3か月以上持続するときは夜尿症と診断される．
- 感染症や尿路奇形などの形態異常などが疑われる場合は，尿検査，血液検査，超音波などの画像検査を行う．

治療

生活指導，行動療法に加えて，場合によっては薬物療法が行われる．

多尿型	尿を濃くして尿量を少なくする作用をもつ抗利尿ホルモン薬（内服薬，点鼻薬）
膀胱型	膀胱の蓄尿機能を安定させ，我慢尿量を増やす作用をもつ抗コリン薬（内服薬）

14. 生殖機能／A. 生殖器系の疾患の病態と診断・治療

女性生殖器の疾患（子宮筋腫, 子宮内膜症, 卵巣腫）

■帯下と膣炎

帯下は，性器分泌液や産出液が膣外に漏れ出たものである.

- 帯下には，生理的な理由と病的な理由による２種類がある.
- 病的な理由による可能性を意識し, 帯下の性状を分析できる必要がある.

●帯下の性状と疾患の関係

帯下の性状	原因	疾患
酒粕様帯下	カンジダ菌の増加	カンジダ膣，外陰炎
黄色帯下	白血球・細菌の増加	トリコモナス膣炎，細菌性膣炎，委縮性膣炎，膣内異物
赤色・褐色帯下	出血による血液混入	子宮頸癌，子宮体癌，子宮頸管ポリープ，萎縮性膣炎，子宮膣部びらん
水様性帯下	炎症	萎縮性膣炎，子宮頸癌，子宮体癌

■子宮筋腫

子宮筋腫は子宮を構成している平滑筋由来の良性腫瘍で，若年から閉経後の方まで高頻度にみられる疾患である.

- とくに症状もなく，健康診断で偶然指摘されることも多い.
- 発生部位別に，漿膜下筋腫，筋層内筋腫および粘膜下筋腫に分類される.
- 症状は，過多月経，過長月経，月経痛，腹部腫瘤触知，貧血などがある.
- 子宮筋腫が大きくなると周囲臓器を圧迫し，頻尿，排尿困難，便秘，腰痛などの症状もみられ，時には不妊や流早産の原因にもなる.

■子宮内膜症

子宮内膜症とは，子宮内膜あるいはその類似組織が，子宮以外の臓器の表面で発育する疾患である.

- **卵巣ホルモン**の**エストロゲン**によって誘発，増殖，進行する.
- 発症部位は，卵巣など骨盤内の臓器表面が多い.
  - 発生部位は多い順に**卵巣**，**ダグラス窩**，**仙骨子宮靭帯**，直腸・S字結腸前面，膀胱漿膜，小腸，臍，腹壁である．また，肺や胸膜に発生することもある.
- 病理学的には良性であるが，**不妊**や骨盤痛などの原因となる.

症状

- 症状は発生部位によって異なる.

骨盤内の子宮内膜症	月経痛(月経困難症), 慢性骨盤痛, 排便痛, 性交痛, 不妊など
特殊な部位での子宮内膜症	下血, 血用, 血痰, 気胸, 臍出血(臍)など

- さまざまな疼痛を引き起こし, 不妊の原因となる. 不妊症の約25～50%に子宮内膜症が存在する.

検査・診断

- 問診, 内診, 腫瘍マーカー(CA125, CA19-9), 画像診断(超音波検査, MRI)で臨床的に判断する.

- 確定診断医は腹腔鏡検査(組織審)が必要である.

治療

対処療法	非ステロイド性抗炎症薬(NSAIDs), 漢方薬など
内分泌療法	低用量ピル, ジエノゲスト, GnRH作動薬, ダナゾールなどを用いて卵巣ホルモンを抑制し, 子宮内膜組織増殖を抑制する.
保存手術	病巣除去, 癒着剥離, 骨盤臓器の位置の強制など
根治手術	子宮摘出術, 卵巣摘出術

■ **卵巣嚢腫**

- 卵巣嚢腫は卵巣腫瘍のうちの嚢胞性腫瘍ことであり, そのほとんどが良性である.

- 卵巣嚢腫は, 漿液性嚢腫, 粘液性嚢腫, 皮様嚢腫, 卵巣チョコレート嚢腫の4種類がある.

漿液性嚢腫	10～30代の若い女性によく見られる, 非常に発症頻度の高い腫瘍の1つ. 卵巣から分泌される漿液の貯留が認められる.
粘液性嚢腫	閉経後の女性に多く, 卵巣内に粘液の貯留をみとめる. 放置するとかなり大きくなることがある.
皮様嚢腫/類皮嚢腫(奇形腫)	毛髪や歯, 脂肪などを含んだドロドロした塊を卵巣内に認める. 20～40代の女性に多くみられ, 閉経後稀にがん化することがある. 原因不明だが, 未授精の卵子に細胞分裂が起きて途中で停止したため, できた皮膚や毛髪の成分がたまって腫瘍化するとされている.
卵巣チョコレート嚢腫(卵巣子宮内膜症)	子宮内膜症の1つ. 本来子宮のなかだけにあるはずの子宮内膜が, 卵巣に発生し増殖を繰り返すことで生じる. 子宮内膜の組織や血液が変色してチョコレート色になっていることが名前の由来で, 30～40代の女性に多く, 0代をすぎるとがん化するリスクがある.

症状

- 卵巣の腫瘍は小さいうちは自覚症状が少なく，大きくなってから症状が出現することが多い.
- 腫瘍が大きくなるにしたがい，腹部膨満感，下腹部の痛み，腰痛，便秘，頻尿などの症状がみられる.
- 人によっては，下腹部にやわらかいしこりがあるのに気づく場合もある.
- 腫瘍がねじれる「茎捻転」が生じると，突発的に強い痛みや嘔吐，ショック症状に陥るため緊急手術が必要になる場合がある.
- 腫瘍が破裂することはまれだが，強い下腹部痛が起き，緊急手術が必要になる.

検査・診断

- 問診
- 内診（触診）
- 超音波検査

治療

- 卵巣嚢腫摘出術（開腹手術，内視鏡手術）
- ホルモン療法：卵巣チョコレート嚢腫（卵巣子宮内膜症）

乳腺の疾患（乳腺炎，乳腺症）

■乳腺炎

母乳が乳腺にうっ滞する，うっ滞性**乳腺炎**と急性化膿性乳腺炎がある．

- 急性化膿性乳腺炎は分娩後２週間以後にみられ，うっ滞性乳腺炎の状態に細菌感染（黄色ブドウ球菌，連鎖球菌）が生じたもので，症状が強く，発熱や乳頭からの排膿がみられる．
- 乳腺炎の症状は，疼痛，圧痛，熱感，発赤，硬結，腫脹で母乳分泌は不良となる．
- 乳汁うっ滞の予防には，産前からの乳房ケア，授乳方法の指導，搾乳などが有効である．
- 炎症に対しては，患部の冷却，消炎薬・抗菌薬の投与などを行う．

■乳腺症

乳腺症とは，幅広い年齢層にみられる乳腺の増殖性変化を指すものである．

- **女性ホルモン**（**エストロゲン**や**プロゲステロン**）が相互的に関係して作用をしていると考えられるが，原因は明らかではない．
- 乳癌かどうかを検査で確認することが最重要事項となる．

症状

- おもに**乳房痛**，**腫瘤**，**硬結**，**乳頭分泌**や**しこり**などが生じる．
- 違和感を感じる程度から，痛みで眠ることができない程度まで幅広い．
- 月経に連動して症状が出現・消失することもあるが，個人差がある．

検査・診断

- 問診，視診，触診，マンモグラフィ，超音波検査，血液検査などを行う．
- マンモグラフィによる所見はさまざまで，乳腺症特有の所見はない．
- 乳癌かどうかを検査で確認することが最重要事項となる．画像所見によって乳癌を否定できない場合には，細胞診や組織診を行う．

治療

乳腺症と診断されれば，ほとんどは経過観察のみで治療の必要はない．

- 痛みが日常生活を妨げるほど強ければ，抗エストロゲン薬や漢方薬を投与する．

男性生殖器の疾患(前立腺炎, 前立腺肥大)

■前立腺肥大と前立腺癌

前立腺の疾患には, **前立腺肥大**と**前立腺癌**がある. 発生組織が異なるため, 症状や所見に違いがみられる.

●前立腺肥大と前立腺癌の違い

	前立腺肥大症	前立腺癌
好発年齢	50歳以上の男性	60歳以上の男性
部位	尿道周囲の粘膜下腺(内腺) 良性腫瘍	前立腺辺縁領域(外腺)に好発 腺癌が多い
症状	遷延性排尿障害(排尿までに時間がかかる) 苒延性排尿障害(出始めから終了まで時間がかかる) 溢流性尿失禁(少しずつ尿漏れが続く) 夜間頻尿, 残尿感, 尿閉 直腸診で弾性の肥大した腫瘤を触知	早期は無症状 進行すると排尿障害, 血尿, 下肢の浮腫, 骨痛(骨転移のため) 直腸診で硬い結節や凸凹の硬結を触知
治療	薬物療法: α受容体遮断薬 手術療法:経尿道的前立腺切除術, 前立腺摘出術 前立腺レーザー治療, 高温度療法	手術療法:前立腺全摘出術 放射線症状:密封小線源料場 内分泌療法:抗アンドロゲン療法

●直腸診の方法

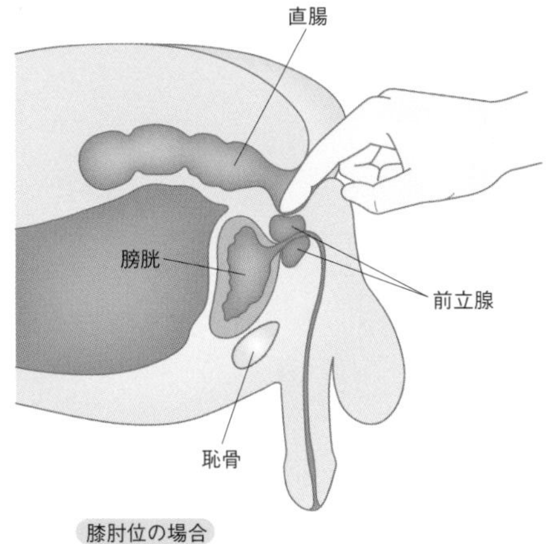

膝肘位の場合
・下腿を広げる.
・下向きに前立腺をマッサージ

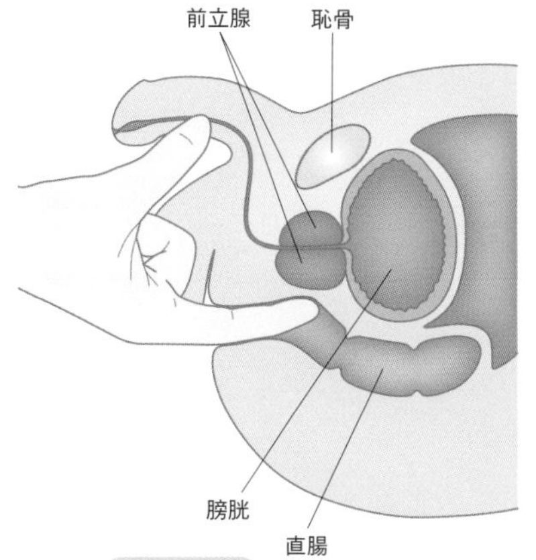

仰臥位の場合
・中指・薬指で尿道を圧迫
・上向きに前立腺をマッサージ

腫瘍(乳癌, 子宮体癌, 子宮頸癌, 卵巣癌, 前立腺癌)

■乳癌

乳癌は乳腺の組織に発生する癌である.

- 日本における罹患率は年々増加傾向にあり，40歳代後半～50歳代前半に多い.
- 乳腺は，実質(小葉と乳管)と間質(脂肪，結合組織など)から構成され，乳癌はおもに乳管(乳管癌，全体の約90％)と乳腺小葉(小葉癌，全体の5～10％)で発生する.
- 乳管もしくは小葉内にとどまる癌を**非浸潤癌**，乳管や小葉の基底膜を破って周囲に浸潤した癌を**浸潤癌**という.
- 乳癌の発生には女性ホルモンのエストロゲンが深く関わっている．体内のエストロゲン濃度が維持されている期間が長いほど，発症リスクが上がるといわれている.

●乳癌の発症要因

- 初潮が早い
- 閉経が遅い
- 未出産
- 成人になってからの肥満
- 生活習慣(飲酒，喫煙など)
- 良性乳腺疾患の既往
- 糖尿病
- 遺伝(家族歴の多い場合)

- 運動は乳癌のリスクを減少させるとされている.
- 乳癌は，TNM分類(T：腫瘍径，N：リンパ節転移の有無，M：遠隔転移の有無)に基づき，各Stage(病期，ステージ)に分けられる.
- Stageは0，Ⅰ，ⅡA，ⅡB，ⅢA，ⅢB，ⅢC，Ⅳの8段階に分けられる．0期は非浸潤癌，Ⅰ期以上は浸潤癌で，Ⅳ期は多臓器への転移があり，根治治療は困難となる.

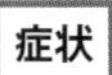

症状

乳房のしこり，乳房のえくぼなど皮膚の変化，乳頭分泌，腋窩リンパ節腫脹など．

●乳癌の好発部位

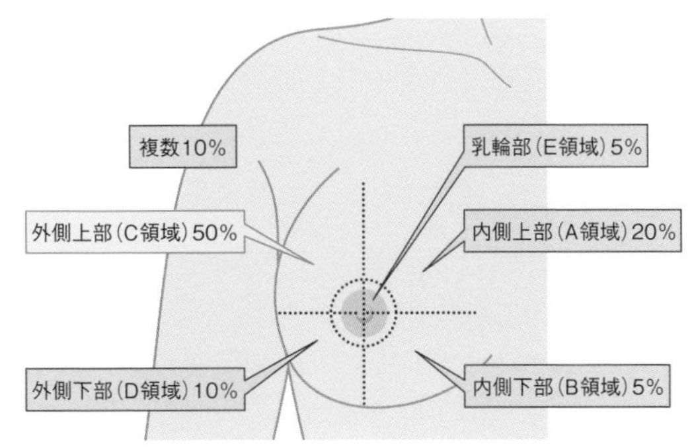

●乳癌の代表的症状

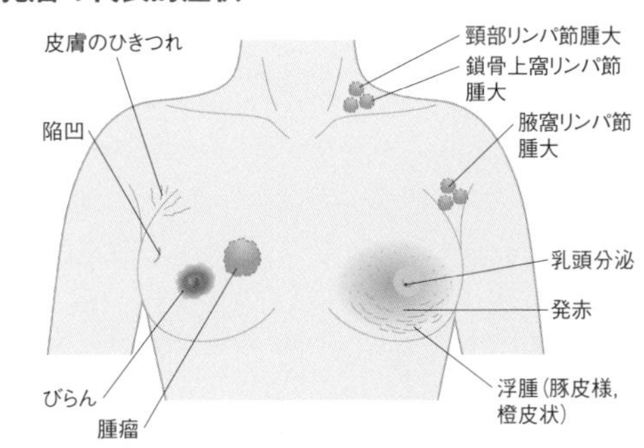

検査・診断

乳腺疾患の基本検査は，マンモグラフィーや乳房超音波である．

- MRI検査は，良悪性の鑑別・乳腺内の病変の広がりの診断に役立つ．
- 病理診断として，細胞診・組織診が行われる．いずれも外来で簡便に実施できる．組織診では良悪性の鑑別に加え，乳癌であった場合の悪性度・薬物治療への反応性がわかることから，術前薬物療法の適応を判断するためにも必須の検査である．

治療

手術，化学療法，放射線治療などを組み合わせた集学的治療が基本である．

- 治療目標はStageにより異なる．Stage Ⅰ～Ⅲの遠隔転移のない原発乳癌では完治が目的，Stage Ⅳの転移再発乳癌では緩和，延命が目的となる．

手術	• Stage Ⅰ～ⅢAが手術適応とされる • 乳房切除術と乳房部分切除術の2種類があり，Stage Ⅱまでは乳房部分切除術の適応となる • 臨床的に腋窩リンパ節転移陰性の場合には，センチネルリンパ節生検が行われ，転移陽性の場合は腋窩リンパ節郭清が行われる
放射線治療	• 放射線治療は，術後補助療法として行われる • 再発乳癌の局所や骨転移による疼痛コントロール目的のほか，脳転移に対しても実施される
全身治療	• 乳癌の全身治療には，化学療法，ホルモン療法，分子標的療法がある • 生検や手術検体から得られた予後因子・治療効果予測因子などから，治療による利点と副作用を考慮して決定される

■子宮体癌

子宮体癌は，子宮内側の子宮内膜から発生する上皮性の悪性腫瘍である（子宮内膜癌ともよばれる）．

- 子宮癌は，発生部位から**子宮体癌（子宮内膜癌）**と**子宮頸癌**に分けられる．
- 両者は発生部位だけでなく，原因や発症のメカニズムが違い，治療方針が異なるため，別の疾患としてとらえておく必要がある．
- わが国で子宮体癌と診断される人は，40～60歳の女性に多く，近年は食生活の欧米化などに伴い増加しているといわれる．
- 発生の原因には，エストロゲン依存性に発生するもの（Ⅰ型）と別の原因で発生するもの（Ⅱ型）がある．前者が80～90％を占める．

●エストロゲン依存性（Ⅰ型）における癌発生の流れ

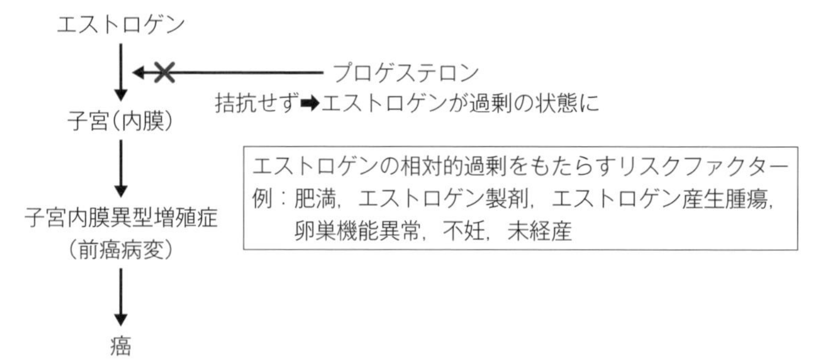

- 子宮体癌は，組織学的には腺癌が95％以上を占め，そのうち類内膜腺癌が80～90％（子宮体癌全体の60～70％）である．
- 子宮体癌の多くを占める類内膜腺癌は，Grade1（G1，高分化型），Grade2（G2，中分化型），Grade3（G3，低分化型）に分類される．この分類は予後と相関し，低分化ほど予後が悪くなる．

症状

子宮体癌に最もよくみられる症状は不正性器出血である．

- 多くは閉経後の不正出血から発見されるが，閉経前では月経と無関係な出血や月経時の出血量が多い，帯下に血が混ざるなどの症状がある．
- 癌が子宮体部を越え，骨盤内組織に浸潤するようになると疼痛が生じる．

診断

内膜細胞診	• 体癌検出率は80～95%陽性である • 偽陽性，陰性でも子宮体癌を疑う所見がある場合は内膜組織診を実施する
内膜組織診	• 子宮内膜異型増殖症や子宮体癌が確認された場合，子宮頸部浸潤の有無を確認するため子宮鏡検査を行う • 子宮内膜異型増殖症は子宮体癌の前癌病変，体癌進行期の分類0期とみなされる
子宮鏡検査	• 経頸管的に子宮腔内に内視鏡を挿入し，子宮腔や頸管内の状態を観察する • 病変の進展（頸部頸管への浸潤など）を肉眼的に確認できる
MRI	• 術式決定に際して重要である • 腫瘍の筋層浸潤などを診断する

治療

外科的手術療法が基本となる．

- 術式は，MRI画像などから癌の大きさや広がり，筋層浸潤の有無をとらえ決定されるが，重要な予後因子である筋層浸潤の深さやリンパ節転移は術後に判明するため，手術進行期分類（手術後に病期を分類）を用いる．
- 腫瘍が子宮体部に限局している場合は，単純子宮全摘術または準広汎子宮全摘術が施行される．
- 頸部間質浸潤が明らかな場合は，広汎子宮全摘術が施行される．
- 原則的に，上記術式に加え，両側付属器切除術と骨盤リンパ節郭清術が施行される．
- 転移リスクが高い症例には，傍大動脈リンパ節郭清術，大網切除術が追加される．

●転移リスクが高い症例

- 骨盤リンパ節転移例
- 付属器転移例
- 筋層浸潤が1/2を超す例
- 類内膜腺癌G3，漿液性腺癌，明細胞癌，癌肉腫など予後不良例

- 術後の摘出標本の結果によって，追加治療（化学療法，放射線治療）が実施される．

■子宮頸癌

子宮頸癌は，子宮頸部に発生し，女性生殖器の癌の中で最も罹患率が高い．

- 子宮頸癌は，扁平上皮癌と腺癌に分類される．
  - 扁平上皮癌：異形成から上皮内癌，湿潤癌へと発展する．
  - 腺癌：扁平円柱上皮境界(SCJ)の付近，もしくは子宮頸癌の円柱上皮から発生する．

- ヒトパピローマウイルス(HPV)の持続感染が発症の原因とされている．
- HPVは性交渉で感染するが，多くの場合では症状のないうちにHPVが排除される．

HPV：Human Papillomavirus

- 危険因子として，他に喫煙がある．

- 早期発見により，根治が見込めるだけでなく，子宮温存により妊娠の可能性を温存できる治療が選択可能である．

症状

異形成～微小湿潤癌	無症状
早期湿潤癌	不正性器出血，性交時出血，膣分泌異常の出現
局所進行癌	下腹部痛・性交痛，尿路狭窄，閉塞に伴う水腎症による腰背部痛，血尿，血便など

診断

- 視診(膣鏡診)，子宮頸部細胞診，ハイリスクHPV検査，コルポスコピー，子宮頸部生検など．

- 腫瘍マーカー：①扁平上皮癌の場合…SCC抗原，CEA
  ②腺癌の場合…CA125，CEA

治療

上皮内癌・微小湿潤癌	円錐切除術，子宮全的術
局所湿潤癌	広範子宮全的術(併せて放射線療法や化学療法も行う場合がある)
進行癌	放射線療法，化学療法
転移癌	全身化学療法，緩和療法

- 腺癌は，子宮頸癌の多くを占める扁平上皮癌ほどには，放射線療法が有効でない．

■卵巣癌

卵巣に発生する癌においては，両性，悪性含め多くの腫瘍が発生することをふまえておく．

- 腫瘍の中には，組織学的には良性に近い所見にも関わらず悪性腫瘍と似た経過を示すものもある．
- 表層上皮やそれを支える間質で生じる癌(表層上皮性の癌)：
  漿液性腺癌，粘液性腺癌，類内膜腺癌，明細胞癌など
- その他，卵細胞(胚細胞)が腫瘍と化したり，卵胞を取り巻くホルモンの産生細胞である性索間質からも，腫瘍は発生する場合がある．

症状

- 無症状であることが多い．
- 腫瘍が手拳大になると，圧迫症状があらわれる．腹水貯留により腹部膨満感があらわれる．

検査・診断

- 超音波，MRI，CT検査：腫瘍の確認
- 腫瘍マーカー：CA125，CA602，CEA，CA19-9，STNなど

治療

手術療法(腫瘍摘出)，化学療法，放射線治療，ホルモン療法

■前立腺癌

- 前立腺癌は，前立腺の細胞が正常な細胞増殖機能を失い，無秩序に自己増殖することにより発生する．
- 早期に発見できれば治癒が可能であるが，骨盤内リンパ節転移や**骨転移**が多く，肺や肝臓などに転移することもある．

症状

- 早期には自覚症状はなく，進行すると以下の症状がみられる

- 血尿
- 遅延性排尿（排尿の開始までに時間をようする）
- 苒延性（排尿の開始から終了までに時間を要する）
- 尿腺の細小
- 放尿力の減退，腹圧排尿
- 排尿時痛
- 残尿感
- 骨痛，病的骨折，脊髄圧迫：骨転移（一般的に骨盤，肋骨，椎体）による

診断

- 直腸指診（DRE）および前立腺特異抗原（PSA）によるスクリーニング
- 経直腸的針生検による異常の評価
- 組織学的な悪性度分類
- CTおよび骨シンチグラフィーによる病期診断

治療

- 内分泌療法（黄体形成ホルモン放出ホルモンアゴニスト，抗男性ホルモン，エストロゲン他）によって，男性ホルモンの作用を抑える．
- 手術療法，放射線治療，待機療法・監視療法も選択される．

生殖機能障害（月経異常，更年期障害）

女性の身体的な問題は，思春期・成熟期・更年期といった区分をもとに，ライフステージの変化とともにとらえることが必要である．

■月経異常

月経とは，性成熟期の女性において，一定の周期をもって反復する子宮内膜からの生理的出血をいう．

- 排出される内容物は，血液，内膜創面分泌物・細胞，頸管粘液，細菌が含まれ，色は暗赤色，弱アルカリ性で凝固しにくい．
- 正常な月経周期：25～38日の範囲で，変動が±6日以内，経血量は20～140mL．
- 月経周期は間脳-下垂体-卵巣系によって支配される．
- 卵巣機能の衰退または消失によって起こる月経の永久的な閉止を閉経という．閉経になる平均年齢は50.3歳である．

異常例		内容
初経の異常	早発月経	10歳以前に初経が発来したもの
	遅発月経	15歳以後に初経が発来したもの
閉経の異常	早発閉経	39歳以前に閉経したもの
	晩発閉経	56歳以後に閉経したもの
月経周期の異常	原発性無月経	満18歳を過ぎても初経が発来しないもの
	続発性無月経	順調にあった月経が3か月以上停止したもの
	希発月経	月経の頻度が少なく39日以上で発来したもの
	頻発月経	月経周期が25日よりも短縮し月経の回数が増加したもの
月経持続日数の異常	過短月経	持続日数が2日以内
	過長月経	持続日数が8日以上，大きな凝血塊が生じる
経血量の異常	過少月経	月経血量が異常に少量の場合
	過多月経	月経血量が異常に多量の場合

■ 更年期障害

更年期障害とは，閉経前後に起こる不定愁訴の総称である．具体的には，更年期（および老年期）において，エストロゲン分泌が減少する際に伴う心身の変化を意味する．

- 分泌量が急激に減少する時期とは閉経（平均50.3歳）時である．
- 更年期障害は，身体的な要因（エストロゲンの低下），社会的・心理的な要因が複雑にからみ合って発症する．
- 症状や頻度には人種差があり，社会・文化的な背景による違いがある．

検査・診断

検査では異常が認められず，器質的疾患がなく多種多様な症状ため，客観的な診断が困難である．

症状

- のぼせや発汗などの血管運動神経障害症状を中心とする自律神経失調症状がみられる．
- 情緒不安定・うつ状態を中心とする精神神経症状がある．

治療

- 症状はさまざまな因子が複雑に関係した結果である．まずは患者自身の意識や行動，生活スタイルや習慣の改善・変化を促すことが重要となる．
- 改善が難しい症状に対しては，ホルモン補充療法（HRT）や漢方薬，向精神薬の投与なども選択肢となる．

15. 精神機能／A. 精神・心身の疾患の病態と診断・治療

症状性を含む器質性精神障害，せん妄

●認知症の種類とその割合

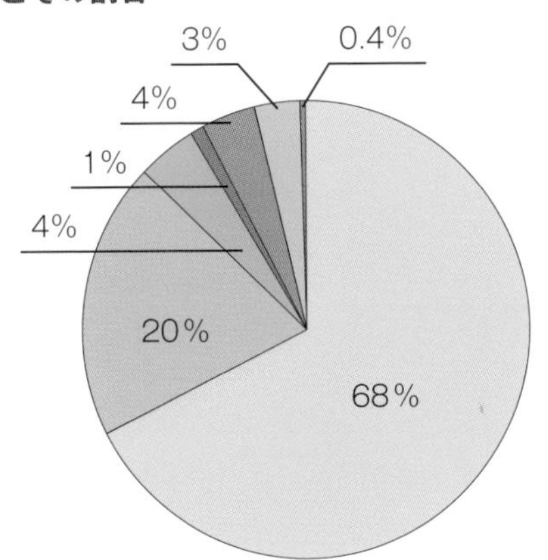

厚生労働省「認知症の基礎　―正しい理解のために―」より

●おもな認知症の原因と特徴

種類	原因・病態	好発年齢・性別	特徴
アルツハイマー型認知症	脳にアミロイドベータというタンパク質の蓄積（老人班）がみられ，正常な神経細胞が壊れ，全般性脳萎縮が起こる	• 70歳以上 • 女性に多い	• 理解力や会話力，記憶力などの機能が低下し，日常生活に支障をきたす • 人格の崩壊が進む • ゆっくりと確実に進行するが，治療により進行を遅らせることが可能
血管性認知症	脳血管疾患によって壊死した脳の部分的機能障害	• 50歳以上 • 男性に多い	• 記憶障害はあるが，判断力は保たれ，人格は維持される • 段階的に，急激に進行するため，「まだら認知症」とよばれる • 感情失禁がみられる
前頭側頭型認知症（ピック病）	• 原因は不明 • 前頭葉と側頭葉の萎縮がみられる	65歳以下での発症が多い	• 記憶障害は初期には現れず，極端な人格の変化を特徴とする • 常同行動・滞続言語がみられる • 徘徊や窃盗というような反社会的行動もみられる
レビー小体型認知症	レビー小体というタンパク質が脳に蓄積して起こる脳の萎縮	高齢者の発症率が高い（40歳以下でも発症の可能性はある）	• 幻覚，パーキンソン症状，記憶障害，レム睡眠行動障害，一日の中での気分や態度の変動などがみられる • 精神疾患と誤診されることがある

精神作用物質使用による精神・行動の異常

■アルコール依存症，覚醒剤・大麻精神病

- 精神作用物質使用による精神・行動の異常について，DSM-5では，物質の使用に基づくさまざまな精神障害や嗜癖行動を，物質関連障害及び嗜好性障害群としている.

- 物質関連障害群は，**アルコール**，カフェイン，**大麻**，幻覚剤（フェンシクリジンまたは類似作用を有するアリルシクロヘキシラミンと，別に他の幻覚剤の一群），吸入剤，オピオイド，鎮静剤，睡眠薬および抗不安薬，精神刺激薬（アンフェタミン型物質などの**覚醒剤**，コカイン及びその他の精神刺激薬），タバコ，その他の（または不明の）物質が関わるものに分類されている.

- 物質関連障害群に関わる物質はそれぞれ大脳の異なる部分に作用するが，すべて共通して**脳内報酬系回路**とよばれる神経回路を直接活性化させる.
  - 脳内報酬系とは，嗜癖や依存に強く関係した，中脳の腹側被蓋野から側坐核などへ投射するドパミンによって情報を伝える神経系で，活性化されると快情動が誘発される.
  - 依存性物質によって脳内報酬系が活性化させると，その物質への強い渇望が起こる.

- 嗜癖性障害は，物質に関連していない依存や嗜癖に関与する障害である.

- ギャンブル障害，インターネットゲーム障害，窃盗癖のほか，買い物依存，暴力・虐待，性的逸脱行動，過食・嘔吐，放火，携帯電話への依存など，多様な行動上の障害が含まれることがある.

症状

- 物質関連障害の症状には，中毒，離脱，中毒せん妄，離脱せん妄，持続性認知症，健忘性障害，精神病性障害，持続性知覚障害(フラッシュバック)，気分障害，不安障害，性機能障害，睡眠障害などがある.

- 物質が摂取されて中枢神経に作用することで生じる有害作用には，知覚，覚醒，注意，思考，判断，精神運動性行動，対人行動障害などの精神および心理的変化，知覚変容，幻覚，妄想，意識レベルの低下や意識混濁，興奮，理性的判断や思考の障害，脱抑制，対人関係のトラブル，迷惑行為などがある.

  ※脱抑制：状況に対する反応としての衝動や感情を抑えることが不能になった状態のこと.
  脳の外傷，とくに前頭葉の損傷では共通した症状としてみられるほか，せん妄，躁状態，薬物・アルコールの影響下にある人にも認められる.

- 急性中毒は，物質の摂取中や，摂取後まもなく出現する短期的な障害であり，依存とは無関係な概念であるが，慢性中毒は依存に陥ったために生じる長期的な身体及び精神への障害のことをいう.

- 離脱とは，ある物質を反復的に(通常は長期に大量に)摂取した後で，その物質の使用を完全あるいは不完全に中断することにより生じる，さまざまな症候群である.

- 離脱症状は，血中や組織内の物質濃度の低下によって生じるため，患者は症状を軽減しようとして物質を再び使用したいという衝動をもっていることにより，依存症候群，とくに身体的依存の１つの指標とされている.

- 離脱期には，せん妄状態を合併することが多い.

● **日本における覚醒剤・大麻の使用状況**

- 警察庁による令和2年に関する報告では，薬物事犯検挙人員は，近年横ばいが続く中，14,079人と前年よりわずかに増加している．
- 覚醒剤については，8,471人と引き続き減少した一方で，大麻は20歳以下の若年層を中心に平成26年以降増加が続き，令和2年も5,034人と前年を大幅に上回り検挙人員全体を押し上げている．
- とくに大麻栽培は増加傾向にあり，栽培者は232人，押収量も9,893本と大幅に増加した．
- 大麻事犯における若年層，とくに少年の増加傾向に歯止めをかけるため，厳正な取締りに加えて，SNS等のインターネット上での違法情報・有害情報の排除や大麻乱用防止に係る広報啓発活動を推進することとしている．
- 隔年で実施されている，薬物使用に関する全国住民調査による2019年の報告でも，現在一般住民の間で最も多く使用されているのは大麻であり，生涯経験者数は約161万人，過去1年の経験者数は約9万人と推計されている．

治療

- 物質関連障害および嗜癖性症候群に対する治療は，その物質や行動・症状の多彩さゆえ，標準化されておらず，一律ではない．
- それほど重篤ではない障害をもつ患者に対する短期的な介入から，重篤な障害をもつ患者に対する入院治療などまで，その内容や形態はさまざまである．
- 個人精神療法，集団療法，薬物療法，家族療法などが組み合わされることも多い．

1．薬物療法

- 依存対象などにより，使用される薬物は異なる．

アルコール依存	ジスルフィラム，シアナミド，アカンプロサートカルシウムが使用される
ヘロイン嗜癖	μオピオイド受容体の部分作動薬であるブプレノルフィン塩酸塩やメサドン塩酸塩が使用される
ニコチン依存	バレニクリン酒石酸塩が使用される

2. 自助グループ・民間リハビリテーション施設

- 依存症候群や嗜癖性障害は，突如寛解するものではなく，一連の段階を経て回復していくものであるため，医療機関以外に，**自助グループ**や**民間リハビリテーション施設**などの地域社会での回復のための組織が全国的にある．
- 自助グループには，薬物依存者のためのNA (Narcotics Anonymous)，アルコール依存者のためのAA(Alcoholics Anonymous)，ギャンブル依存者のためのGA(Gamblers Anonymous)がある．
- 民間リハビリテーション施設としては，Drug (ドラッグ) Addiction (依存症，行動嗜癖) Rehabilitation (リハビリテーション) Center (施設) の頭文字をとって命名されたDARC（ダルク）などがある．
- 当事者だけでなく家族などを対象としたナラノン(Nar-Anon)や，アラノン(Al-Anon)といった組織もある．
- 近年は，日本でも多くの医療機関や精神保健福祉センターなどにおいて，薬物再乱用防止プログラムが実施されている．

統合失調症

統合失調症は，おもに思春期から青年期に発症し，寛解と再発を繰り返すことで慢性の経過をたどり，社会機能などの低下につながる疾患である．

- 原因は明らかではないが，家族集積性が高く，遺伝的要因と環境的要因の双方によって発症すると考えられている．
- 10代後半～20代の青年期が好発年齢である．
- 近年では，精神症状や精神障害があったとしても患者が自分らしく生きていけるよう，当事者の希望やストレングスに注目したリカバリー支援がより重視されている．

症状

- 幻覚や妄想など急性期によくみられる陽性症状
- 感情鈍麻や意欲低下など慢性期に特徴的な陰性症状
- 実行機能障害を含む認知機能障害など

●統合失調症の症状

症状		特徴
陽性症状	幻覚	• 幻聴，とくに命令幻聴が多い • 幻視は統合失調症ではまれ • 体感幻覚もみられることがある
	妄想	• とくに急性期では，注察妄想や追跡妄想などの被害妄想 • 周囲の出来事，言動を自分と関連づける関係妄想
	自我障害	• 自分の考えが抜き取られるといった，考想奪取 • 自分の考えが知られているといった，考想伝播 • 誰かに操られているといった，させられ体験
	思路障害	• 急性期には思考のまとまりを欠いた連合弛緩や滅裂思考 • 慢性期には会話内容の貧困さ
陰性症状	感情鈍麻	• 表情や自発的動きの乏しさ，感情の表出の乏しさがみられる • 感情の平板化ともいわれる
	意欲低下	• 自発性の低下からセルフケアや余暇活動などへの関心を示さなくなる
	自閉	• 病期にかかわらずみられることがあり，対人的なかかわりを避ける
認知機能障害	記憶障害	• とくに作業記憶が障害されやすい
	実行機能障害	• 順序だてて計画通りに物事を遂行することが難しくなることがある
	注意障害	• 情報や刺激を選んで注意を向けるといった選択的注意の低下がみられる

検査・診断

統合失調症の検査・診断においては，妄想様の訴えの背後に身体疾患が隠れていることがあるため，フィジカルアセスメントや画像，血液検査も重要となる.

- 薬物療法の副作用の中には，耐糖能異常などの血液データの異常や，便秘などの画像データの異常があり，検査が重要となる.
- 難治性統合失調症では，クロザピンが使用されることもある．副作用として，白血球減少症・好中球減少症・無顆粒球症などの致命的なものがあり，モニタリングが必要となる.

治療

統合失調症の治療は，おもに薬物療法と心理社会的治療がある.

1.薬物療法

- 統合失調症の薬物療法は抗精神病薬が基本となる.
- 抗精神病薬は副作用も多く，苦痛であるため中断の要因にもなる.
- 服薬の自己中断によって再発することが多いため，副作用の観察や症状軽快後も服薬が継続できるための支援が重要となる.

2. 心理社会的治療

- 心理社会的治療は主に消耗期から回復期以降に行われることが多い．また，慢性期においても再燃の防止とQOL向上のための包括的なリハビリテーションが重要となる．
- 統合失調症の慢性期：精神症状の変動が少なく固定化された状態．

※いずれの病期からも慢性化する可能性があり，再発の繰り返しや入院の長期化が慢性化に影響している．

- 心理社会的治療には，心理教育や社会生活技能訓練（SST）などがある．
- 近年注目されているリカバリーの考え方をベースにした治療には，本人および家族を含めた家族心理教育（FPE），疾病管理とリカバリー（IMR），包括型地域生活支援プログラム（ACT），援助付き雇用（IPS）があり，エビデンスがある介入として推奨されている．

気分<感情>障害

■ 双極性障害

双極性障害は，著しく気分が高揚する**躁状態**と，意欲が低下し憂うつな気分となる**うつ状態**を繰り返す疾患である．

- 原因は不解明だが，遺伝的素因のある場合に，過度のストレスが加わることで発症するといわれる．
- 再発を繰り返していると，ストレスがかかっていない状態でも再発するようになる．
- 躁状態やうつ状態が出現すると，日常生活に影響をきたし，生活の破綻につながってしまう場合がある．
- 躁状態が強くみられると，浪費により金銭トラブルが生じたり，周囲との関係性が崩れたりする場合もある．
- うつ状態が強くみられると，食事が摂れなくなり，栄養状態が悪化することで生命の危機におちいる場合もある．

症状

躁(軽躁)状態，うつ状態の代表的な症状は以下のようになる．また，共通点や違いも存在する．

●躁状態とうつ状態の代表的な症状

躁(軽躁)状態	気分高揚，易怒性の亢進，誇大妄想，不眠，多弁，観念奔逸，浪費，注意散漫など
うつ状態	抑うつ気分，食欲低下，不眠(あるいは過眠)，罪業感，希死念慮，集中力の低下など

●躁状態とうつ状態の症状比較

	感情			意欲(行動)	思考		身体面
	気分	自我感情	身体感情		形式面	内容面	
躁状態	爽快 易刺激 易怒	高揚 自意識過剰	健康的	多弁・多動 浪費 性的逸脱 精神運動興奮	観念奔逸	誇大妄想	衰弱 体重減少 不眠 性欲亢進
うつ状態	憂うつ 不安 焦燥 悲哀的	低下 劣等感 悲観的 絶望	不調 不健康感	制止 寡動(かどう) 興味関心の低下 希死念慮	思考抑制	罪業妄想 貧困妄想 自責	不眠 食欲低下 やせ 身体不調

検査・診断

- 身体疾患のように検査所見に基づいて診断を確定することはできない．
- 薬剤の血中濃度測定や悪性症候群などの副作用症状の判定を行うために，適宜血液検査を実施する必要がある．

治療

気分安定薬による薬物療法が基本となる．

- 躁状態はうつ状態と比較して，急速に悪化することや入院が必要になることが多い．
- 著しい興奮や希死念慮がみられる場合には，行動制限も考慮される．
- 再発を繰り返すことが多いため，安定期にも維持療法が重要である．
- 心理療法，対人関係療法，社会リズム療法，認知行動療法などの心理社会的治療が推奨される．

- 薬剤調整による副作用症状に注意する．

神経症性障害，ストレス関連障害

■心的外傷後ストレス障害（PTSD）

心的外傷後ストレス障害（PTSD）は，災害，事故などで強い恐怖を体験したとき，フラッシュバックなどの症状が４週間以上続くことである．

■適応障害

- **適応障害**とは，心的外傷関連障害の１つである．ストレスが原因で引き起こされる感情や行動の症状によって，仕事や学業，家事育児などの社会的機能が大きく阻害されたり，困難になったりしている状態である．
- ストレス因子は単一の出来事の場合もあれば複数の出来事が関わる場合があり，ストレス因子は反復することも持続することもある．
- 適応障害はどの年齢にも起こりうる．成人期では女性の方は男性よりも多いが，小児期及び青年期には性差はないとされている．

症状

意欲低下などといった抑うつ気分，不安な気持ちや，焦燥感，緊張感が続くなど，感情面の症状の訴えが多い．

診断基準

- ハッキリと感じる社会的なストレスによって引き起こされ，３か月以内に発症している．
- ストレスに対する症状が正常な範囲と予想されるよりも大きな症状である．
- 社会生活や仕事，学業上に影響がある障害が出ている．
- うつ病や統合失調症など，他にその症状を引き起こすような原因となる精神障害がない．
- ストレスが解消されれば６か月以内に症状が改善する．

治療

- ストレス要因を除去し，認知行動療によって効果的な対処方法の獲得などが行われる．
- 抑うつ気分などの精神症状に対しては，対症療法としての薬物療法が行われる．

■ 摂食障害

- **摂食障害**は，拒食や過食などの食行動異常と，それに伴う認知や情動の障害を主徴とした疾患である．

- 認知や情動の障害とは，体重や体形に過剰に重きを置く価値観，ボディイメージの障害などである．思春期から青年期の女性に多発し，成人や小児，男性にも認められる．

- 食行動の異常以外には，下剤の乱用や自己誘発嘔吐などの排出行動を繰り返す，ボディイメージの障害による，やせ願望などである．心身の健康状態や日常生活，社会生活機能に著しい支障をきたす．

- 摂食障害の病因は，文化・社会的要因，心理的要因，身体的要因が相互に複雑に絡み合っていると考えられている．

- 文化・社会的要因には，メディアの影響，周囲からの体重に関するプレッシャー，健康食品やダイエット志向，食生活習慣の欧米化などがある．

- 欧米でも日本においても，摂食障害は若年女性の有病率が高い．

- 日本では，若年女性において，神経性やせ症，神経性過食症を含めたすべての摂食障害の有病率が増加傾向にある．

1. 神経性やせ症／神経性無食欲症

- 極端なやせがあるが，肥満への病的な恐怖から，体重を増やそうとしない．

- 自己評価に対する体型や体重の過剰な影響があり，極端にやせているにもかかわらず，自らの体型や体重に対して太っていると偏ったとらえ方をしており（ボディイメージの障害），日常生活に支障をきたす．

2. 神経性過食症／神経性大食症

- 食べることへの制御できない渇望のため，過食（むちゃ食い）を繰り返すが，体重増加を防ぐために，緩下剤の乱用や，自己誘発嘔吐などの不適切な代償行為を繰り返す．

- 自己評価に対する体型や体重の過剰な影響がある．

- 過食とは，ある一時間内に，普通の人よりも明らかに大量の食べ物を食べ，その間，食べることをコントロールできない状態である．

症状

- 摂食障害は，拒食や過食の食行動の異常と，体型や体重への過剰なこだわりのほかに，身体・心理・社会的な面で，さまざまな症状を呈する．

- 無食欲症の患者では，活動性の増加がみられることがある．

- 食の嗜好の偏り，隠れ食い，万引きなどの非社会的行動や，薬物依存，アルコール依存症がみられることもある.

3. 身体合併症

- 神経性やせ症／神経性無食欲症の場合，るい痩(極端なやせ)，**無月経**，徐脈や低血圧などの循環器系の障害，低体温のほか，顔や背中などの産毛の密生，浮腫，脱毛，便秘などの症状がみられる.
- BMI 8.5未満では明らかに無月経が増え，体脂肪率が10％未満になると，ほぼ全員に月経異常がみられる.
- 過食や自己誘発嘔吐，利尿薬や下剤の乱用を繰り返す場合，**電解質異常**，不整脈，腎機能障害などを伴いやすい.
- 電解質異常によって**低カリウム血症**になると，**致死性不整脈**をきたして死に至る危険性がある.
- 過食嘔吐を繰り返すと，胃酸が何度も口中にあがるため，歯のエナメル質や象牙質が損なわれ，**う蝕**(むし歯)が起こりやすくなる.
- 唾液腺の耳下腺や顎下腺の腫脹や，**吐きだこ**がみられることもある.
- 食道炎や胃穿孔，上腸間膜動脈症候群による**腹部膨満感**や**腹痛**，下剤の乱用による**下痢**や**便秘**などもみられる.

4. 精神面の症状

- 低栄養状態，過食や嘔吐の影響で，次第に生活全般にわたって空虚感や孤立感が生じ，気分が落ち込む**抑うつ**がみられやすくなる.
- 食事前後に**不安感**が強くなり，生活全般にも不安，恐怖感，緊張感，動悸や息切れ，発汗が起こりやすくなる.
- 集中力の低下や倦怠感が強くなり，学業や仕事の能率が下がり，意欲が低下する.
- **強迫症状**，**自殺企図**，**自傷行為**がみられることもある.

5. 社会生活・対人関係の問題

- **引きこもり**が生じた場合，社会生活面に影響が出る．
- 学校や職場でも，食事や体重のことが生活の中心となり，家族が対応の仕方に苦慮し，疲弊しがちになる．

6. 精神疾患の併存

- 併存しうる精神疾患として，**抑うつ障害**，双極性障害，**社交不安症**，パニック症，強迫症，**パーソナリティ障害**，神経発達障害，アルコールその他の薬物の物質使用障害（乱用・依存）などがある．

治療

- 摂食障害の治療では，こころとからだの両面の問題を扱っていく．
- 治療に向けての信頼関係，協力関係を作り，摂食障害という病気と治療についての説明，また回復への動機づけを行う．
- 症状（摂食・行動・身体・心理・社会面）の記録や，モニターを行い，身体管理や，身体の合併症があれば対処・治療を行う．
- 精神疾患の併存がある場合には，対処・治療を行う．
- 薬物療法については，神経性過食症に対して補助的に抗うつ薬による治療を行うことがあり，効果が報告されている．神経性無食欲症では低体重や低栄養のために有害作用が生じやすく，薬物療法は慎重に行われる．
- 家族やケア提供者の摂食障害に対する理解と協力があると治療を進めやすくなるため，家族への説明や支援も行われる．
- 若年発症で病歴が短い（3年以下の）摂食障害患者に対しては，家族療法によって予後が良好になったとの報告がある．
- 心理療法としては，一般的に専門家による支持的精神療法が行われ，より専門的な心理療法としては摂食障害に焦点化された認知行動療法などが行われる．

生理的障害，身体的要因に関連した精神障害または行動症候群

■不眠症

不眠とは，睡眠に対して満足感が得られず身体的・精神的・社会的に支障をきたしていると本人が自覚した状態をいう．

- 不眠の訴えの背景には，疾患の悪化など重大な問題がある可能性を考慮する．
- 不眠には，さまざまな原因・誘因がある．
- まずは，その因子の有無を確認し，あった場合は，看護ケアで改善できる項目について検討する必要がある．
- 病態因子，治療因子は入院生活を行っている現状として変えられない可能性があるが，医師・薬剤師などの他職種とのカンファレンスなどで改善できる可能性もある．
- 状況的因子は看護ケアとしてまず介入ができる因子であるため，状況のアセスメントと改善により，入眠を促していく．

●不眠の原因・誘因

病態因子	中枢神経の障害，脳実質の障害，脳動脈硬化，皮膚の障害，尿毒症，神経症，うつ病，更年期障害，慢性閉塞性肺疾患（COPD），睡眠相後退症候群，睡眠時無呼吸症候群（SAS），レストレスレッグス症候群（RLS），周期性四肢運動障害，薬物（ステロイド，中枢神経作動薬，抗うつ薬，向精神薬，睡眠薬など
治療因子	夜間のバイタルサイン測定，持続点滴，膀胱留置カテーテルの挿入，各種モニター類の装着，鼻腔・口腔吸引，酸素吸入，気管挿管などの人工的な呼吸管理，牽引・装着具類の装着，体位変換，安静，夜間の処置・検査
状況因子	環境因子： 寝具の条件，温度，湿度，照度，騒音，換気，におい，同室者，生活習慣の変化 身体的因子： 身体的苦痛（疼痛，掻痒感，下痢，頻尿，呼吸困難，発熱，咳嗽など），運動不足，過労，空腹，満腹，嗜好品の摂取（アルコール，カフェイン，ニコチンなど），加齢 心理的因子： 病気とそれに伴う不安，重要他者との死別による悲しみ，休職・失業による経済問題への不安，離婚によるストレス，医療者への不信・不満

治療

- 不眠の訴えを受けたときには，問診，視診，聴診，触診，打診と総合的な視点から問題を探っていく.

■ **ナルコレプシー**

ナルコレプシーとは，古くから知られた過眠症であり，日中に突然強い眠気が出現して眠り込んでしまう疾患である.

- ナルコレプシーの眠気は強烈で睡眠発作とよばれ，眠気が襲ってきたことに気づく前に眠り込んでしまうため，居眠りをしたことに本人が気づかないこともある.
- 原因は，脳の中のヒポクレチン(オレキシン)を作り出す神経細胞(ヒポクレチン・ニューロンあるいはオレキシン・ニューロン)が働かなくなることによる.

症状

- ナルコレプシーに特徴的な症状として，びっくりしたり大笑いしたときに全身や身体の一部の力が抜けてしまうカタプレキシー (情動脱力発作)，寝入りばなに出現する幻覚様の体験(入眠時幻覚)，寝入りばなに出現する金縛り(睡眠麻痺)がある.

●ナルコレプシーと突発性過眠症の違い

	ナルコレプシー	突発性過眠症
眠気	眠気を感じる前に眠り込む(睡眠発作)などの強烈な眠気	ぼんやりした状態が遷延する
居眠り・昼寝	10～20分の短時間昼寝でさっぱりと覚醒する	昼寝が1時間以上で，覚醒後もぼんやりしている
夜間睡眠	中途覚醒が多く，夢と現実の混乱もあるが目覚めは非常に良い	睡眠持続が良く，睡眠後半にも深睡眠がある良質な睡眠であるが，覚醒困難

■ 睡眠時無呼吸症候群（SAS）

睡眠時無呼吸症候群（SAS）は睡眠中に無呼吸を繰り返すもので，さまざまな合併症を起こす．

- 成人男性の約3～7％，女性の約2～5％にみられ，男性では40歳～50歳代が半数以上を占める一方で，女性では閉経後に増加する．
- 上気道が狭くなることが原因で，首まわりの脂肪の沈着が多いと上気道は狭くなりやすい．肥満はSASと深く関係しているが，肥満でなくてもSASは発症する．
- 扁桃肥大，舌が大きいこと，鼻炎・鼻中隔弯曲，下顎後退や下顎が小さいことも原因となる．
- いびき，夜間の頻尿，日中の眠気や起床時の頭痛などを認め，日中の眠気は，作業効率の低下，居眠り運転事故や労働災害の原因にもなる．

SAS: Sleep Apnea Syndrome（睡眠時無呼吸症候群）

● 睡眠時無呼吸症候群

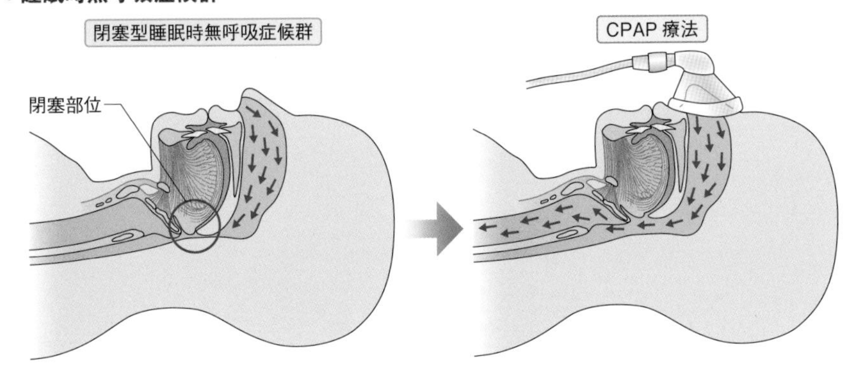

治療

鼻マスクから空気を送り込み，気道を広げる**CPAP（シーパップ）療法**がある．

CPAP: Continuous Positive Airway Pressure

CPAP療法：経鼻的持続陽圧呼吸療法

小児・青年期の精神・心身医学的疾患，成人の人格・行動障害

1.自閉スペクトラム障害

- **自閉スペクトラム障害**は，**発達障害**の１つである．「スペクトラム」と表現されるように，その程度も幅広い．

- とくに社会生活に支障のない軽度のものから，生活に支援を必要とする重症のものまで，その範囲は広く，時には知的障害も併存するなど，関連要因は複雑であり，多様な行動と社会生活上の問題となってあらわれる．

- 特徴として，コミュニケーションの障害，他者の心情についての想定や理解の障害があり，対人関係の苦手さや，周囲と同じように行動できない状況が起こる．

- 家族にとって，その養育や対応は困難であるが，対応法を変え，環境を調整することが困難さを軽減する．

- 幼児期には，個別や小さな集団での**療育**を受けることによって，対人スキルの発達を促し，適応力を伸ばすことが期待され，成人期に自立した生活を送ることにつながるとされている．

- 自閉スペクトラム障害のある人は，自分の得意なこと(できること)と苦手なこと(できないこと)がはっきりしているため，得意なことを伸ばし，苦手なことは他の人に手伝ってもらいながら社会生活に必要な力を育むために，自律スキルとソーシャルスキルの２つのスキルをバランスよく身につけることが大切である．

- 自閉スペクトラム障害のある人には，活動などを分かりやすくするための構造化が有効である．

  - 構造化は，概念化や情報を整理・統合することに困難さがある人が，課題などのやるべきことや課題をどのように遂行すべきかを理解しやすくなる．

  - 構造化により，予測性のある活動の手順を示すことで，見通しがもてないことで生じる不安を減らすことができるため，ストレスの軽減を期待できる．

  - 構造化には，時間の構造化，空間の構造化，手続きの構造化などがある．

  - 時間の構造化とは，１日のスケジュールや特定の場所で行う活動などを，文字やイラスト，写真などを用いて，いつ，何をするか，視覚化して提示することで，見通しを立てやすくし，何度も確認することで安心感を促すものである．

2．パーソナリティ障害

- **パーソナリティ障害**(PD)は，青年期，成人早期までに認められ，持続的に認知，感情，対人関係，衝動制御といった，種々の精神機能の著しい偏りを示し，そのために本人に苦痛をもたらすか，社会的機能の障害を引き起こす．

- パーソナリティ障害の病因としては，遺伝的要因，生物学的要因(神経伝達物質やホルモンなど)，個人の気質などの先天的な要因と，最早期の養育者との相互交流を出発点として，個人を取り巻く社会・文化的背景までをも視野に入れた後天的な環境要因が考えられているが，いずれも仮説としての研究段階である．

PD: Personality Disorder
(パーソナリティ障害)

診断

DSM -5では，境界性パーソナリティ障害(BPD)の診断基準は以下のように示されている．

BPD: Borderline Personality Disorder
(境界性パーソナリティ障害)

●境界性パーソナリティ障害(BPD)の診断基準(簡略化されたもの)

- 見捨てられる体験を避けようとする懸命の努力
- 理想化と過小評価との両極端を揺れ動く不安定な対人関係
- 同一性障害(自己像や自己感覚の不安定さ)
- 衝動性によって自己を傷つける可能性のある，浪費，薬物常用といった行動
- 自殺の脅かし，自傷行為の繰り返し
- 著明な感情的な不安定さ
- 慢性的な空虚感，退屈
- 不適切で激しい怒り
- 一過性の妄想的念慮もしくは重症の解離症状

症状

- 拒食とリストカットの繰り返しは，境界性人格障害によくみられる症状であり，強い自己否定感や自己嫌悪，激しい絶望感から境界性人格障害の患者によくみられる，自己破壊衝動や攻撃的行動である．

- 境界性人格障害の発症の根底には，乳幼児期に養育者との間に安定した信頼関係が得られなかったこと（愛着の未形成，対象恒常性の喪失）があるとされ，激しい愛情飢餓を抱えているために，際限なく相手の愛情を確認しようとする．

- 境界性人格障害は，見棄てられ不安も非常に強い．強い自己否定感から自傷行為や自殺企図を繰り返すが，その行動には，「これでも自分を見捨てないだろうか」という「試し行為」の場合もある．

- 見捨てられ不安の強さゆえに行なう「試し行為」は，気を引くための狂言として軽くみることは危険である．衝動的に，または事故で致死的な行動に至ることもある．

- 境界型人格障害の人は，相手を巻き込んでいく．親身になって援助すればするほど援助が依存を生み，援助者が振り回され，共依存関係に陥ってしまいかねない．

- 共依存関係になって振り回されてしまうと，正しい援助ができず症状が悪化することがある．

- 患者－治療者関係が深まってくると，過去の対象に向けられた感情が現在の対象である治療者や看護師に向けられるようになる．これを転移感情という．境界性人格障害では，愛情（正）か憎悪（負）かの両極端な転移感情が激しく変動する．

治療

- パーソナリティ障害の治療では，精神療法が重要となるが，患者との間で明確な治療目標を設定し，その目標達成に向けて，双方が協力して粘り強く治療に取り組む必要がある.
- 現在, パーソナリティ障害それ自体に対して保険適用のある薬物はなく, 対症療法的に気分安定化薬や抗精神病薬が使用されることがある.
  - 選択的セロトニン再取り込み阻害薬(SSRI)などの抗うつ薬は衝動性を高める危険性があるので注意が必要である.
  - ベンゾジアゼピン系の抗不安薬は, 依存性や乱用の危険性があるため, 投与は控えるのが適切である.
- パーソナリティ障害は概して加齢に伴って目立たなくなったり軽快したりする傾向があり，反社会性及び境界性パーソナリティ障害でこの傾向がよく当てはまる.
- 一方，強迫性及び統合失調型パーソナリティ障害では，この傾向はあまり当てはまらない.

MEMO

MEMO

MEMO